U0288346

睡眠百科

德国坤特出版社　编著

马铁如　译

方彦雯　译订

科学普及出版社

·北　京·

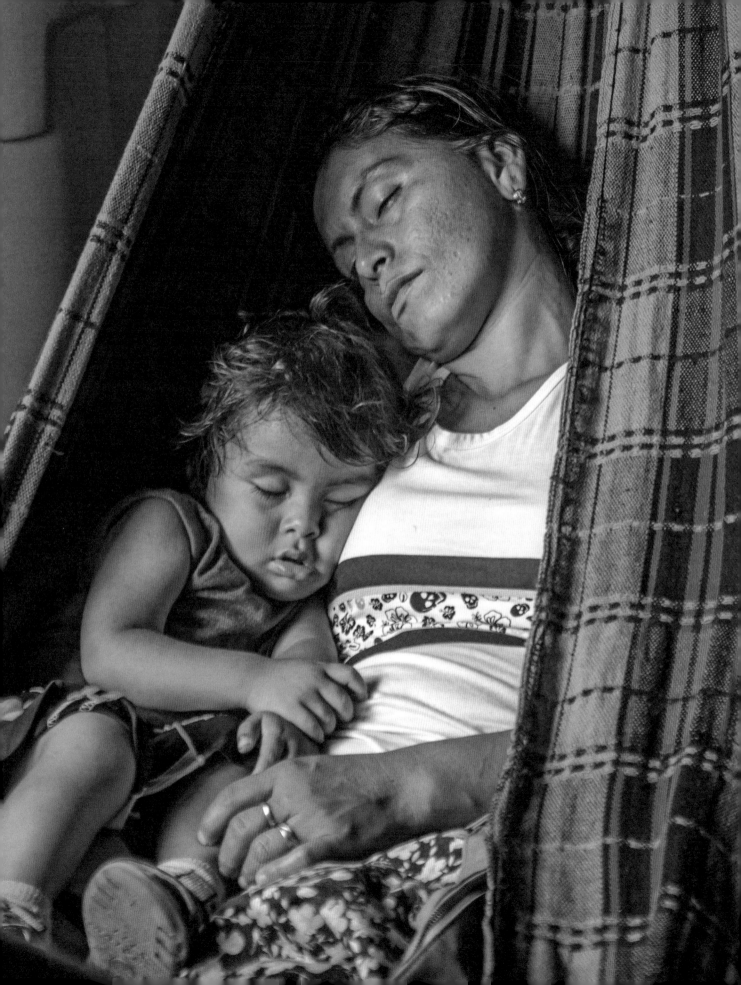

睡眠百科

"最好先睡一觉。一觉醒来，你将成为新世界的一部分。"

——村上春树，《海边的卡夫卡》

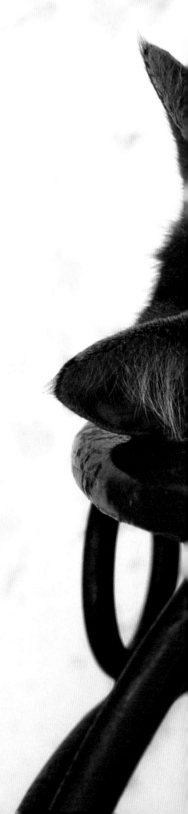

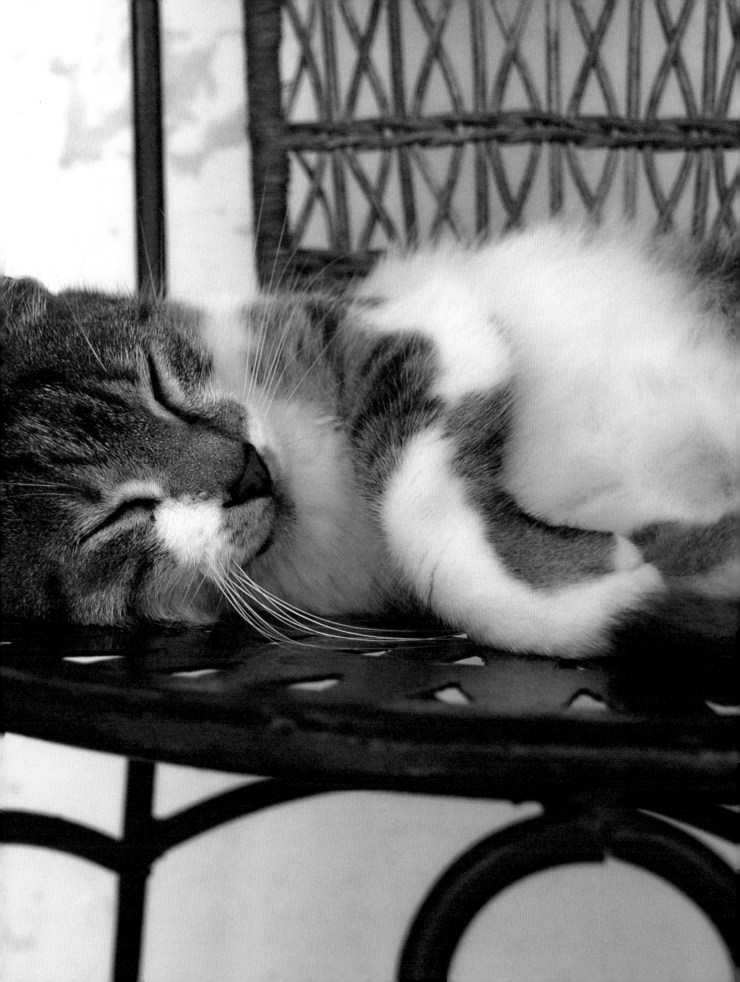

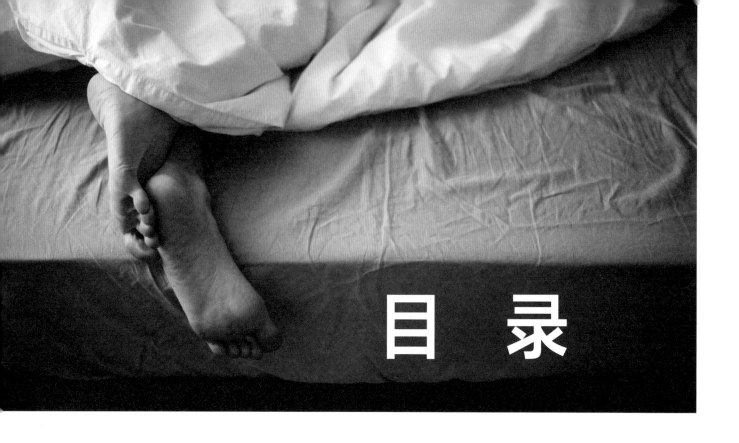

目　录

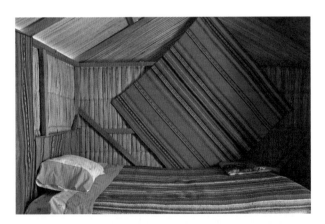

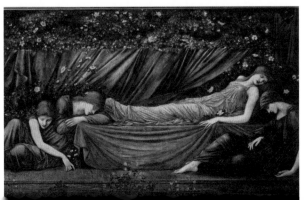

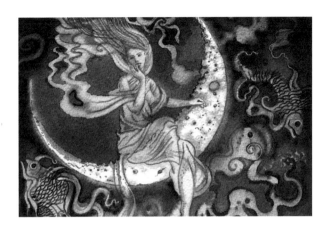

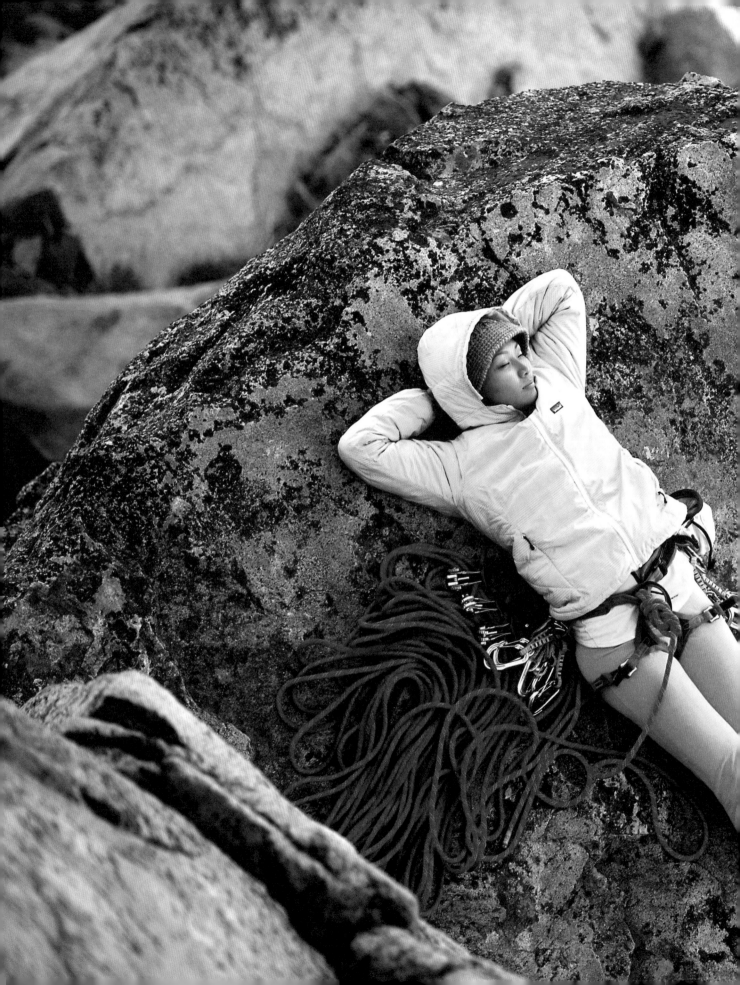

不同寻常的
睡眠场所

>> 苍穹之下，在清新的空气中，在绿色的大自然里酣然入睡……听起来非常浪漫。经历了一天的劳累之后（比如登山），我们确实应该小睡一会儿。唯一需要注意的是温度：最好趁无风无雨时，选择一个气温高于 10 摄氏度的地方。这样在户外过夜就没什么问题了，甚至把岩石当成床，也是十分舒适、惬意的。

小睡是一项基本权利

　　每天午睡 1 小时对大多数中国人来说是一件很神圣的事情。午餐后，随处可见打盹儿的人。他们对睡觉的地方没有严格的要求，即使是坐在石阶上也能小睡片刻；城里的人们也喜欢在办公室午休……

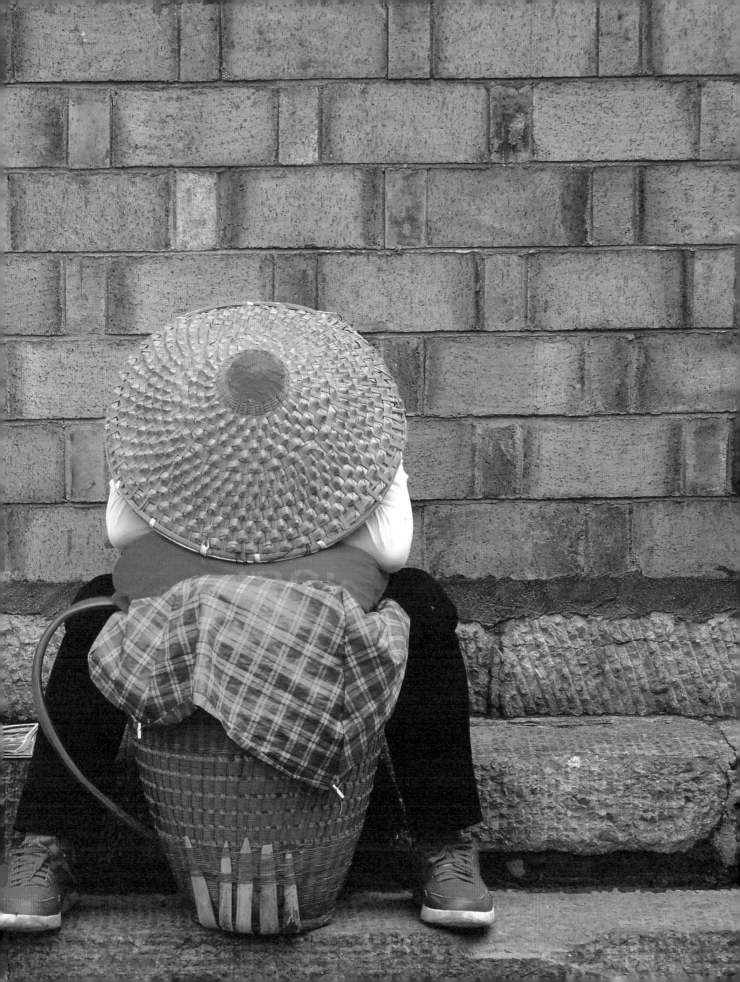

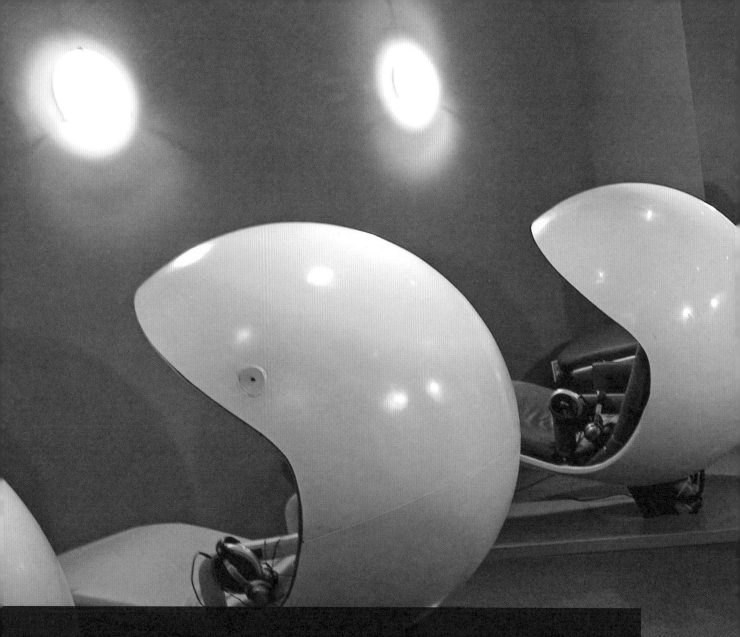

小睡舱

　　据了解，这种 C 形大椅子是世界上第一种专为工作间隙小睡而设计的家具。大名鼎鼎的谷歌公司就将这种未来主义风格的家具投入应用。如今，这种家具随处可见，尤其是在机场。这种座椅的椅背倾斜角度是根据美国国家航空航天局（NASA）的研究结果设计的，最有利于血液循环。为了提升创造力、锻炼思维能力，座椅的最佳使用时长为 90 分钟。

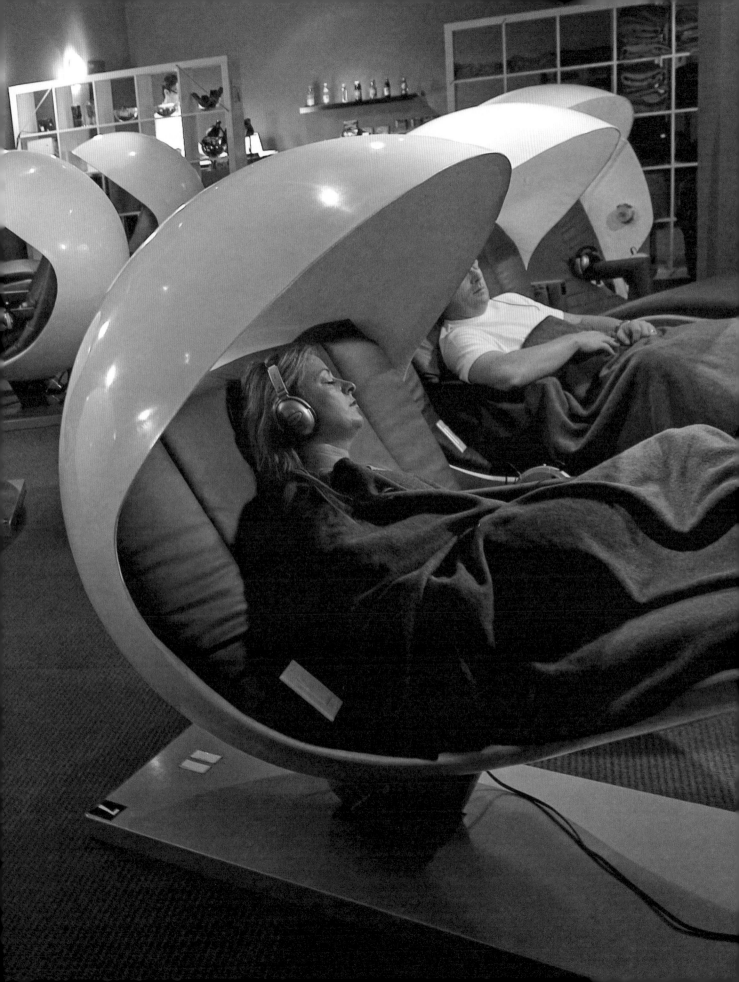

瓜之床

在印度中部的一个食品市场，葫芦科植物[①]堆积如山，等待着被买主带回家，吃下肚。然而，将这些绿色的美食全都堆起来显然要花一番工夫，于是在第一批消费者涌入市场之前，商贩们需要抓紧时间休息片刻。不久后，这个宁静的地方将变得热闹非凡。

---

① 葫芦科是双子叶植物纲葫芦目下的一科，常见的葫芦科植物有葫芦、西瓜、南瓜等。——译者注，如无特别说明，以下脚注均为译者注。

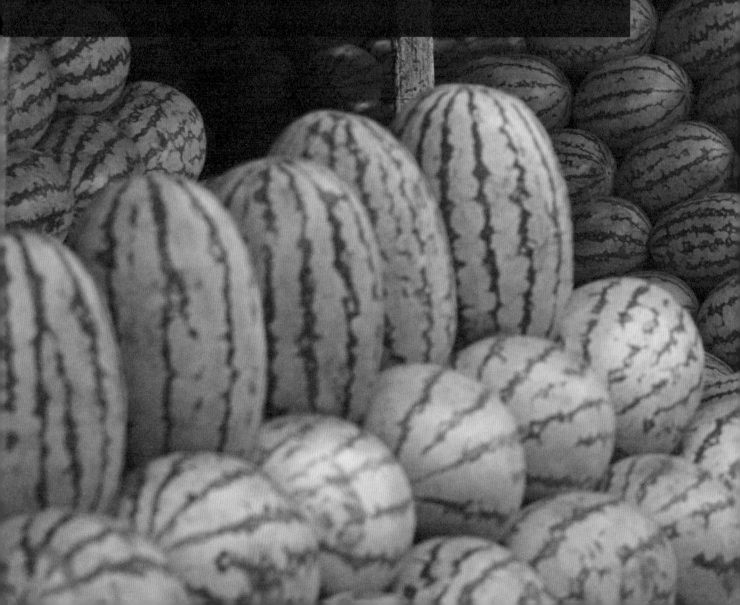

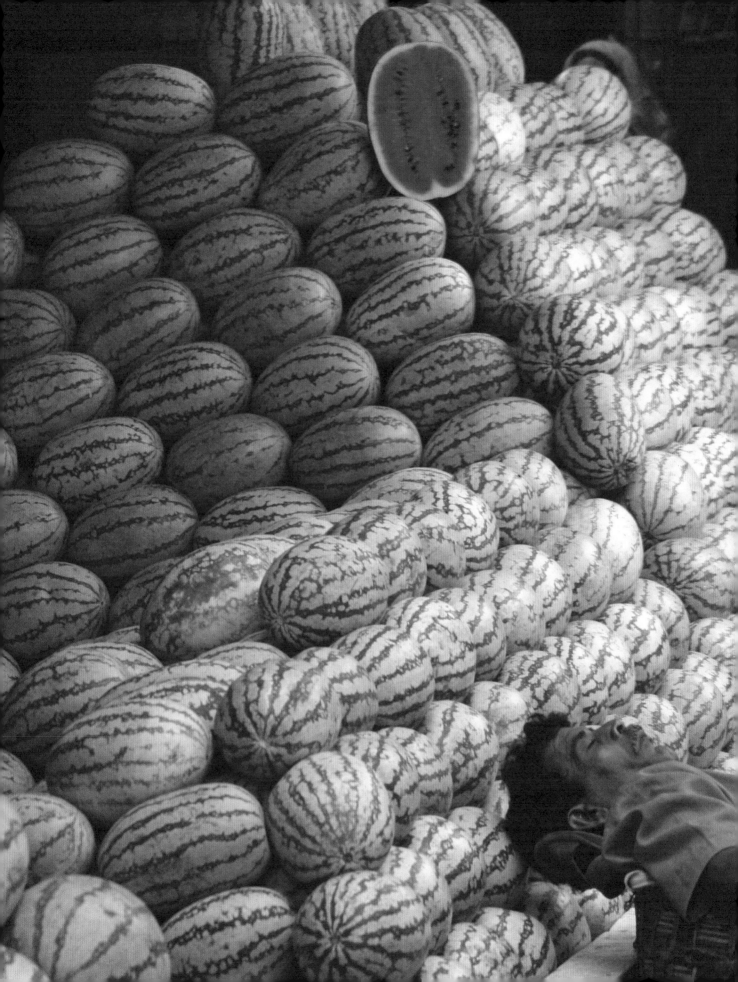

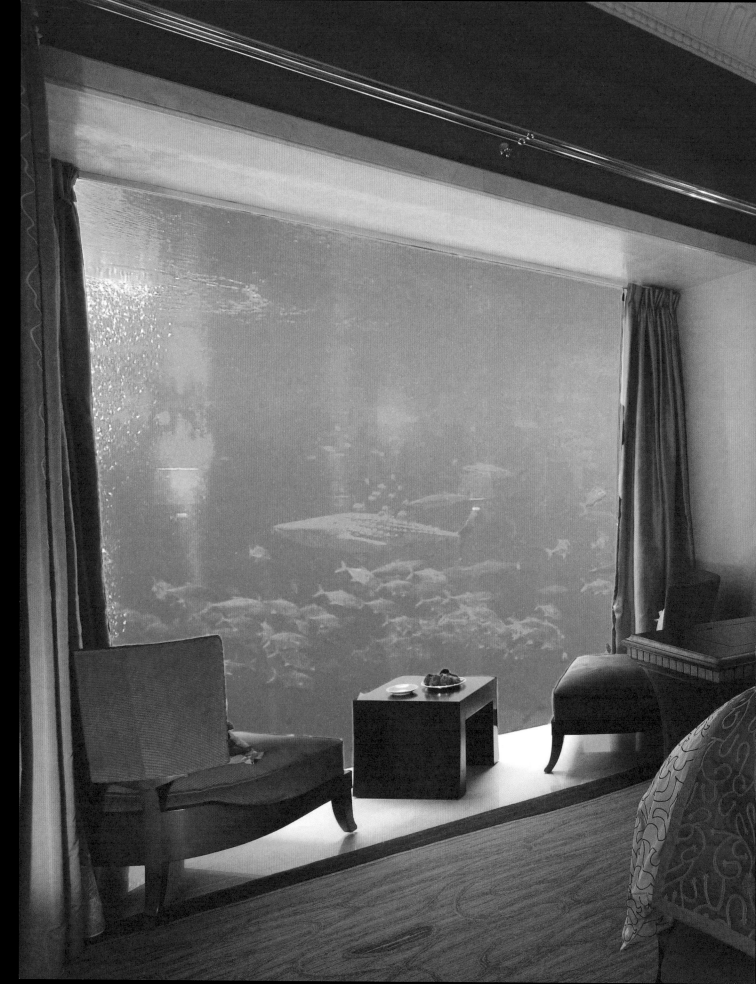

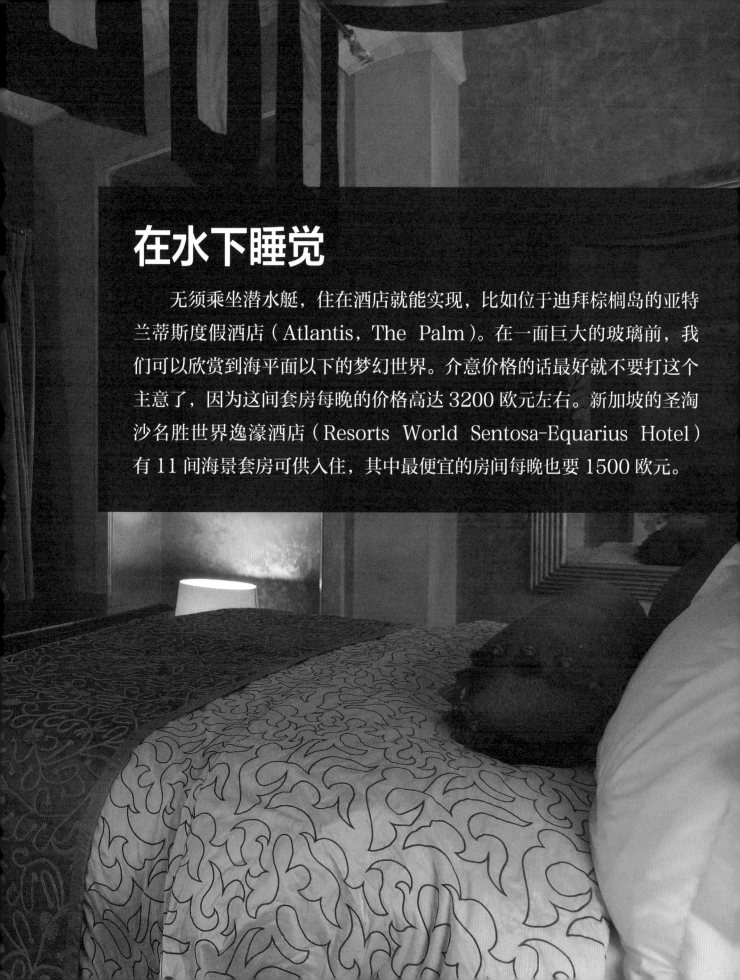

在水下睡觉

　　无须乘坐潜水艇，住在酒店就能实现，比如位于迪拜棕榈岛的亚特兰蒂斯度假酒店（Atlantis，The Palm）。在一面巨大的玻璃前，我们可以欣赏到海平面以下的梦幻世界。介意价格的话最好就不要打这个主意了，因为这间套房每晚的价格高达 3200 欧元左右。新加坡的圣淘沙名胜世界逸濠酒店（Resorts World Sentosa-Equarius Hotel）有 11 间海景套房可供入住，其中最便宜的房间每晚也要 1500 欧元。

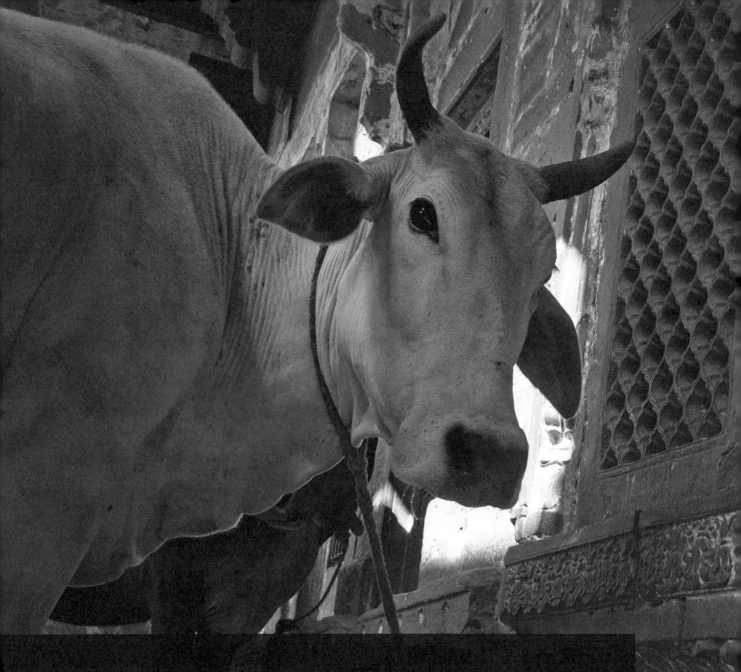

凉爽是重中之重

　　印度也是拥有午睡文化的国家，因此对印度人来说，一天小睡一下是再正常不过的事情，并不会被认为失礼。在印度大部分地区，人们喜欢在安静、阴凉的地方午睡。如有神牛守在一旁，他们不仅可以"打个盹儿"，甚至可以好好睡上一觉……

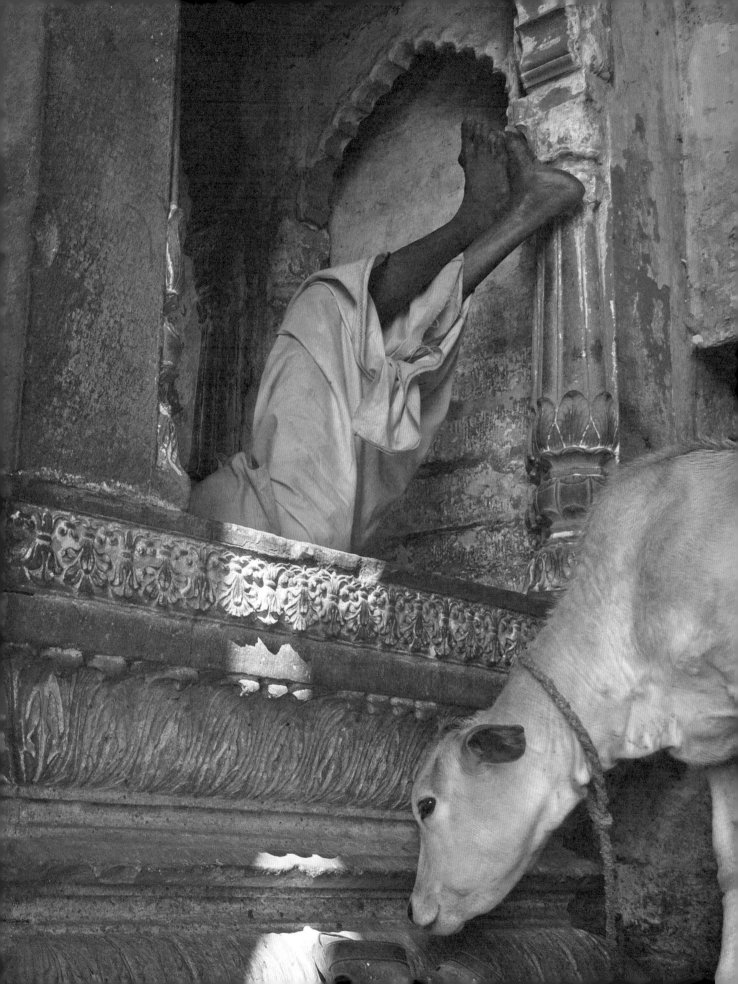

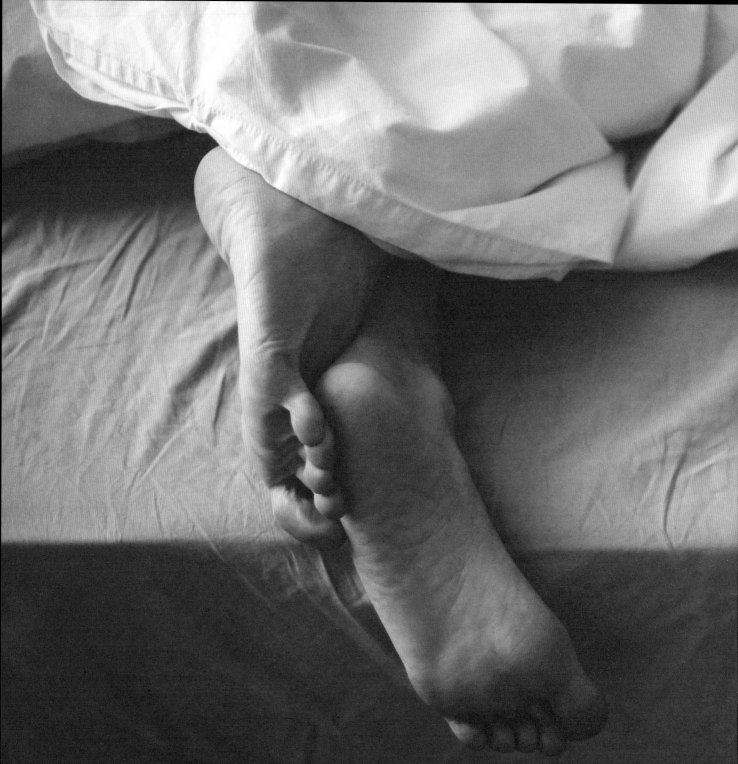

入眠

睡眠音乐会 《睡眠》是马克思·里希特[1]创作的一部长达 8 小时的音乐作品。演奏期间，听众可以穿着睡衣，舒服地躺在音乐厅的床上聆听。

睡眠之音 马可尼联盟（Marconi Union）[2]的歌曲《失重》也许是最助眠的音乐。为了达到助眠效果，该歌曲由乐队与声音治疗师合作完成，其节拍与人的心跳相仿，有助于放缓呼吸，降低心率，让身体放松下来。伴随着歌曲流畅的和声与轻柔的钟声，听众便缓缓进入梦乡。

---

[1] 马克思·里希特出生于德国，活跃于英国，致力创作前卫的实验性音乐，是一位出色的钢琴家和作曲家。
[2] 马可尼联盟是来自英国的三人乐队。

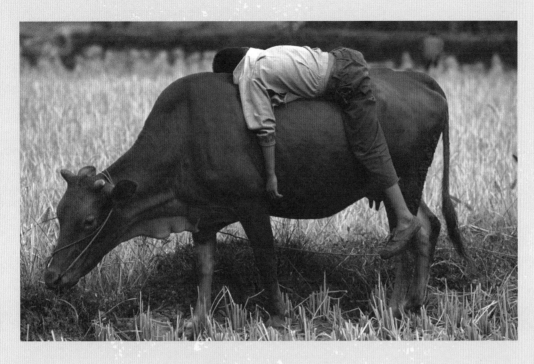

意料之外 趴在牛背上打个盹儿？何乐而不为呢！就这样慢悠悠地晃着，我们肯定能进入甜美的梦乡。拿破仑也喜欢这样睡觉，只不过是在马背上，反倒不如在牛背上那么放松、悠然了。

睡眠指挥家

听着音乐，缓缓入睡——有些人坚信，音乐能助人慢慢进入梦乡。但很多人不知道的是，人体内有自己的指挥家帮助我们入眠。

为什么我们会睡着？

入睡和睡觉的过程很复杂，目前尚缺乏相应的详细研究。不过，许多在入睡期间起到关键作用的因素已经为人所知：比如，有一些神经递质（也就是所谓的睡眠指挥家）会使我们感到疲倦，但还有一些则使我们保持清醒。

究竟是什么促使我们入睡呢？对此，睡眠研究专家亚历山大·博尔贝利提出了"睡眠双进程理论"。该理论指出，我们的睡眠和入睡过程受两个因素影响：

其一是稳态调节。在这种机制下，人体会维持清醒状态和睡眠状态的平衡。如果我们长时间不睡觉，就会变得越来越疲倦，也就越来越渴望

睡眠。这是因为有一种神经递质会在清醒时累积起来，累积得越多，我们就越想睡觉。科学界认为，这种物质很有可能就是腺苷，因为它会在人清醒时慢慢累积，并在达到一定程度后导致疲劳。

其二是节律调节。影响睡眠和清醒状态的因素既包括内部因素，也包括外部因素，其中最关键的就是光线。眼睛接收的光线越少，大脑分泌的褪黑素就越多。褪黑素是一种神经递质，可以让人体进入睡眠状态。与此同时，激素和体温也参与调节身体的昼夜节律。

稳态调节和节律调节同时进行，相互影响，二者的共同作用会增加人体对于睡眠的需求，产生睡意。

单半球睡眠　海狮待在陆地上时，喜欢晒着日光浴沉沉地睡去。而在水里，它们不得不采用另一种方法，以躲避潜伏的掠食者：与海豚类似，海狮也掌握了单半球睡眠法。睡觉时，只有一侧大脑半球会进入睡眠状态（包括做梦的时候），而另一侧大脑半球则保持清醒，控制鳍在水面上划动。

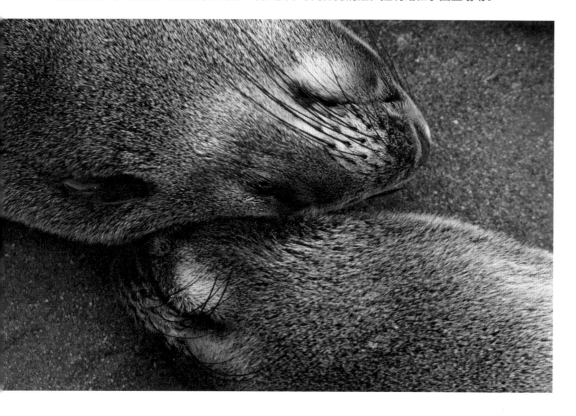

永远清醒的大脑

大脑几乎影响着人体内所有的生理过程，在睡眠这个问题上，它也有一定的发言权。名为下丘脑的脑区会分泌神经递质，而这些物质似乎对睡眠有着重大影响：有些神经递质对特定脑区有抑制作用，尤其是大脑中处理意识、运动和接受刺激的区域；其他脑区则不受影响，甚至在睡眠时会变得更活跃。

也就是说，大脑在人睡觉的时候并不会停止工作，只会转移活动区域。

人体内的守夜者

褪黑素就像一位指挥家，在人睡眠和觉醒的交替过程中发挥着重要作用。因此，褪黑素也称为"睡眠激素"，但它在人体内起到的作用并不局限于此。褪黑素主要由松果体分泌产生。松果体是间脑中的一个小区域，具有诱导睡眠的作用。随着夜幕降临，褪黑素的分泌量会增加，因为视网膜上的光受体在测量环境亮度后，会将检测信息传递至下丘脑中的视交叉上核，进行光信号处理，处理完毕再将光信号传递至松果体。

夜幕降临时，褪黑素就会把光线变化的消息传达给人体内的其他细胞。傍晚，褪黑素的增加促使皮下外周血管扩张，导致核心温度[①]下降。随着夜的加深，褪黑素的分泌量将持续增加，并在凌晨两点至三点达到顶峰。到了早晨，其浓度又会持续下降，并在白天保持较低水平。

---

① 核心温度是指脑、心、肺等深部器官的温度。

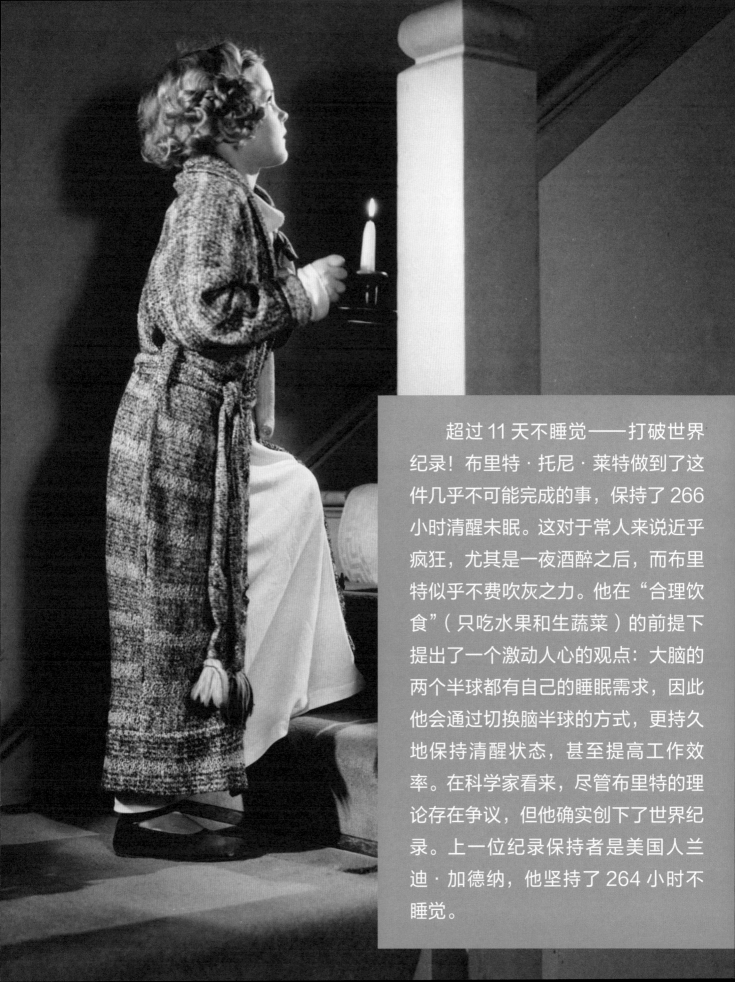

超过 11 天不睡觉——打破世界纪录！布里特·托尼·莱特做到了这件几乎不可能完成的事，保持了 266 小时清醒未眠。这对于常人来说近乎疯狂，尤其是一夜酒醉之后，而布里特似乎不费吹灰之力。他在"合理饮食"（只吃水果和生蔬菜）的前提下提出了一个激动人心的观点：大脑的两个半球都有自己的睡眠需求，因此他会通过切换脑半球的方式，更持久地保持清醒状态，甚至提高工作效率。在科学家看来，尽管布里特的理论存在争议，但他确实创下了世界纪录。上一位纪录保持者是美国人兰迪·加德纳，他坚持了 264 小时不睡觉。

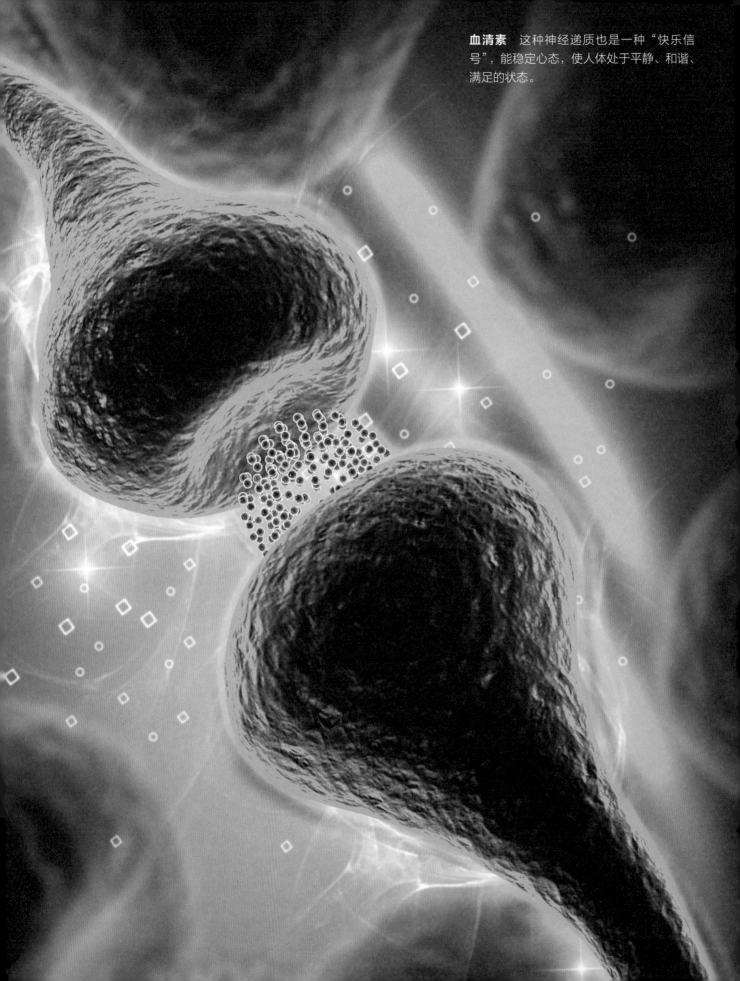

血清素 这种神经递质也是一种"快乐信号"，能稳定心态，使人体处于平静、和谐、满足的状态。

睡前习惯 睡前，一本好书有助于入眠。阅读时，我们会专注于文字，从而停止那些可能给我们带来压力、如旋转木马般缭乱的思维活动。久而久之，就会形成一种习惯，帮助我们更快入睡。另外，阅读还能顺便训练我们的认知能力。

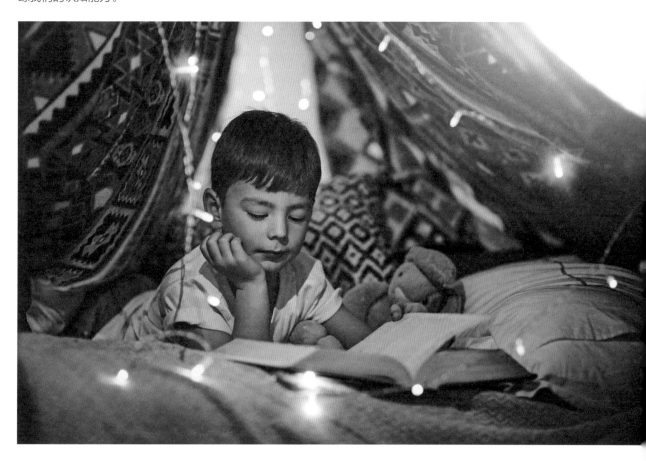

人体内的兴奋剂

另一种影响睡眠–觉醒节律的重要神经递质是血清素。根据目前的科学研究，血清素能够从根本上促进人们维持清醒状态，并在白天保持愉快的心情，因此血清素也被称为"快乐激素"。

血清素是一种神经递质，能在神经系统中传递信息。它可以与体内不同细胞表面的各个受体结合，同时使人体内产生不同的反应，因此，血清素也控制着各种各样的生理进程。例如，在中枢神经系统中，它是影响食欲、情绪和动力的重要神经递质。

到了晚上，人体也需要血清素来促使松果体分泌褪黑素，从而引起疲劳。松果体分泌褪黑素

时，血清素水平就会相应下降，人们对疼痛的感知也会受到影响：血清素可以抑制疼痛——这就是夜间人体对疼痛的敏感度会变高的原因。

人体内的"疲劳制造者"

此外，还有一种神经递质也与我们的睡眠–觉醒节律相关，就是上文提到的腺苷。腺苷是人体自带的"疲劳制造者"，在白天按部就班地执行任务，不断增加睡眠压力。

早晨，人醒来后，体内的腺苷就开始从前脑基底的细胞内部向外迁移，进入细胞间隙，与特定的受体结合。如果我们长时间保持清醒，那么细胞外神经递质的含量就会逐渐上升。此时，

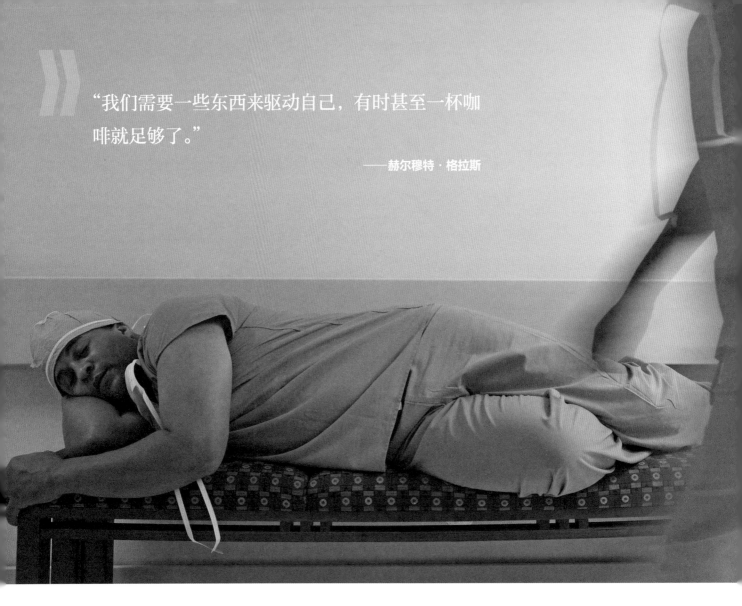

"我们需要一些东西来驱动自己，有时甚至一杯咖啡就足够了。"

——赫尔穆特·格拉斯

腺苷就会发挥作用，抑制体内使人兴奋的刺激反应。

如果将腺苷直接注入大脑，人们就可以立即入睡。科学家发现，腺苷受体的数量会随着年龄的增长而减少。这或许可以解释为什么老年人对睡眠时间的需求相对较少。

不知大家是否注意过，尽管通常情况下，喝咖啡能让人保持清醒，但对于咖啡爱好者来说，就算喝得再多，到了一定时候还是会感到疲倦。

对此，我们首先要知道，人体无论在活跃还是劳累状态下都会产生腺苷。但是为了避免人运动过度，腺苷会附着在人体内的受体上，由此向身体发出休息的信号，同时降低血压。

有趣的是，咖啡因的作用恰恰相反——它会附着在腺苷受体上。身体则会对这种错配进行补偿：如果长期大量摄入咖啡因，人体就会产生更多这样的受体，腺苷与这些受体配对并发挥作用，这样一来，咖啡因提神醒脑的效果就被抵消了。

与此同时，睡眠不足也会影响上述过程。研究表明，睡眠不足会增加某些腺苷受体的数量，但休息过后，受体的数量就能恢复正常。

人处于睡眠状态时，腺苷会被运送回细胞内。就像在舞台上一样，到了清晨，引发疲劳的腺苷和褪黑素之二重奏就要谢幕，而血清素将闪亮登场。

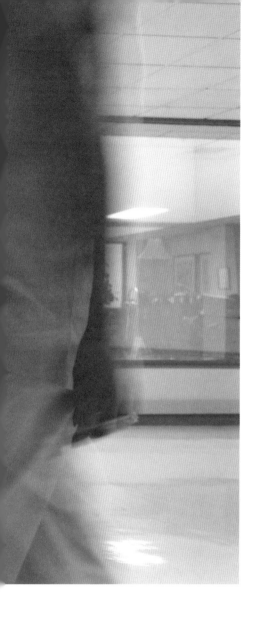

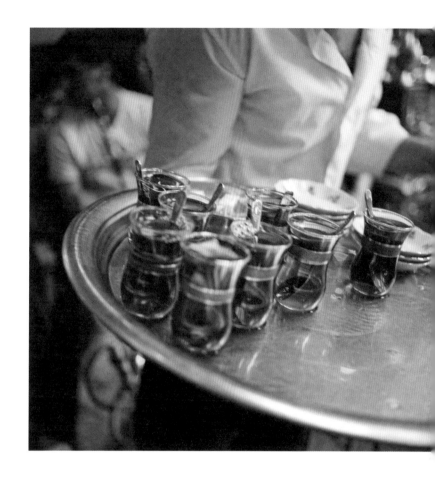

人体内的治疗师

人体内还有许多神经递质也参与了睡眠 - 觉醒节律调节，比如生长激素。它由脑垂体分泌产生，尤其是在前半夜深度睡眠期间。这种神经递质在人体自身的再生过程中发挥着非常重要的作用。

在儿童期和青春期，生长激素的分泌量很多，可以促进人体长高和器官生长。而在成年期，生长激素则负责细胞生长或细胞分裂，具有增强肌肉的作用，能够促使伤口在夜间愈合，令皮肤和头发再生。如果体内的生长激素分泌过少，将导致肌肉减少、脂肪增加。

咖啡还是茶？尽管两者都能够让人保持清醒，但至于哪一个的作用更显著，人们仍然争论不休。实际上，红茶中的茶碱与咖啡中的咖啡因成分相同，只是前者剂量较小。因此，这两种热饮都是提神醒脑的良剂，能在早晨为人体活动提供必要的刺激。

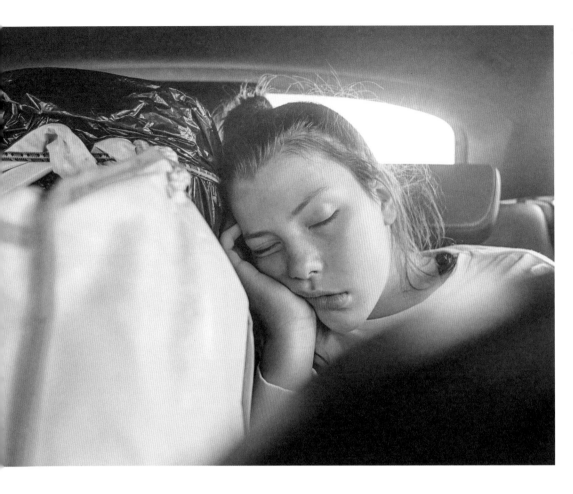

青春期的睡眠 在青春期，夜间睡眠极其重要，但年轻人似乎并不重视这一点。

在深度睡眠中，还会发生许多事情。例如，在这一阶段，睾酮的分泌也会受到刺激。保证 8 小时的睡眠很重要，如果男性经常只睡 4 小时，睾酮水平就会降低一半。睾酮对精子的生成和肌肉的形成至关重要。如果男性每晚睡眠时间少于 5 小时，那么连续一周后，睾酮水平将会下降 15%。

人体内的健身教练

甲状腺激素也会参与人体夜间的再生过程，辅助生成细胞和蛋白质。在上述过程中，人体需要消耗能量，因此会刺激脂肪燃烧。睡眠不足会导致体内甲状腺激素过少，很可能造成日间疲倦、情绪低落和乏力的问题。但过多的甲状腺激素也会引起明显的焦虑、紧张和失眠。如果有失眠或疲倦症状，我们应该就医，检查甲状腺激素水平。

人体内的闹钟

褪黑素的拮抗剂——皮质醇可以维持清醒，造成压力。还是以"指挥家"打比方，皮质醇能够在后半段睡眠期间发挥决定性作用。它产生于肾上腺皮质，在一定程度上也负责唤醒我们。此外，皮质醇还能抑制生长激素的释放，促进血液循环，使血压和体温上升。

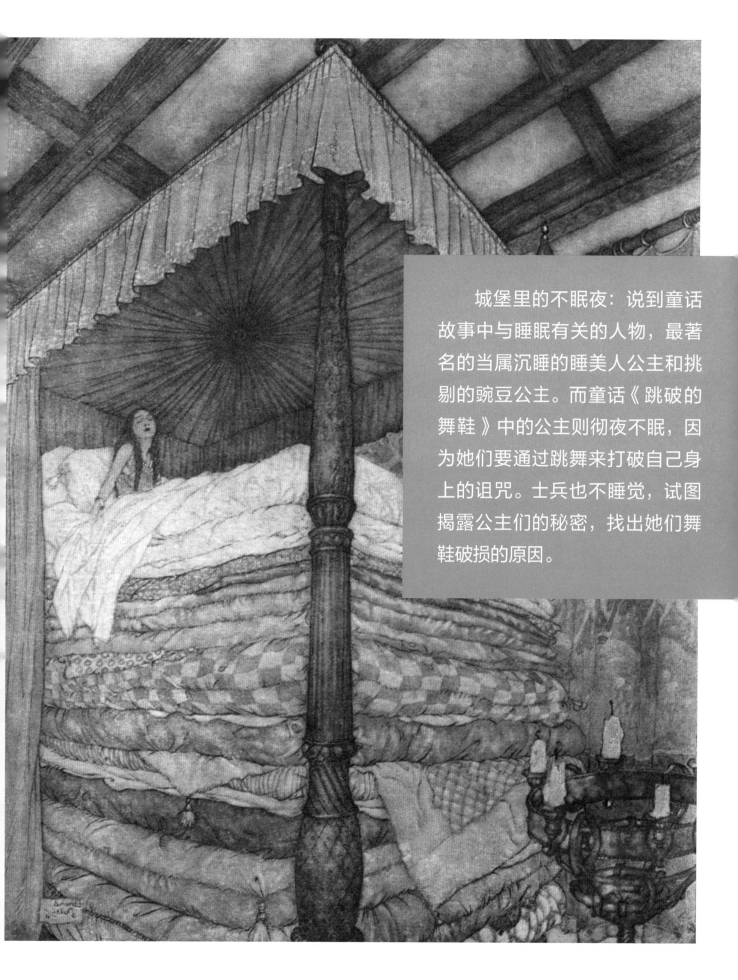

城堡里的不眠夜：说到童话故事中与睡眠有关的人物，最著名的当属沉睡的睡美人公主和挑剔的豌豆公主。而童话《跳破的舞鞋》中的公主则彻夜不眠，因为她们要通过跳舞来打破自己身上的诅咒。士兵也不睡觉，试图揭露公主们的秘密，找出她们舞鞋破损的原因。

佛教僧侣、作家释一行禅师（1926—2022）总结了人入睡的秘诀：失眠之夜，与其追逐思绪，担心自己睡眠不足，不如感受每一次呼吸，享受温暖的被窝。只要拥有积极的态度，一切问题都会迎刃而解。

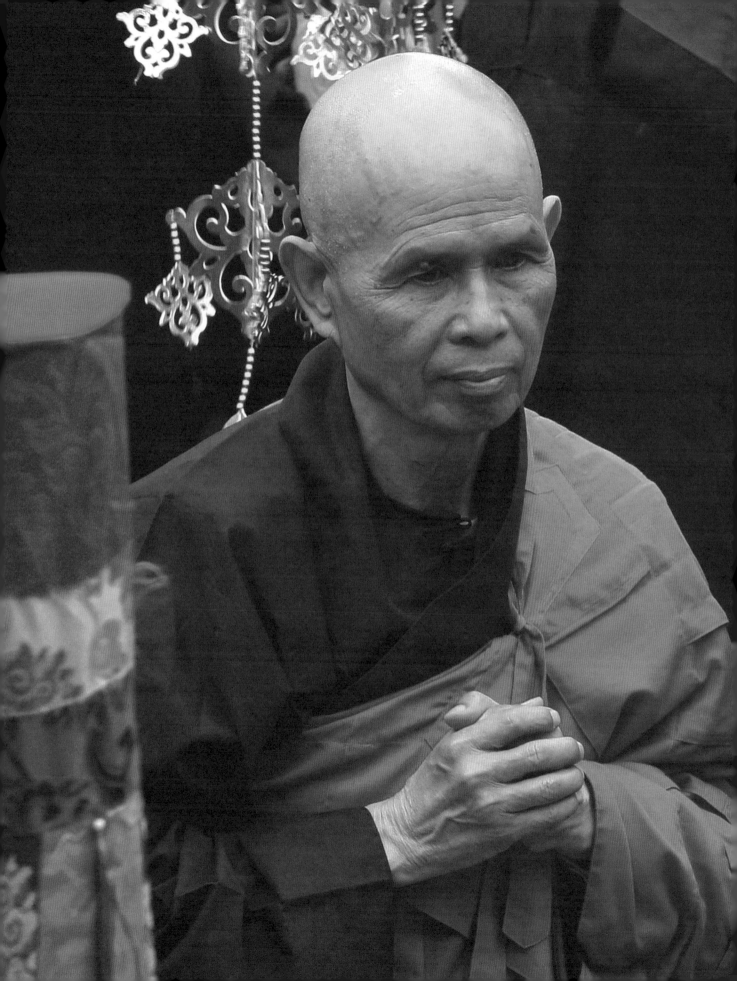

如何安然入眠？

如果晚上睡不好，白天我们往往会感到疲倦、无精打采，工作效率也会受到影响。不过，只要掌握一些技巧，我们就能培养出自己的睡眠习惯。

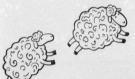

"世界上最快乐的事莫过于想睡就睡。"

——作家安东·契诃夫

放空思绪

睡前写好一份待办事项清单，最多只花 5 分钟。这样，我们就可以卸下包袱，不必再为第二天要做的事情感到烦恼了。当我们列完所有待办事项，睡觉时就会轻松许多，不会一上床就在脑子里回想这些事。研究表明，这个简单的举动不仅有助于减轻压力，还能帮助我们更快入睡。

吃得对才能睡得香

有一些食物可以让人安稳入睡，比如杏仁可以促进褪黑素的分泌。褪黑素是一种负责调节睡眠周期的激素。杏仁还能为人体提供镁元素，产生许多有益的影响，如促进睡眠、缓解压力等。香蕉也富含镁元素，同样能改善睡眠质量。此外，白米饭的血糖指数高，也有助眠的功效；鱼油含有大量维生素 D，能促进血清素的生成，从而提高睡眠质量。

"失眠的人最好还是睡个懒觉。"

——平面设计师托马斯·施密特

室内小气候

清新的床单助眠效果极佳——宜人的香味能舒缓情绪，营造良好的氛围。新鲜空气能助眠，所以睡觉时我们可以打开窗户。如果室外太吵或太冷，可以在睡前开窗通风 10 分钟。在炎热的夏夜，洗个温水澡有助于降低体温，促进褪黑素分泌。

非处方安眠药

褪黑素和缬草是两种非处方安眠药，可以提高睡眠质量。褪黑素是大脑松果体分泌的一种天然激素，松果体接收环境的光线明暗周期规律后，便会分泌这种激素。缬草则是一种草药，一种更天然的治疗失眠的药物，常常以茶或胶囊的形式出售。

睡前小酌

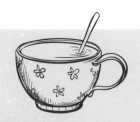

一小杯红酒、啤酒或掺了酒的茶——人们常常认为睡前小酌是一种有效的助眠方式。然而，如果我们醉醺醺地上床睡觉，一开始可能会睡得很香，但并不能真正得到休息。因为身体必须分解酒精，反而无法放松下来。因此第二天醒来后，我们可能会感觉筋疲力尽。如果不想放弃睡前小酌的习惯，最好用不含酒精的热饮来代替酒，比如加了蜂蜜的热牛奶或热巧克力奶。牛奶中含有褪黑素和色氨酸，这两种物质都有利于入眠。花草茶也能起到镇静作用，尤其是薰衣草、缬草、忽布花和柠檬香脂的混合茶，能够帮助我们安然入睡。

> "看着电视睡着了——有时候，这是对电视节目最大的褒奖。"
>
> ——作家、学者菲尔·博斯曼斯

啦咪噜[1]

睡前看新闻可能会引发不必要的焦虑和压力，因为新闻经常报道很多令人不安的消息。最好看看喜剧连续剧、欢快的电影或读一本好书，这样我们才能放松身心。

———————

[1] 《啦咪噜》是德国著名的儿童歌曲、摇篮曲，"啦咪噜"也是其中的歌词。

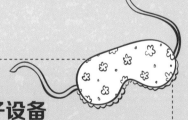

一本好书

与其看电视，不如读一本好书。当我们沉浸到文本中，便不再纠结于那些让人失眠的事情。阅读的过程中，大脑也会逐渐平静下来。保持睡前阅读习惯的人能够更快入睡。

卧室里别放电子设备

为了睡个好觉，我们在睡前1小时就应该提前关闭电子设备。这是由于平板电脑、手机和台式电脑等设备的发光二极管（LED）显示屏会发出蓝光，使大脑更加清醒，从而减少褪黑素的分泌，而褪黑素又是入睡的必需品。最好的办法是把所有电子设备都放在另一个房间里。除此之外，使用传统的闹钟也是一个不错的方法，可以避免睡前设置手机闹铃时随之而来的诱惑，如查看新闻、浏览社交媒体等。

安神的芳香

芳香疗法也是一种辅助睡眠的绝佳手段，因为气味会对大脑造成强烈影响。燃烧香熏蜡烛，使用精油扩香器或喷雾等方式都能让房间充满安神的芳香。助眠的香味植物有薰衣草、洋甘菊和玫瑰。它们不仅能促进睡眠，还有助于减轻压力，舒缓焦虑。

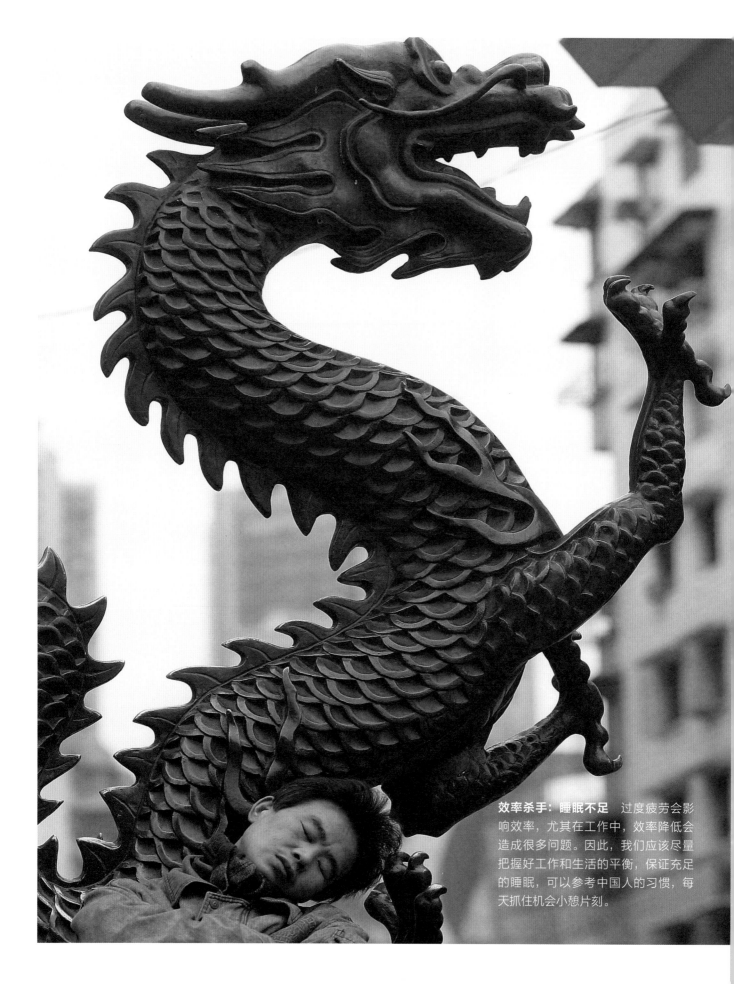

效率杀手：睡眠不足 过度疲劳会影响效率，尤其在工作中，效率降低会造成很多问题。因此，我们应该尽量把握好工作和生活的平衡，保证充足的睡眠，可以参考中国人的习惯，每天抓住机会小憩片刻。

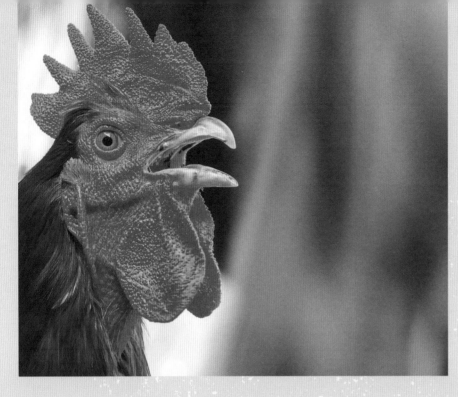

喔喔喔！ 公鸡打鸣已经成为一天伊始的象征，然而实际上，公鸡一整天都在打鸣，直到晚上才会想休息。公鸡之所以起得早，是遵循了体内的生物钟，而不是因为黎明的到来。在寂静的清晨，当公鸡醒来时，它的第一声啼鸣格外引人注意。

生物钟是怎么运作的？

无论起床早晚，人体内总有一个时钟在嘀嗒作响，维持正常的睡眠－觉醒节律。但这个时钟究竟是如何运作的呢？

嘀嗒嘀嗒

每个人的体内都有一个生物钟。换言之，大脑下丘脑区域特定的神经细胞会调节所谓的昼夜节律，也就是一天不同时间中的生理过程。上文已经提到，这些神经细胞被称为"视交叉上核"，是位于两条视神经交界处上方的一个微小神经节，数量约为 5 万个。视交叉上核是所谓的"主时钟"，而神经和激素则同时调节"副时钟"。在每天不同的时间点，这些"副时钟"控制着新陈代谢。而新陈代谢是在肝脏、肾脏和消化系统中进行的生理过程。

掌握作息规律

如果作息违背生物钟，就会导致睡眠障碍和疾病，引起其他"并发症"。例如，导致交通事故频发的原因之一就是司机的睡眠需求没有得到满足，在驾驶过程中昏昏欲睡。人们研究德国巴伐利亚州高速公路上的行车状况后发现，2/3 的交通事故都是由疲劳驾驶造成的。一般来说，道路交通有两个特别危险的时间段，即凌晨和下午 2 点左右，这两个时间段发生交通事故的频率几乎是其他时间段的 6 倍。因为根据生物钟，人体在这两个时间段最需要休息。

人体的许多功能在一天中都会发生变化。例如，女性的身体在下午 3 点分解酒精的能力最强；男性的身体在早上 7 点最清醒。另外，形象地说，免疫系统似乎也会看着时间工作：细菌性发热主要发生在早上，而病毒性发热则多在傍晚；早上，人体血压升高，更容易引发心脏病；牙痛症状在清晨也比在下午更明显。

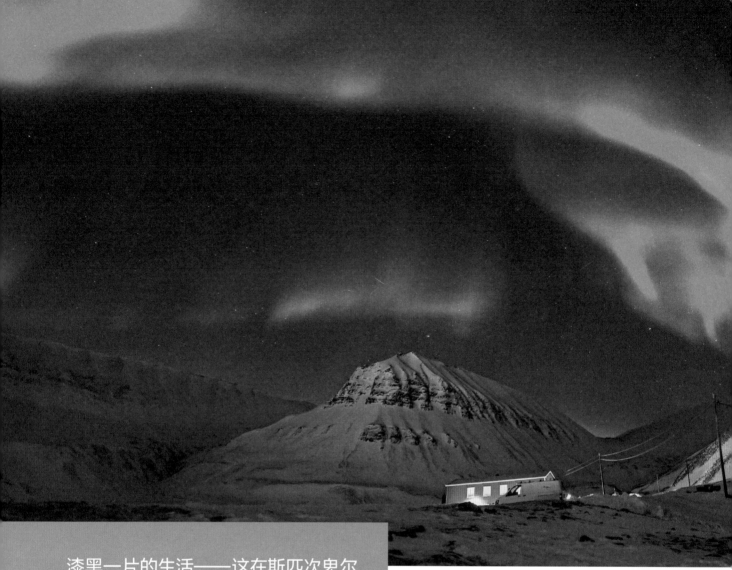

漆黑一片的生活——这在斯匹次卑尔根岛（Spitsbergen）不足为奇。极夜出现时，有 4 个月时间太阳不会升到地平线以上，其中 2 个月人们在一片漆黑中度过——没有头灯，谁也无法出门。由于缺乏光照，生活在那里的挪威人天生缺乏维生素 D，只能通过服用营养剂来补充。不过，北极光和星星的光芒足够耀眼，可以冲破黑暗。

消失的一小时

科学家发现了一个有趣的现象：他们让参试者长期生活在没有光照的地下室中，不提供任何显示时间的钟表。有趣的是，大多数参试者的昼夜节律都稳定在一天 25 小时左右。由此可知，人体内的生物钟其实比"正常"24 小时的时钟走得慢一些。因此，这种生理节律叫作 circadian（circa 意为"大约"，dies 意为"天"①）。太阳光是最重要的"外部时钟"，且日常生活条件也会对人类活动产生影响，促使我们将昼夜节律设定为 24 小时。

太阳东升西落会影响睡眠 – 觉醒节律，而我

———————————
① circadian 一词源自拉丁语里的 circa dies。

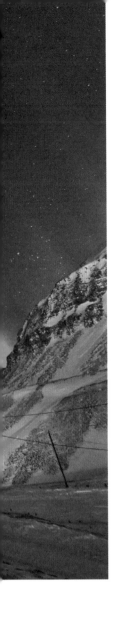

极夜与极昼　在冬至前后的几个月，人们都无法直接看到太阳。离北极或南极越近，极夜持续的时间就越长。极昼又称子夜太阳，夏季时太阳不会从地平线上消失，即使在夜里，天也不会黑，在挪威的罗弗敦群岛（Lofoten）就可以看到这种现象。

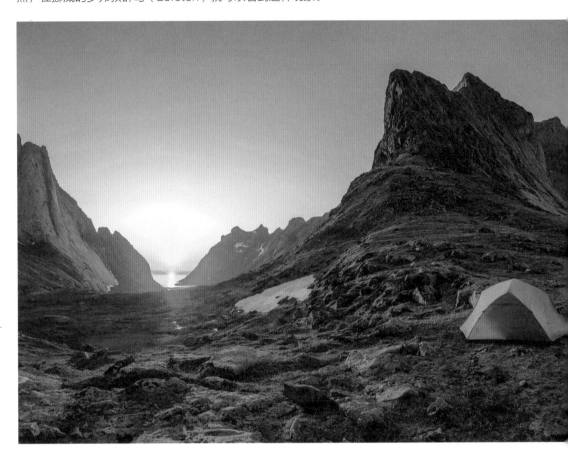

们的祖先早已适应了这种节奏：他们不会在夜间狩猎。理由很充分：在感官方面，自己显然比不上猎物。因此在天黑之后，他们必须停止大部分工作。与此同时，人体已经习惯利用夜里睡觉的时间进行修复和再生，研究也表明人体在夜间睡觉时仍会消耗能量，只不过我们并没有注意到这一点。

点亮一盏灯

　　光线是对我们睡眠－觉醒节律影响最大的"外部时钟"。日常条件下，光线能调整人的生物钟。研究显示，白天始终处于黑暗环境的人比在户外或日光充足的房间里的人入睡更慢，睡眠质量也更差。

　　可以大致对比一下：在室内，我们很少暴露在超过 500 勒克斯[①]的光照强度之下；而室外的光照强度则可以达到 8000 ~ 100000 勒克斯。尤其是阳光中所含的蓝光，即使我们保持清醒，它也会极大地影响我们的睡眠－觉醒节律。这种蓝光的波长为 446 ~ 447 纳米。通过眼睛和视觉传导通路，大脑的某个特定区域（即上文提到的视交叉上核）会接收光线照射的信息，控制身体机能的昼夜节律。

① 光照强度单位，用于指示光照的强弱和物体表面积被照明的程度。

《黑客帝国》里的"暗黑模式" 阅读
书本和报纸时，我们已经习惯了白底黑字的模式。
但在手机和电脑屏幕上，颜色可以颠倒过来，也就
是黑底白字。有些人可能已经注意到电影《黑客帝
国》（1999 年）中所谓的"暗黑模式"：闪烁的黑
色屏幕上有一串发光的绿色代码。这一发明并不新
鲜。至少在深夜无光的环境里，这样的代码十分清
晰可读。不过，在白天，还是正常的模式对眼睛
更好。

睡眠模式还是夜间模式? 屏幕发出的蓝光无声地呐喊:"现在是白天,醒醒吧!"到了晚上,我们至少应该调暗屏幕光线,减少屏幕发出的蓝光。如今,几乎所有电脑都有夜间模式。不过晚上最好还是直接关闭屏幕,切换到真正无蓝光的睡眠模式。

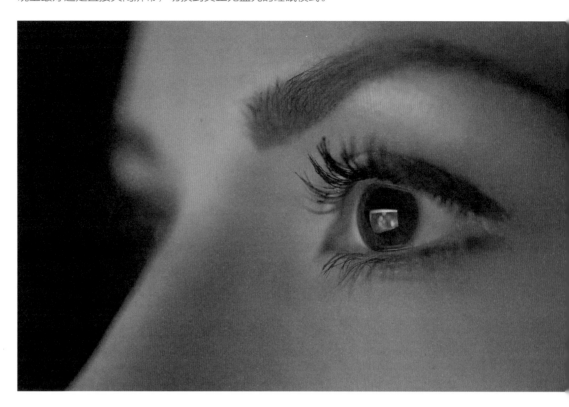

可恶的蓝光

让我们保持清醒的蓝光不仅存在于阳光中,还存在于霓虹灯、发光二极管和某些节能灯的灯光中。因此,如果傍晚和晚上我们仍坐在屏幕前,大脑就会错误地以为"现在还是白天",从而抑制褪黑素的分泌。这样一来,入睡就更困难了。而烛光或红光几乎不会影响睡眠–觉醒节律。

人体的温度调节

我们的身体状态会随着时间而变化,这是有依据的。例如,在昼夜交替的过程中,人体的核心温度会发生改变:清晨,当我们还熟睡时,体温通常是最低的;起床后,身体的核心温度会随着运动或其他行为急速上升;临近午后,体温下降达到低点,但此后又会再次上升,并在傍晚达到最高点;夜间,体温再次下降并慢慢达到最低点。

人体内的时钟合集

正常情况下,我们的核心温度会和睡眠–觉醒节律以相同的节奏运行,也就是说,核心温度也会随着昼夜节律的变化而变化。

在前文的实验中,身处黑暗环境的参试者大多都能适应一天25小时的生活。此外,还有一个有趣的现象:他们并没有像往常那样,在身体核心温度超过傍晚最高点时就入睡,而是等到核心温度几乎降到最低点时才上床睡觉,此时他们的睡意最为强烈。睡眠研究人员总结得出,上述

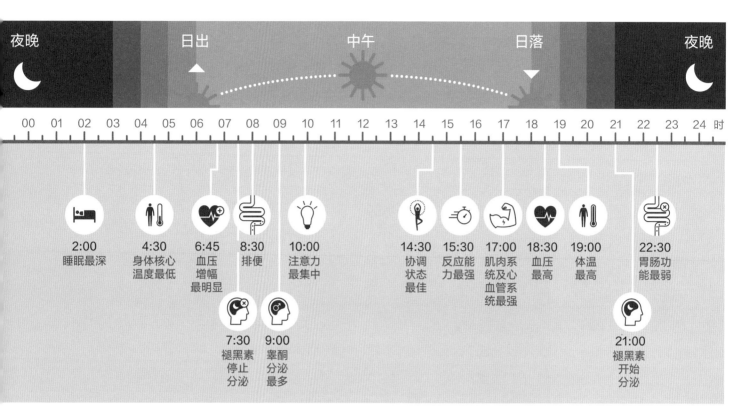

太阳光照与激素分泌　只要阳光照射到我们的皮肤，身体就会有所感知，并开始释放更多的内啡肽。与此同时，人体还会分泌血清素，改善我们的情绪。另外，太阳不仅能通过光线向我们发出何时起床、何时睡觉的信号，还能促进人体分泌"快乐激素"。

研究说明人体内还存在其他不受光线变化影响的"时钟"。

夜间眩晕

心血管系统也有昼夜节律。日间，人体处于活跃状态，所以血压和心率通常较高；而当我们熟睡时，心率会下降到每分钟 50 ~ 60 次；做梦时，我们的心跳会加快并且变得不规律。脉搏也是如此。

事实上，心血管系统在夜间并不会像在白天那样马不停蹄地运转。夜里我们短暂起身的时候（比如上厕所），就能明显感觉到这一点：有些人会头晕，尤其对于有心血管疾病的老年人来说，这是一个严肃的问题。有睡眠障碍的人则会面临完全不同的困境：在夜间，他们的脉搏和血压大概率不会下降，因此无法得到良好的休息，从而增加心脏病的患病风险。

凭借"生物钟"研究斩获诺贝尔奖

长期以来，生物钟问题一直困扰着科学家。20 世纪 80 年代，杰弗里·霍尔、迈克尔·罗斯巴什和迈克尔·杨 3 名研究者成功揭开了"生物钟"的神秘面纱：他们发现了共同影响昼夜节律的基因——它们的变化会改变，甚至完全破坏昼夜节律。3 位科学家凭借这项研究获得了 2017 年诺贝尔生理学或医学奖。

他们以果蝇为例开展研究，发现了一个影响日常生物节律的基因，并将其成功分离出来。该

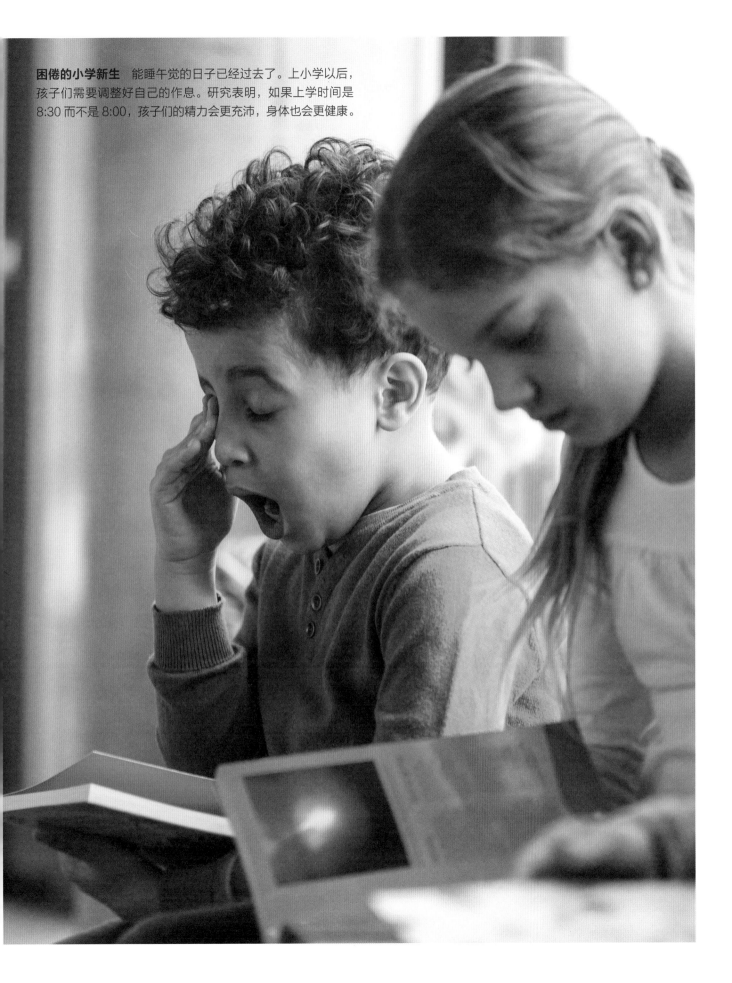

困倦的小学新生　能睡午觉的日子已经过去了。上小学以后，孩子们需要调整好自己的作息。研究表明，如果上学时间是 8:30 而不是 8:00，孩子们的精力会更充沛，身体也会更健康。

新加坡航空公司只需不到 18 小时就能将乘客送达 15300 千米之外的纽约。澳大利亚航空公司预计在 2025 年开通从悉尼飞往伦敦的航班，全程 17700 千米，飞行时间约 20 小时。

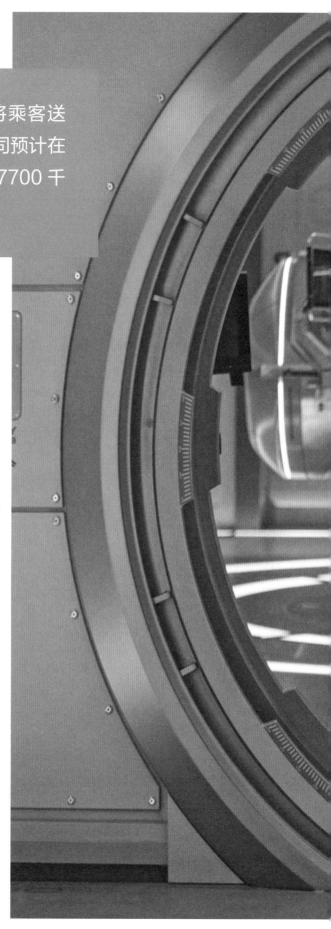

基因还与一种蛋白质的合成有关。睡觉时，这种蛋白质会在细胞内增殖，到了白天则又会降解。此外，科学家还发现了另一个对生物钟有着重大影响的基因。

对抗生物钟

如果生物钟受到了干扰，人就会感到难受：时差就是一个典型案例，许多人都经历过。在飞机上睡觉本身就不舒服——到了度假目的地之后，人们睡得腰酸背痛，还需要倒时差，无疑是雪上加霜。时差会给人带来很多困扰，比如没力气、睡不好、劳累、注意力难以集中、头痛、食欲不振或缺乏干劲等。

即使是从冬令时切换到夏令时[①]，有些人也会遇到这种问题。生物钟受到干扰后，往往需要好几天才能恢复正常的睡眠 - 觉醒节律。

---

① 自 1996 年起，欧盟所有成员国都开始实行夏令时和冬令时。——编者注

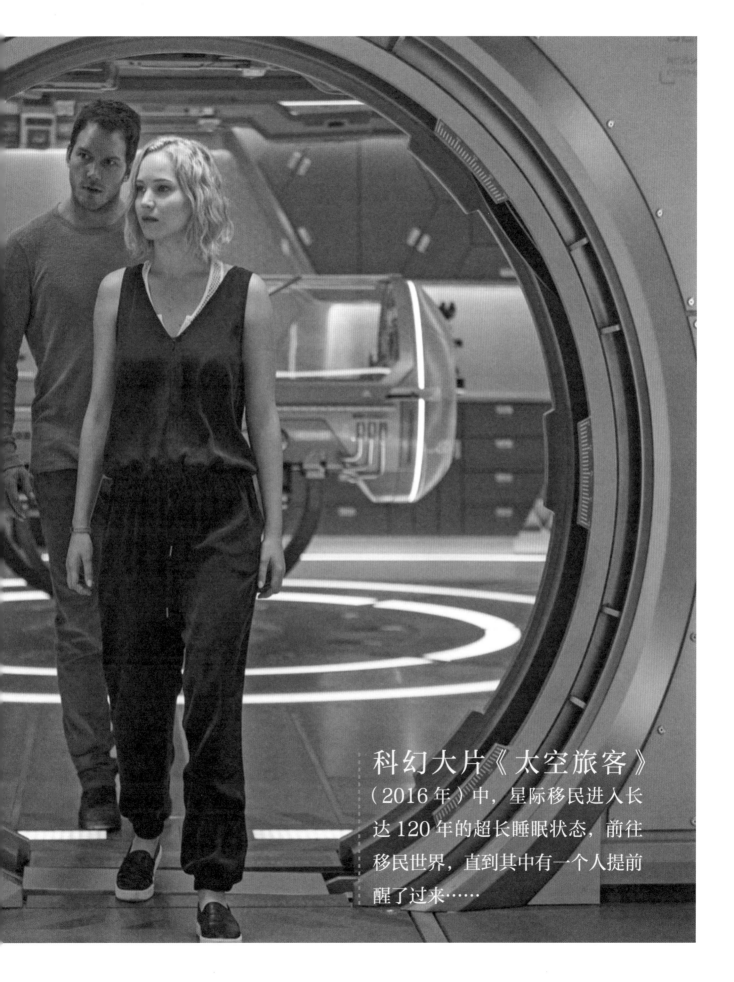

科幻大片《太空旅客》（2016 年）中，星际移民进入长达 120 年的超长睡眠状态，前往移民世界，直到其中有一个人提前醒了过来……

白天与黑夜——光明与黑暗：自古以来，地球上就有这种交替变化，至今已有大约 46 亿年。所有生物都适应了这种变化。进化生物学家表示，即使是原始海洋中的单细胞生物，也会在早晨太阳升起时下潜到更深的地方。

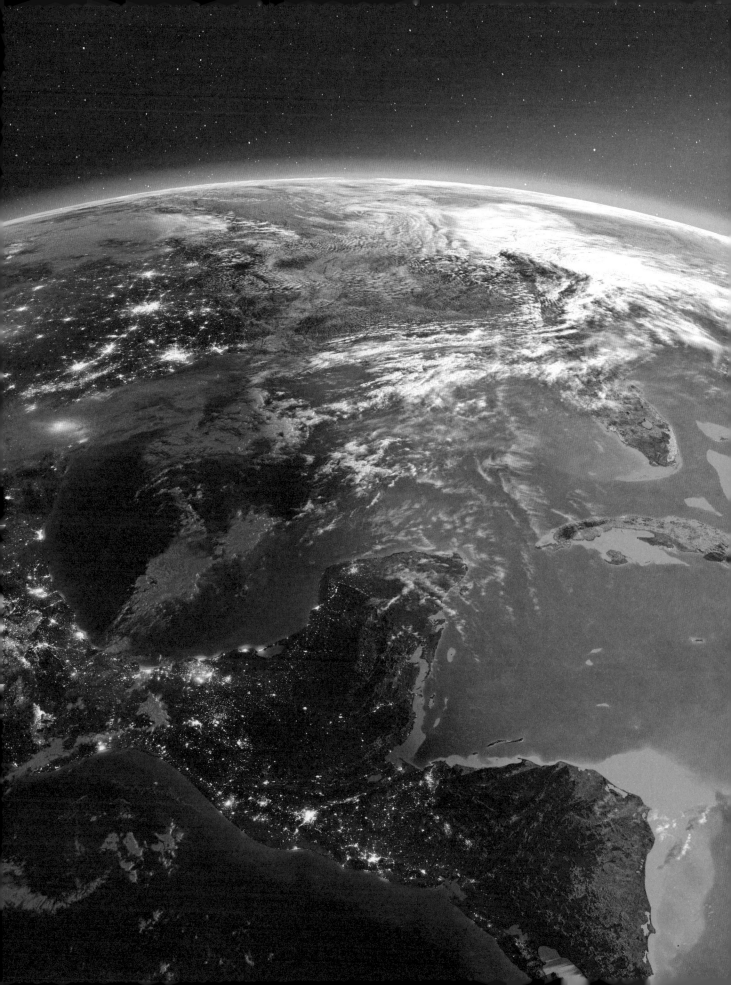

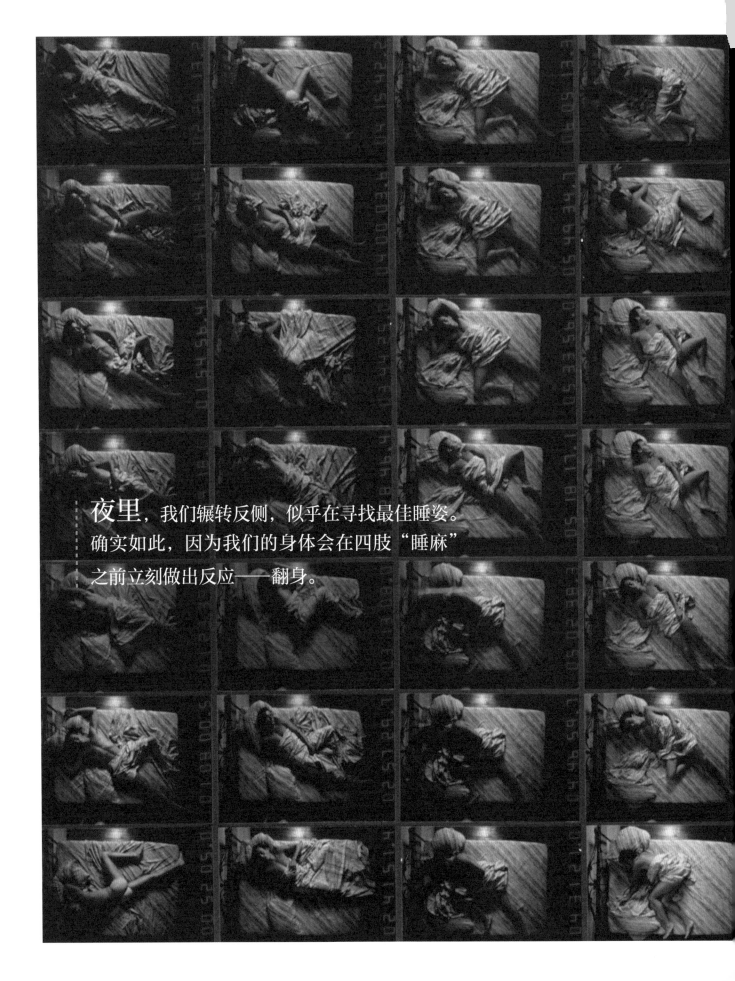

夜里，我们辗转反侧，似乎在寻找最佳睡姿。
确实如此，因为我们的身体会在四肢"睡麻"
之前立刻做出反应——翻身。

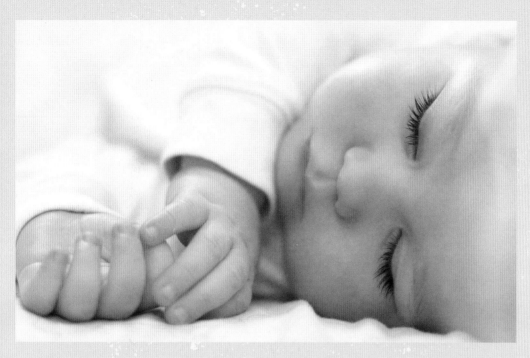

在 45 分钟内完成睡眠 婴儿的睡眠周期只有 45 ~ 50 分钟。在最初的 10 分钟里，婴儿会进入睡眠状态；第 10 分钟到第 20 分钟，婴儿的睡眠会加深，并在 10 分钟后进入深度睡眠阶段；而再过 10 分钟，即睡眠加深 30 分钟后，婴儿就会从深度睡眠中醒来。从第 45 分钟开始，婴儿便处于浅度睡眠当中，很容易被唤醒。

黑夜的轮转

晚上入睡，早上醒来——大多数时候，我们并不知道这一晚发生了什么。那么，在这段时间里，我们究竟经历了什么呢？

隐秘的夜生活

如果想更清楚地了解自己夜间的经历，可以关注一下自身的睡眠周期。因为睡眠并非一成不变，我们会在夜间经历几个不同的睡眠阶段。

这是现代睡眠研究学的重要课题。这门学科起源于 20 世纪 20 年代。当时，神经学家、精神病学家汉斯·伯杰（1873—1941）致力于脑电活动的可视化研究。如今，脑电图技术家喻户晓。借助这项技术，人们可以在不影响熟睡者的情况下，观察他们大脑中的情况。

不过，人们其实很早就开始研究睡眠了。早在 19 世纪 60 年代初，医生恩斯特·科尔舒特（1837—1905）就对睡眠的不同程度进行了研究。尽管他的方法在今天看来不够严谨，但在当时已经证明了睡眠程度会在夜间发生改变：入睡 1 小时后，人的睡眠可以进入最深阶段；而快清醒时，睡眠程度就会变浅。这与如今的研究结果相吻合。

通过脑电图，人类可以更精确地观察大脑：检查时，将电极与睡眠对象的头部相连，就可以测量其脑电活动。因此，脑电图能以图表形式呈现出不同的睡眠阶段。

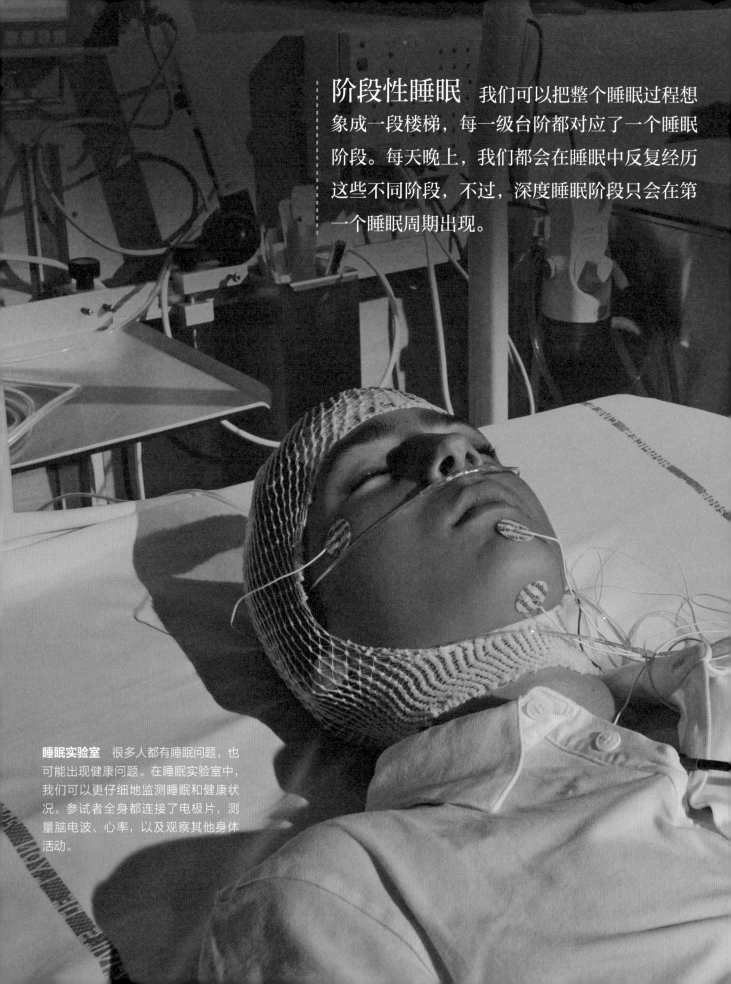

阶段性睡眠　我们可以把整个睡眠过程想象成一段楼梯，每一级台阶都对应了一个睡眠阶段。每天晚上，我们都会在睡眠中反复经历这些不同阶段，不过，深度睡眠阶段只会在第一个睡眠周期出现。

睡眠实验室　很多人都有睡眠问题，也可能出现健康问题。在睡眠实验室中，我们可以更仔细地监测睡眠和健康状况。参试者全身都连接了电极片，测量脑电波、心率，以及观察其他身体活动。

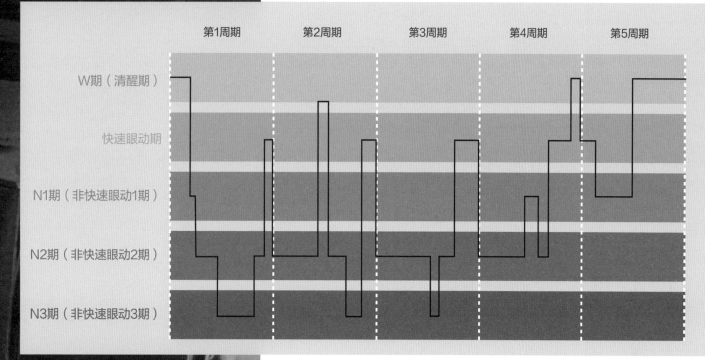

	第1周期	第2周期	第3周期	第4周期	第5周期
W期（清醒期）					
快速眼动期					
N1期（非快速眼动1期）					
N2期（非快速眼动2期）					
N3期（非快速眼动3期）					

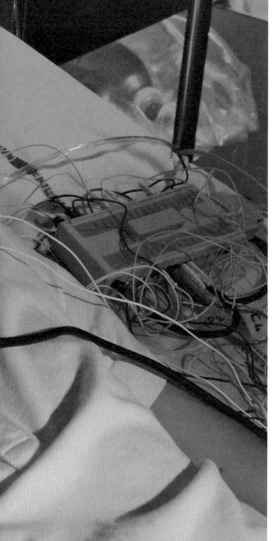

在睡眠中保持清醒

有趣的是，清醒阶段也被纳入睡眠研究的范畴，这便是所谓的"W期"（清醒期）。更准确地说，我们在夜间睁着眼睛的清醒时间（不包括入睡时间）平均最多占5%左右。许多人甚至根本不会注意到它的存在，而且第二天早上也完全不记得了，因为夜间清醒状态持续的时间非常短。

不知不觉进入各睡眠阶段

在睡眠中，大脑会再处理一遍白天经历的事情，将新学到的东西重新分类并存入长期记忆。在此过程中，我们会经历不同的睡眠阶段，而这些阶段会在夜间重复出现。第1阶段（N1期）介于清醒和入睡之间：我们逐渐失去知觉，肌肉活动减慢，偶尔还会抽搐；到了第2阶段（N2期），我们便真正进入睡眠状态，一半的睡眠时间都是在这一阶段度过的，我们不容易被吵醒，而一旦被吵醒，就会十分生气；到了深度睡眠阶段，即第3阶段（N3期），人体开始进行自身的再生修复过程。也就是说，大脑会进行大扫除，清除没用的内容，保留重要的记忆。这一阶段并没有

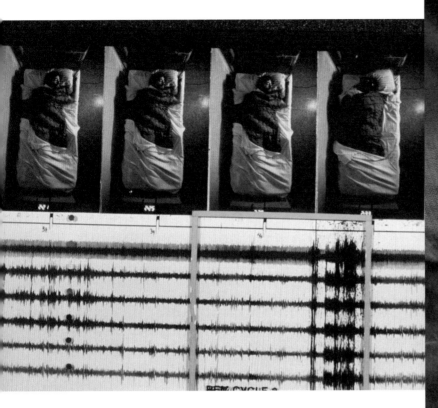

睡眠研究 这张图是参试者在快速眼动期的视频截图，图片下方为相应的传感器数据。传感器能捕捉到睡姿变化，并通过波形图体现出来。

我们想象得那么长，平均每晚只持续 1.5 小时。

情绪与梦境

在睡眠的下一阶段，我们会进入所谓的快速眼动期（REM-Schlaf，其中 REM 的全称为 Rapid Eye Movement，意为"快速眼动"）。顾名思义，我们会在闭着眼睛的情况下快速转动眼球，同时，骨骼肌并不会做出反应，因此我们不会动弹。这是大自然最合理的安排，因为如果在这个阶段梦见自己正在参与一场战斗或正在跳伞，我们在床上肯定睡不安稳。成年人的睡眠总时长为 7 ~ 8 小时，而快速眼动期共持续 2 小时左右。

在这段时间里，我们很难醒来，因此这一阶段也被称为矛盾睡眠期①。我们会以一种特别感性的方式做梦，储存新的知识并处理情绪，因此在日常生活中，快速眼动睡眠也叫"梦境睡眠"。但这个说法有一定的误导性，毕竟，人在所有睡眠阶段都会做梦。

云雀型与猫头鹰型

相信大家都注意到了，有些人在清晨起床后感到精力充沛、心情舒畅，而有些人则喜欢起得晚一些，直到下午才开始活动。科学家结合鸟类世界中的典型来形容这两种极端——云雀型和猫头鹰型。云雀型的人起得很早，且在一天的后半

① 大脑清醒或半醒、身体不醒的状态，是在睡眠过程中周期出现的一种激动状态。

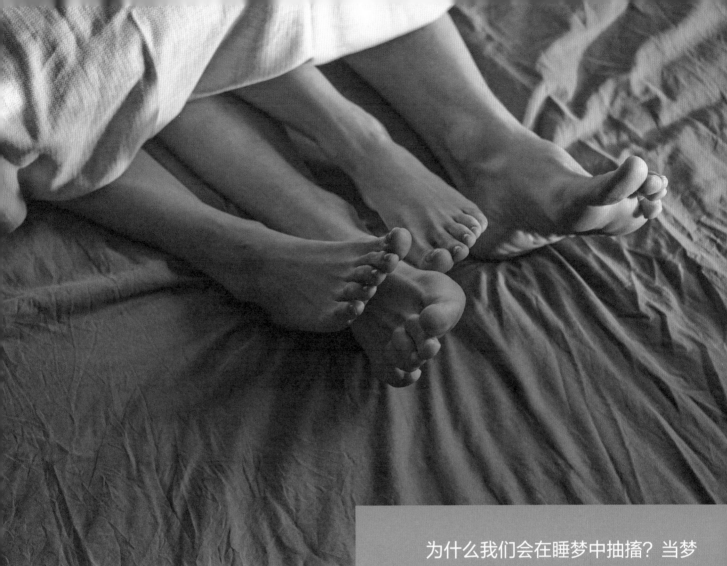

段比其他人更快感到疲倦；而猫头鹰型的人则晚上工作效率高，早上变得疲倦暴躁。但大多数人其实并不处于这两种极端状态，他们的睡眠－觉醒节律介于云雀型和猫头鹰型之间，由基因决定。

　　然而，随着时间的流逝，这种节律也会发生改变。

　　云雀型的人天生早起，在早上 9 点或 10 点左右会迎来第一个效率高峰，随后效率会短暂下降，之后又再次升高；到了正午 12 点至下午 2 点，云雀型的人比猫头鹰型的人更容易经历效率低谷；此后直至傍晚 6 点，云雀型的人效率又会达到高峰，不过这次的高峰并不像上午那么明显。此时猫头鹰型的人效率提升得更为明显；到了晚上 9 点，云雀型的人只想睡觉，而猫头鹰型的人从傍晚开始才算真正进入工作状态。

　　为什么我们会在睡梦中抽搐？当梦见自己即将摔倒，离地面越来越近时，我们就会剧烈抽搐。这些抽动叫作"入睡抽动"，发生在入睡时，即 N1 期。此时，神经系统会在一定程度上关闭，肌肉感到紧张，由此引发抽搐。

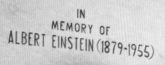

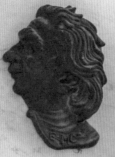

思想者与睡眠者 爱因斯坦非常喜欢睡觉。他形容自己是一个"好睡者"，一觉能睡 12 小时。据说，他正是在床上发现了相对论的基本内容。也许从现在起，我们可以在床上躺得更久一些——自然是为了反思相对论啦！

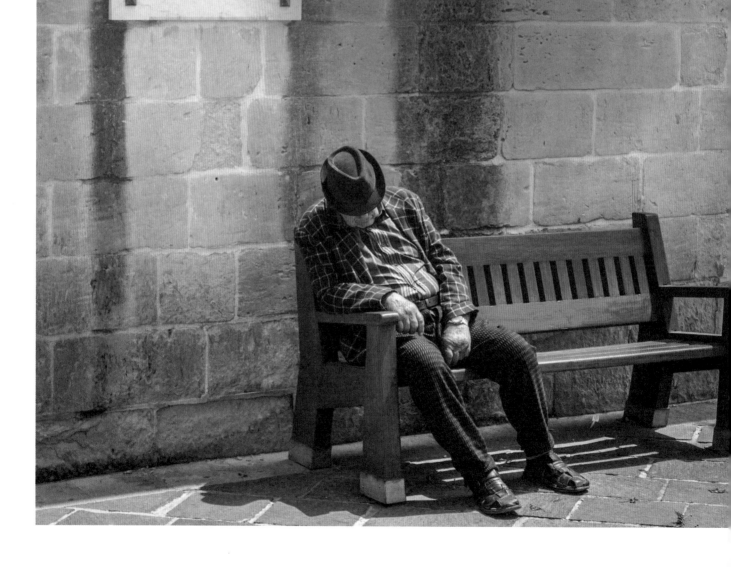

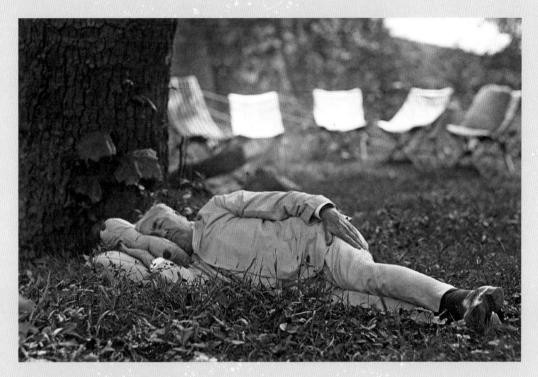

呼呼 —— 中午小憩片刻是多么惬意啊！按照爱迪生的说法，他晚上只睡 4～5 小时就够了。不过，人们经常发现他在中午打盹儿，就像图片里一样。

人一天要睡多久？

与习惯早起的人不同，早上有起床气的人并不受欢迎。拿破仑短暂的睡眠是否真能供他琢磨清楚战术？还是说我们更应该学学伟大的思想家、"好睡者"爱因斯坦呢？

睡眠时间

据说，白炽灯的发明者爱迪生每晚只需要睡 4～5 小时，他为此感到自豪。毕竟，如他所言，白炽灯的发明是有意义的，为人类节省了许多因睡眠而浪费的时间。

对于历史上的其他名人来说，睡得少似乎也是一件光荣的事。据说拿破仑曾言："男人睡 4 小时，女人睡 5 小时，而白痴才睡 6 小时。"不过，男人的睡眠时间是否真的像他所说的那样

短，这一点值得怀疑。目击者称，拿破仑很享受午后小憩，甚至时不时就在马背上打盹儿。爱迪生的员工也说总能看到他们的老板在白天呼呼大睡。

不过，有些名垂千古的大人物则是出了名的爱睡觉：诺贝尔奖获得者爱因斯坦每天的睡眠时间长达 12 小时，歌德也能睡 10 小时。

所以睡多长时间才算正常？一个人每天又需要多少睡眠时间呢？2013 年，一项源自罗伯

睡眠是弱者的特权 我们对睡觉的评价并不高，因为我们生活在一个多劳多得的社会中，而睡得多被认为是一种懒惰的表现。不过在日本，情况却恰恰相反：如果一个人睡得多，就说明他工作足够努力。也许我们应该反思一下自己对睡眠的态度，开始穿图上这种印着"睡眠是强者的象征"的衣服。

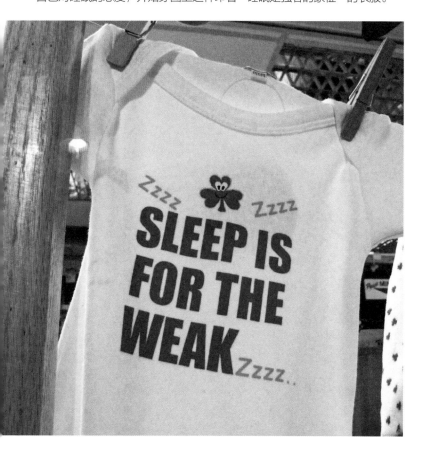

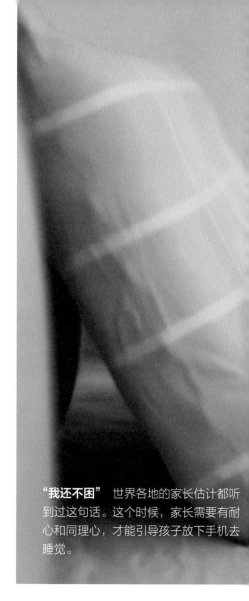

"我还不困" 世界各地的家长估计都听到过这句话。这个时候，家长需要有耐心和同理心，才能引导孩子放下手机去睡觉。

特·科赫研究所的研究表明，81.6% 的德国人每天睡眠时长为 6 ~ 8 小时，12.3% 不足 6 小时，而 6.1% 甚至超过 8 小时。还有研究指出，德国人每天的平均睡眠时长为 7 小时。

这点时间够了吗？对此，可以大致参考一个简单的标准：最好在闹钟响之前自然苏醒。这样，我们在白天就能集中精力，不感到疲倦。但是，类似"每个人每天至少睡 8 小时"这样的建议是站不住脚的，因为睡眠是一个非常个性化的问题。每个人每天需要多少睡眠时间主要由基因决定，而大多数人的基因将每天的睡眠需求定在了 6 ~ 8 小时。

像婴儿一样睡觉

因此，我们很难就最佳睡眠时长提出统一的建议。不过，专业组织还是提供了参考值——或许也是以此强调睡眠的重要性吧！这对年轻父母还是非常有帮助的，毕竟他们迫切地想知道如何让孩子入睡。

以下睡眠时长可供参考：3 个月以下的婴儿全天平均睡眠时间为 14 ~ 17 小时（当然也存在个体差异）；4 个月左右的婴儿每天平均睡 12 ~ 15 小时。在婴儿的成长过程中，夜间的睡眠时间会逐渐延长，而白天的睡眠时间则相应缩短；儿童在 2 ~ 3 岁时，每天平均需要 11 ~ 14 小时的睡眠，通常分为午后和夜间两个时段。如果孩子睡

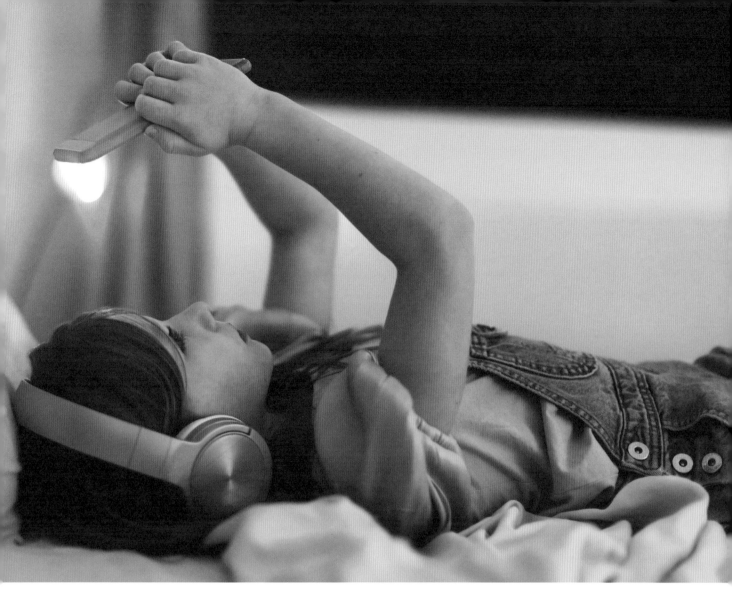

的时间已经足够了，父母就要适当调整其睡眠节奏。如果孩子晚上不是很困，父母可以逐渐缩短其午睡的时间。儿科医生建议，学龄前儿童每天应睡 10 ～ 13 小时；13 岁以下的学龄儿童晚上应睡 9 ～ 11 小时，14 ～ 17 岁的青少年应睡 8 ～ 10 小时。

一直睡到中午？

无论是早起还是晚起，这种喜好都会随着年龄的增长而改变。如果你有小孩，就会知道孩子们通常喜欢早起。到了青春期，他们的起床时间会稍稍后移：大多数青少年喜欢在早上多睡一会儿，有些人甚至在午饭前都不想起床。到了 20 岁左右，有些人会成为夜猫子，把晚上当成白天。相反，许多老年人通常醒得较早，也睡得相对较早。这一切都与先天的生理需求息息相关。因此，那些在基因上更倾向于云雀型的人在青少年时期往往会恢复常规的作息，到了老年又会变成云雀型。而那些猫头鹰型的人在年轻时就会养成晚起的习惯，然后在晚年成为"一头节制的猫头鹰"。

什么时候应该上床睡觉？

现在，研究人员已经对人在夜间的睡眠方式有了较多了解。但是，晚上应该什么时候上床睡觉呢？是否存在一个最佳睡觉时间？答案是否

实现小睡的五个步骤

1 找准合适的时间和理想的时长

我们最好在午间休息一下，或在下午早些时候午睡，但无论如何不能晚于下午 4 点，不然晚上就有可能睡不着，进而影响睡眠 – 觉醒节律。午睡的最佳时长为 15 ~ 30 分钟，这点时间足以让身体重新充满活力。最长不应超过 45 分钟，否则人会进入深度睡眠阶段，醒来后反而会感到筋疲力尽。

2 寻觅较为舒适的地方

由于午休时间很短，所以我们并不需要床，如果躺在床上睡觉，只会睡得更久，一不小心就会进入深度睡眠。因此，我们只需找到一个比较舒适的坐卧位，保持放松的姿势入睡就可以了。毕竟，谁也不想让颈椎难受吧！

3 确保环境不受干扰

最好避免环境过于嘈杂，比如在公路附近的公园长椅上，随时可能有一辆救护车或警车闪着信号灯呼啸而过，让人难以入睡。另外，我们还应该确保自己不会受到不必要的干扰。可以关闭手机和门铃，并在办公室门外留一张纸条——"正在午休，有事请稍后联系"。如果想要万无一失，戴上耳塞是个不错的选择。

4 喝一杯咖啡

建议在小睡前喝一杯咖啡或红茶，其中的咖啡因（或茶碱）20 分钟以后才会起效，我们正好可以利用这段时间睡一觉，以此恢复活力，同时也不容易进入深度睡眠。

5 使用响亮的"钥匙链把戏"

当然，我们也可以简单地设置一个闹钟。很多人都信奉钥匙链的小把戏，即把钥匙链握在手里，张开手时，它就会"啪嗒"一声掉到地上。在即将进入深度睡眠的时候，我们的肌肉会放松下来，手掌就会打开，手里的钥匙链随之掉落在地，我们也就醒过来了。这个方法大概率能够保证我们不进入深度睡眠阶段。

谷歌公司里的"嘘区" 美国人也逐渐习惯像日本人那样在工作间隙小睡一会儿。小睡在美国比在欧洲更受人欢迎，特别是在谷歌公司，小睡甚至已经成为企业文化的一部分。这家网络巨头还专门为员工准备了休息的房间（"嘘区"），为打盹儿者提供午睡服务。

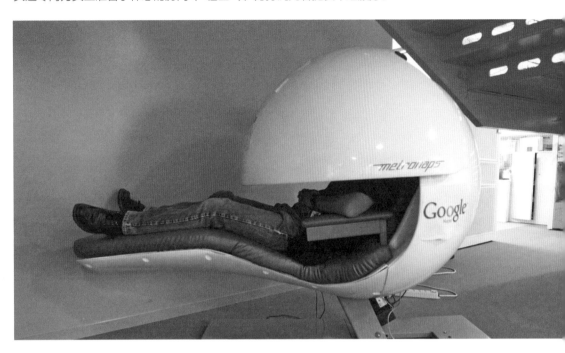

定的。正如前文所言，人与人之间的个体差异十分鲜明。

睡眠需求会随着人的年龄增长而发生改变。儿童自然比成人需要更多的睡眠。理想情况下，他们睡觉的时间应比父母稍早一些。当然，睡觉、起床的时间也应该保持一定的规律，避免生物钟紊乱。至于具体的入睡时间，实际上也取决于自己是云雀型还是猫头鹰型。因此，每个人最好找到适合自己的入睡时间。

短暂充会儿电：工作间隙小睡片刻

除了在夜晚休息，工作间隙的睡眠也能让人恢复精神。例如，我们可以通过午睡来走出下午的效率低谷。英语中的 Powernap 一词形容的就是这种短暂的睡眠，直译过来是"让人精力充沛的

小睡"。对很多人来说，10 分钟就足以让人恢复元气，精神百倍。但这短暂的小睡不应超过 30 分钟，否则反而会感到更加疲惫——根据睡眠研究人员的说法，人们甚至可能会因此感到悲伤。因为如果睡眠时间过长，我们就会进入快速眼动期。而到了这个阶段，人就会变得特别敏感（关键词——褪黑素），于是一些人就有可能在下午陷入情绪的小低潮。

很多人都知道小睡能帮助身体恢复精力。研究表明，小睡可以让人精力充沛，使工作效率提高 35%。这归功于生物节律：临近下午，我们会感到疲惫。此时，工作效率似乎最低，我们迫切地需要睡觉。午餐后的这段时间，即中午至下午两点，非常适合打个盹儿。

午睡过后，人的心情会更加平静，这样就能

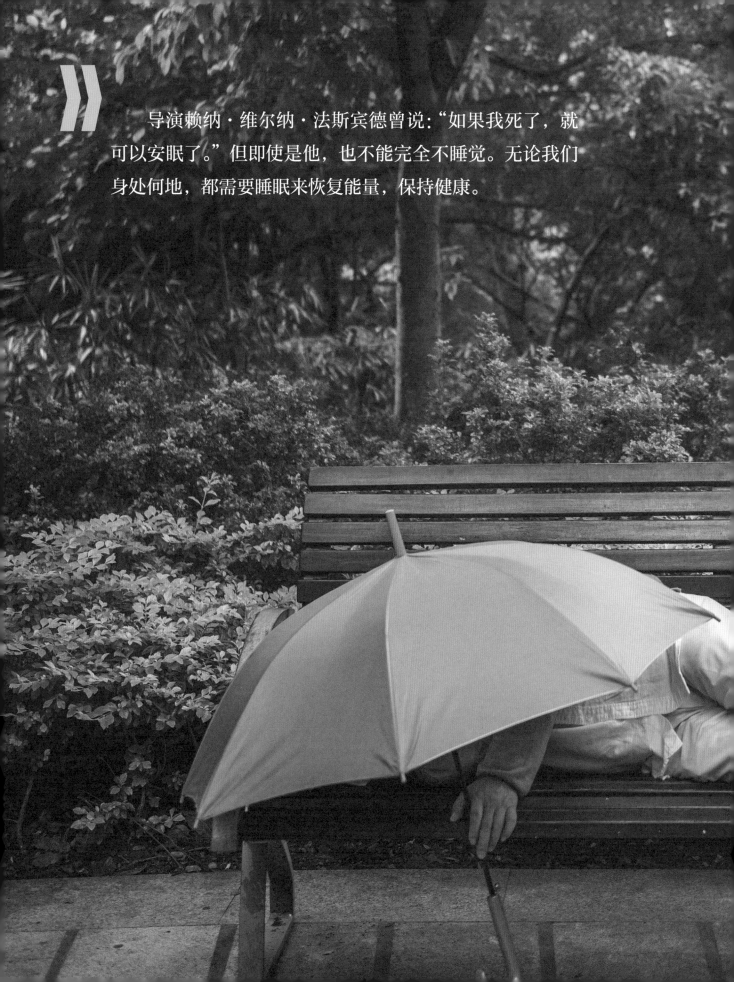

导演赖纳·维尔纳·法斯宾德曾说:"如果我死了,就可以安眠了。"但即使是他,也不能完全不睡觉。无论我们身处何地,都需要睡眠来恢复能量,保持健康。

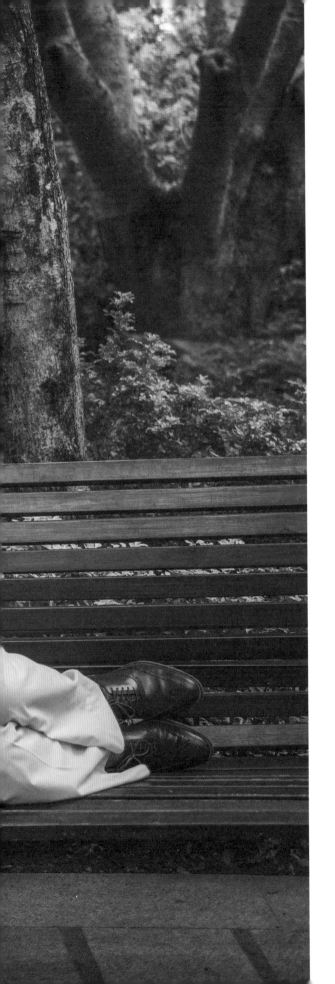

更好地集中精力，从而以新的精神面貌去应对后半天的工作。美国国家航空航天局的研究表明，飞行员在小睡片刻后，反应速度可以提高 16%。该研究还指出，规律的午睡有一定的长远意义，包括降低罹患心血管疾病的风险，以及延长预期寿命。

男性的睡眠和女性不一样吗？

最后一个问题：男性和女性的睡眠方式是否存在差异？答案似乎是肯定的。无论是在睡眠时长还是睡眠质量上，男女之间都存在明显差异。例如，女性比男性平均每晚需要多睡 20 分钟，她们的深度睡眠期也更易于观察。到了中年，男性的深度睡眠会逐渐减少；而在女性身上，这一点变化微乎其微。

此外，夫妻同床睡还是分开睡的问题也会影响睡眠质量：女性一个人也许能睡得更好，男性则需要有人同床共枕。这是有原因的：在人类进化的过程中，女性负责照顾畜群和家庭——就算在晚上大家一起睡觉的时候也是如此。女性觉得自己要对所有人的幸福负责。因此，即使到了今天，女性在睡觉时也会对枕边人更加敏感——丈夫却不会。尽管如此，现实生活中很少有夫妻会分房睡，因为女性也很享受丈夫的陪伴，即便她们可能睡不安稳。

在日本，短时间的小憩备受推崇，因为疲惫意味着一个人已全身心投入工作。因此，午睡不仅是日本企业文化的一部分，在学校也获得了越来越多的支持。由于日本人习惯了在狭小的空间里生活，比如东京的夫妇通常生活在 13 平方米的小公寓里，他们从小就学会了在不安的环境中入睡。

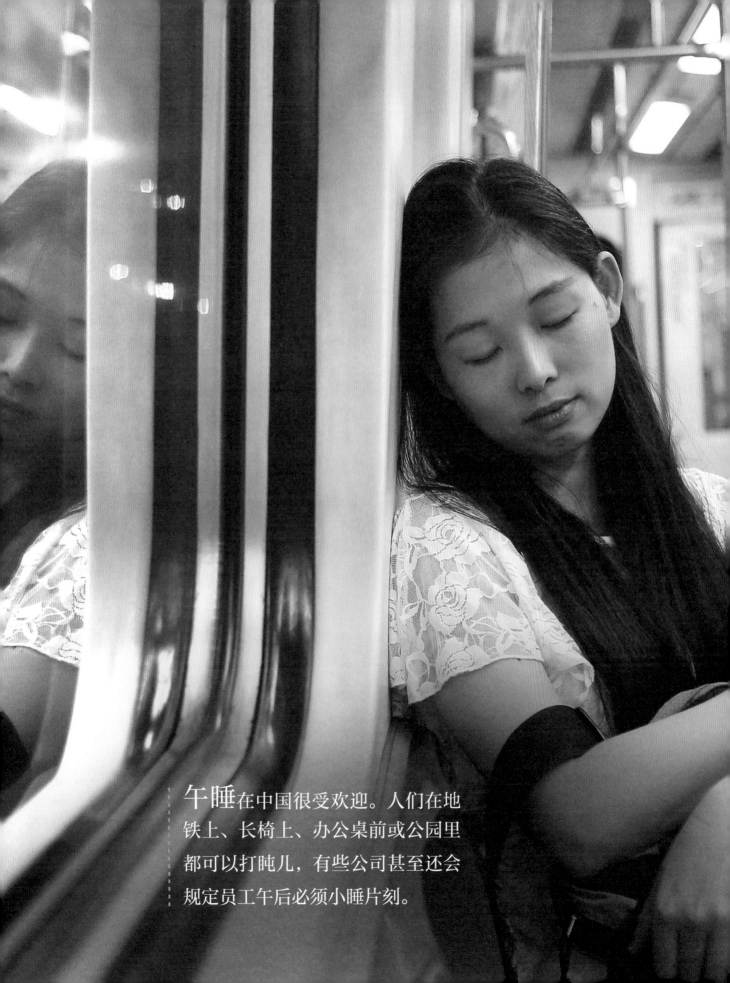

午睡在中国很受欢迎。人们在地铁上、长椅上、办公桌前或公园里都可以打盹儿，有些公司甚至还会规定员工午后必须小睡片刻。

小小沙人、助眠歌曲与晚安点心

谁会不知道沙人[1]呢?

小时候,我们经常在傍晚时捂住眼睛,这样沙人就不会把
沙子吹到我们的眼睛里,我们也能睡得更久一些。

晚安点心

肯定是和巧克力有关的东西吧?没错!有些人已经把
吃晚安点心完全当作一个睡眠习惯:他们会在睡前吃点心,
尤其是甜食。如果发现酒店在枕边准备了巧克力糕点,我
们就会冒出吃晚安点心的想法。我们告诉自己,一天结束
后,可以吃些晚安点心来犒劳自己,更加安稳地入睡。晚
安点心深受孩子们的喜爱。

> "睡觉是对感官印象的消化;
> 而梦是它的排泄物。"
> ——作家诺瓦利斯

《睡吧,孩子,睡吧》

这是一首古老的摇篮曲。有证据表明,这首
曲子最早源自一个 1611 年的文本。1781 年,约
翰·弗里德里希·莱希哈特创作了这首歌曲的旋
律。这首歌曲非常流行,1809 年,民歌研究者弗
朗兹·马格努斯·伯姆甚至印制了这首曲子的 36
个版本。

"晚安"

人们习惯在一天结束时向他们的守护神道一声
"晚安",这是晚祷的一部分。夜晚象征着一天(几
乎)所有活动的结束,而"夜"又是"晚"的结
尾。所以人们互道"晚安",然后再上床睡觉。这
也发展成了今天人们睡前的问候语。

《狮子今晚睡着了》

谁说摇篮曲只是唱给孩子们听的?不!成年人也可以
在音乐旋律轻柔的"摇晃"中缓缓入睡,而且不一定非得是
古典音乐或热带雨林的声音。节奏舒缓的流行音乐和主题合
适的歌曲也同样适用。剩下的就是—— a-wimoweh[2]!

> *"床:最受欢迎*
> *的休息区。"*
> ——化学家汉斯-于尔根·夸德贝克-西格

---

[1] 沙人是 19 世纪德国浪漫派作家霍夫曼的短篇小说《沙人》中的一个人物形
象。——编者注
[2] 歌曲《狮子今晚睡着了》的英语原名又作 *The Lion Sleeps Tonight*(*Wimoweh*)。
a-wimoweh 是该歌曲中重复出现的歌词,大意为"他是一只狮子"。

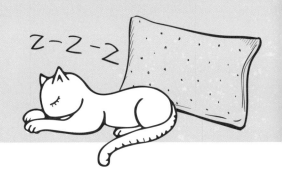

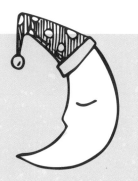

美梦使者还是吓人怪物？

这个 1959 年推出的儿童节目家喻户晓，是许多幼儿睡前的必看节目。沙人在傍晚看望孩子们，把沙子撒进他们的眼睛，让他们做梦。清晨，孩子们将睡梦中的沙子从眼角揉出——真是一幅美妙的画面！很多地方的人都知道这种能带来美梦的童话人物，但并非所有沙人都是美好的梦境使者。例如，奥地利的夜蟹和法兰克的夜艇会在晚上来到不想睡觉的孩子身边，往他们的眼睛里撒沙子。在斯堪的纳维亚半岛，友好的沙人被称为带来睡眠的乔恩·布伦德，在荷兰则被称为克拉斯·瓦克，还有奥地利的沙人佩西曼德也会在夜晚漫步。"沙人"这种浪漫的概念可以追溯到安徒生的童话：故事中，老卢克耶是孩子们的守护神，他会在孩子们睡前来看望他们。

> "在有些城市，
> 狐狸都会互道晚安。"
> ——记者沃尔夫冈·莫克

除了故事、歌曲和沙人，电影也可以帮助我们入眠。1963 年的《埃及艳后》是世界上最长的电影之一，所以不要很晚才打开电视观看这部电影，因为它长达 3 个多小时。难道这还不足以催人入睡吗？

巴伐利亚的晚安故事

通常，晚安点心是指睡前的小零食。但在特立独行的德国巴伐利亚州，人们的专属"点心"是睡前故事。

> "月亮当空笑，
> 祝你晚安睡好觉！"
> ——西蒙娜·路德维希的晚安曲

睡前故事

在许多家庭中，听故事是孩子每天睡前习惯的一部分，或是传统的睡前故事、《格林童话》，或是《哈利·波特》。这些故事能激发孩子的想象力，帮助他们进入美妙的梦乡。讲故事的传统源远流长，跨越文化和宗教。在土耳其，阿希克人 16 世纪就开始讲述史诗故事；在德语国家，宫廷抒情诗人也四处游历，向人们讲述他们的英雄故事；而库尔德地区也有着自己的"说书人"（Çirokbêj[①]）。

———————————
① 库尔德语，意为"讲故事的人"。

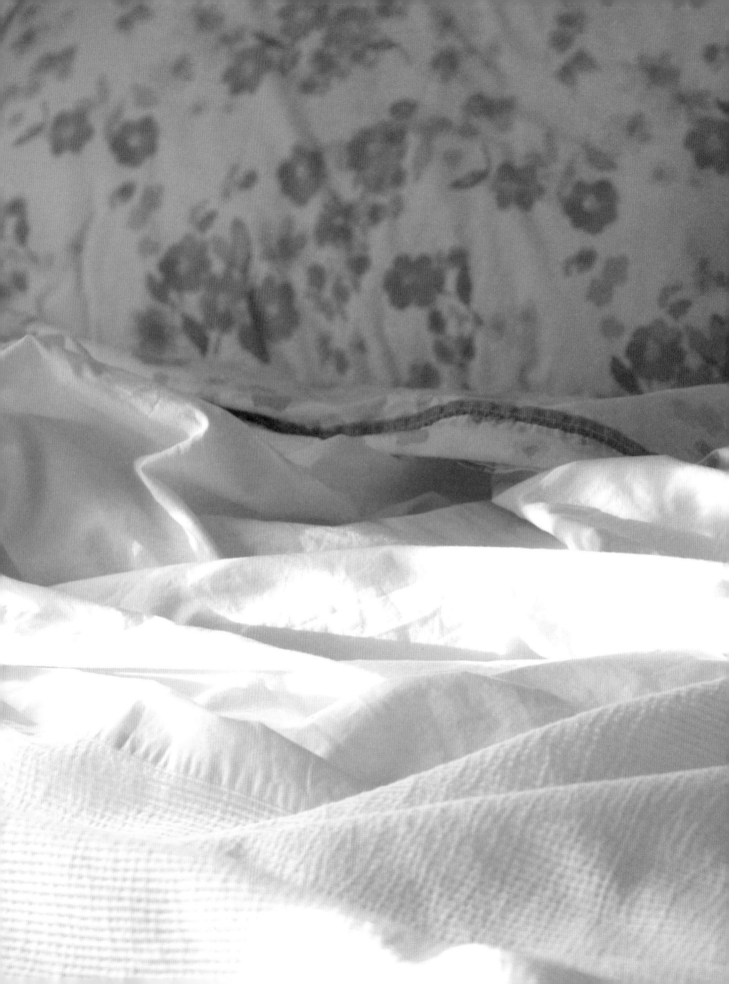

我们为什么
要睡觉？

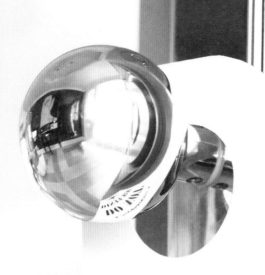

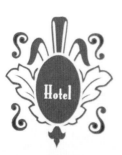

"给予人们更多睡眠，人们将在清醒时更加清醒。"

——作家库尔特·图霍尔斯基

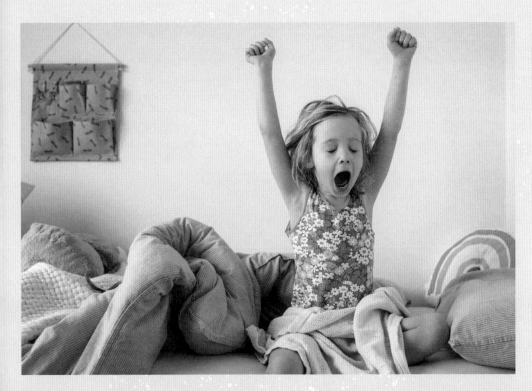

做事的紧迫感 良好的睡眠能让我们更轻松地开始新的一天。伸展运动能使我们的肌肉得到活动，早晨的"迟缓感"也就此驱散。让我们开启新的一天吧！

人体的重启按钮

晚上按下按钮，早上就能感觉重生？可没有那么简单！我们的身体十分复杂，非常了不起。

请"洗剪吹"一番

为什么我们需要规律的睡眠呢？时至今日，科学仍无法给出一个确切的答案。唯一的共识是，睡眠承担了几项重要工作：夜里休息期间，身体会进行修复、重建和清理工作；免疫系统全速运转，对前一天的工作进行返工；识别病原体，储存未知病原体的特征。因此，当身体再次面对入侵者时，免疫反应会更加有效。

先睡一觉再说

对我们的大脑来说，睡眠似乎是一个非常重要的阶段。大脑会重新整理神经细胞之间的联系：重置冗余的东西，排出无用的东西（如蛋白质残留物）。此外，睡眠对我们的记忆也起着决定性作用。在深度睡眠中，我们在清醒时暂存在海马体的记忆会转移到大脑，接着大脑会在整个夜晚进行自我反思。因此，在做出重大决定前，建议先睡一觉再说——这也非常符合大脑的生理过程。

好睡者的好消息！ 如果你拼命学习却不好好睡觉，还不如停止苦学呢！在睡眠的各个阶段，大脑一边为存储信息做准备，一边还处于存储信息的过程中。因此，我们应该确保学习前后都有充足的睡眠，这样才能更好地记住新知识。

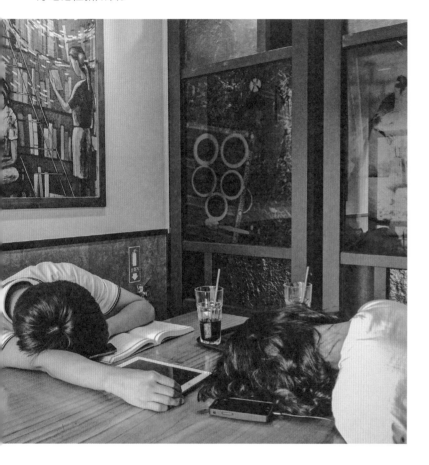

时刻在运动

在我们睡觉的时候，身体会保证睡眠对人体是有益的。我们不会整晚都保持一个姿势，而是会多次做出调整。这样可以避免身体的某个部位承受过多的压力，因为我们贴着床的部位得到的血液供应相对较少，有可能会损害该部位的组织。此外，夜间转换姿势对肌肉也有好处，可以避免肌肉单面受压，防止肌肉紧张。

睡觉是最佳良方

众所周知，睡个好觉对身体十分有益，尤其在我们不太舒服的时候。有些人可能会注意到，如果长时间不睡觉，人的感官功能将不再像充分休息后那样灵敏，反应能力也会下降。这一切都告诉我们，睡眠对身体，对一个正常运转的有机体来说是多么重要。

睡觉时，人体内会进行各种各样的再生和修复。简单地说，这些过程发生在睡眠的不同时间，与不同的睡眠阶段有关。例如，有些激素从第一次深度睡眠就开始发挥作用——生长激素会刺激身体修复，伤口在深度睡眠中会愈合得特别好；儿童的身体在睡眠中会经历一个小的生长高峰；甲状腺激素会刺激新陈代谢；瘦素可以确保我们不会感到饥饿。这样也好，我们就不用每天晚上都到冰箱里翻找食物，从而扰乱身体自身的修复和再生过程。所以，如果感觉自己的身体快

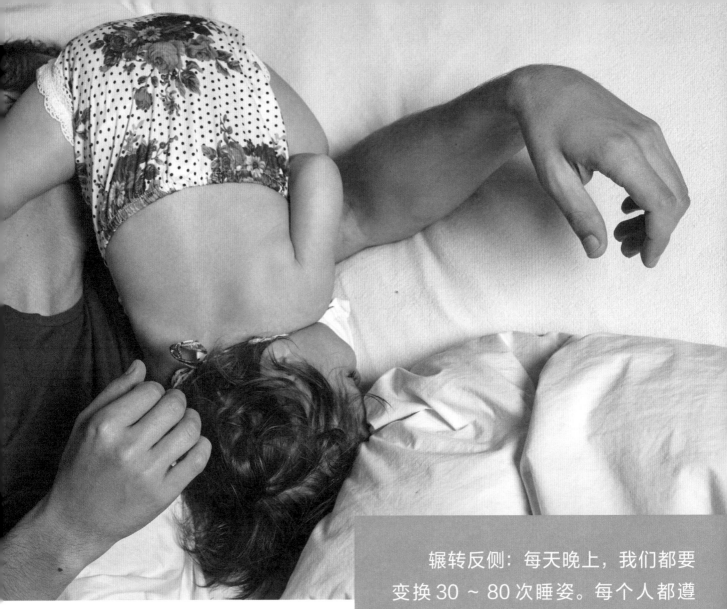

要出问题了，最好让它休息一下。

睡眠中的小聪明

　　大家应该都听说过吧？爷爷曾说过，我们应该把单词书放在枕头下面，这样就能在睡梦中学会那些单词，所以我们在上小学的时候就已经干过这样的事情了！遗憾的是，事情并没有那么简单。不过，爷爷的"智慧"还是有一点道理的：睡眠有助于大脑巩固知识和技能——科学研究已经证实了这一点。研究人员让学生背对偶词组，然后让其中一些人正常入睡，剩下的人则不能睡觉。

　　辗转反侧：每天晚上，我们都要变换 30 ~ 80 次睡姿。每个人都遵循着自己的节奏，编排了自己的"舞步"。尤其是婴儿，在睡眠过程中总是翻来覆去。但这是好事！说明他们的大脑很活跃。婴儿的睡眠周期比成人短得多，睡眠阶段的切换也比成人快得多。

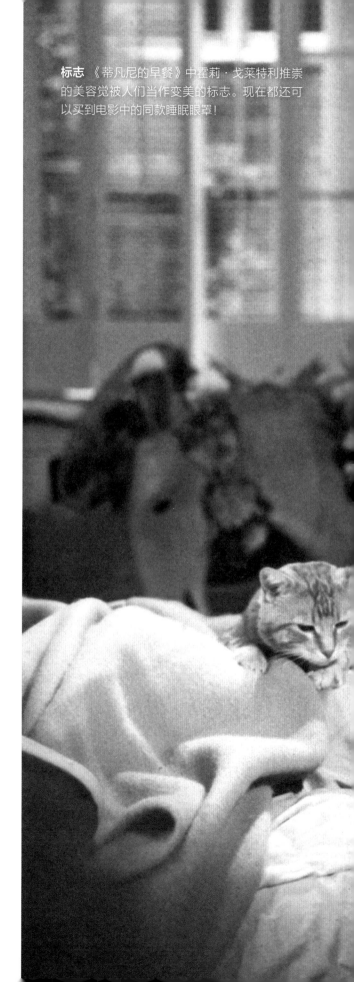

第二天，睡了觉的学生记住的对偶词组明显多于没有睡觉的学生。这个结果是有一定依据的：在夜间睡眠中，大脑会加工经历过的事实和动作，从而形成记忆。有趣的是，深度睡眠和梦境睡眠似乎也有区别。研究表明，在深度睡眠中，大脑储存的大多是事实性知识；而在梦境睡眠中，大脑储存的主要是动作过程和动作样式。如果睡眠不足或质量差，大脑就难以存储这些记忆。

一夜成为选美皇后

在经典电影《蒂凡尼的早餐》（1961 年）中，奥黛丽·赫本饰演的霍莉·戈莱特利坚持每天睡美容觉。在现实生活中，索菲亚·罗兰、黛安·克鲁格等好莱坞女星也表示，她们的美丽容颜很大程度上归功于自己充足的睡眠。

的确，人们不会觉得睡眠不足的人好看。一项科学实验就证实了这一点：瑞典的研究人员拍摄了 25 位睡眠良好的人起床后的照片，然后要求这些人缩短夜间休息时间，只允许睡 4 小时。到了第二天早上，研究人员再次给这些人拍照，邀请 122 人观察这些照片，并要求仅根据照片，按照吸引力、健康状况和可信度来评判参试者。结果显示，睡眠不足的参试者的吸引力和受喜爱度都较低，健康状况也被评估为较差。只有在可信度方面，两者之间没有太大差别。

进化生物学家对这种观察结果做出了解释：看起来健康的人（即实验中睡眠充足的参试者）更有吸引力。因为我们的内心告诉自己，有一个健康的伴侣更有利于孕育健康的后代。

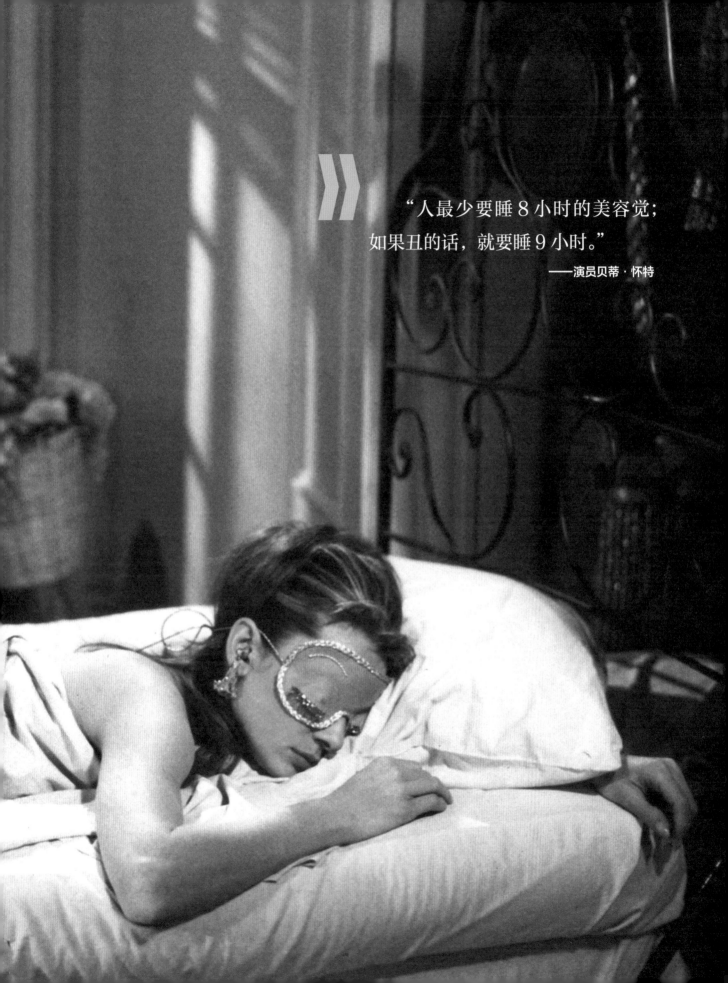

"人最少要睡 8 小时的美容觉；
如果丑的话，就要睡 9 小时。"

——演员贝蒂·怀特

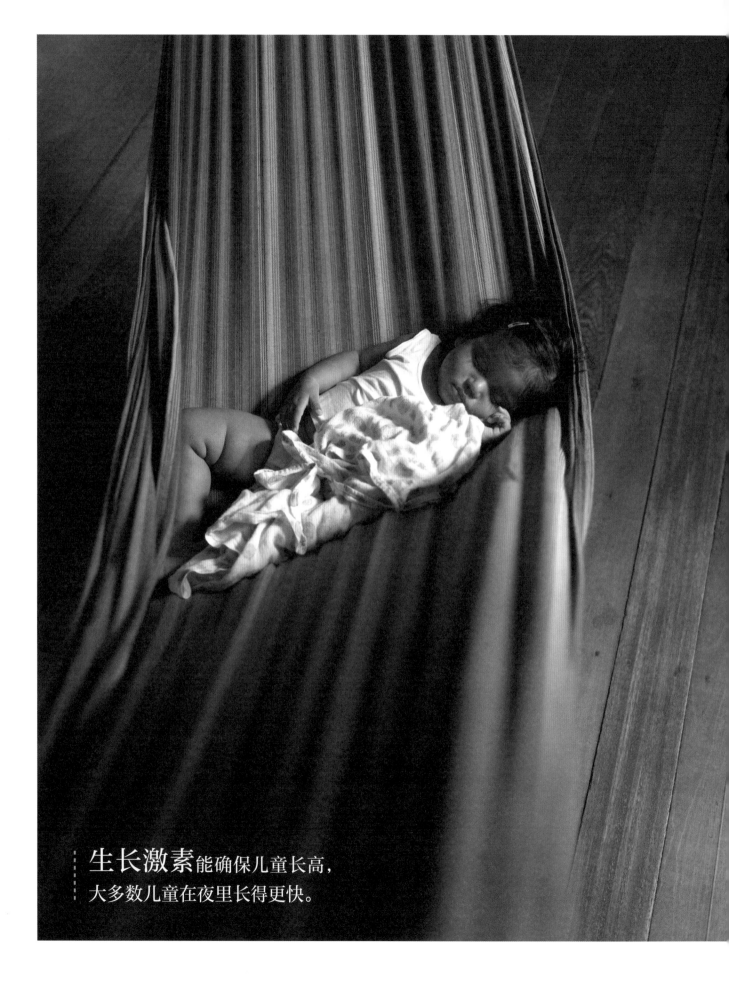

生长激素能确保儿童长高，
大多数儿童在夜里长得更快。

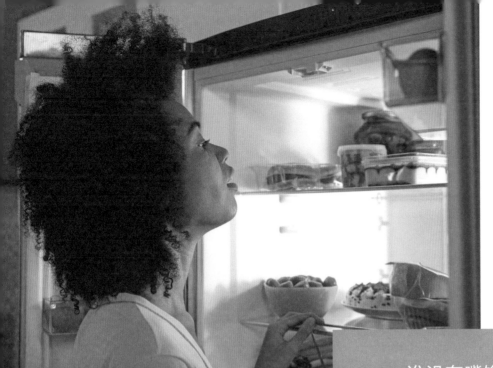

疲惫的大脑会对气味更敏感。因此，当某些东西闻起来特别香时，我们就会感到饥饿。我们是否足够自律，能让自己的手乖乖远离蛋糕或汉堡呢？

谁没有嘴馋的时候呢？我们一旦熬夜（也许还喝了一点酒），半夜就会胃口大开，想吃油腻的零食。如今有一项研究表明，大脑在晚上会过于疲惫，以至于无法正确地告诉自己应该吃什么。我们无法避免这种情况，但至少可以稍微消解一下自己的食欲，准备一些低热量的零食，比如一点黑巧克力就足够了。

逆龄工程

说实话，黑眼圈和皮肤松弛都是彻夜未眠的典型症状——确实不太好看。然而，如果睡眠充足，身体就会进行修复，皮肤也会重新生长。神经递质能刺激受损皮肤细胞再生，形成新的结缔组织。与此同时，身体的水分库也会得到补充。脑垂体会在睡眠中分泌促生长素，有助于细胞更新，帮助机体修复损伤。所以，生长激素也能消灭小皱纹。总而言之，"美容觉"这一说法并非空穴来风。

治愈失眠的夜

夜间，人体会消化食物。正是这个过程让一些人的肠胃不堪重负，导致他们彻夜难眠。但要知道，消化过程需要多长时间取决于摄入了什么食物。

清淡的饭菜会在 1 ~ 2 小时后进入小肠，而难以消化的食物通常需要 4 小时。因此，我们在睡前 2 ~ 4 小时最好不要吃任何东西。对有些人来说，晚上吃辛辣刺激的食物也不合适，因为这些食物会刺激血液循环，使人更难入睡，而且还会产生强烈的口渴感。

一般来说，越到晚上，越应该清淡饮食。在深夜最好远离油腻的食物，比如油炸、油煎或烤制的东西；相反，吃一些煮、蒸或炒的食物更好。含糖食物与萝卜、胡萝卜、橘子或苹果等生的蔬果一起食用可能会发生发酵反应，导致胀气。众

"睡梦中瘦身"的五大原则

这是德特勒夫·帕普博士提出的一种饮食与运动相结合的营养概念，以下是最重要的几项基本原则：

1　一日三餐

我们要分别在早上、中午和晚上进食：早餐最好是含糖或淀粉的食物。黄油卷加果酱或蜂蜜是理想选择。当然，麦片粥也不错。不过，应该避免摄入动物蛋白，因此要远离鸡蛋、奶酪、香肠和牛奶，可以在燕麦粥中加入植物奶或果汁；午餐最好在 11 ~ 14 时吃。我们不必顾虑，可以选择自己喜欢吃的东西，薯条、鱼、鸡蛋或意大利面都可以，还可以品尝美味的甜点；晚餐要富含蛋白质，这样身体才能获得足够的蛋白质成分来进行新陈代谢。建议食用鱼、肉、奶酪、鸡蛋、沙拉、酸奶或坚果。需要注意，晚上不能摄入糖类（即我们通常所说的碳水化合物）。

2　餐间不吃零食

两餐之间不能吃零食，只能喝水、咖啡或不加糖的茶，还要避免饮用果汁和含糖饮料。

3　餐间休息

两餐之间必须有 5 小时的休息时间，这符合我们的生理代谢需求。在这段时间里，血糖和胰岛素水平会下降，一种健康的饥饿感随之而来，表示我们的身体已经做好了吸收新鲜营养的准备。

4　运动

日常生活中应尽量多运动：能走楼梯就不坐电梯，短途外出能骑自行车就不开车。此外，还要坚持自己的运动计划。

5　充足的睡眠

除了饮食和运动，健康的睡眠也尤为重要。脂肪会在睡眠中全速燃烧，如果晚上不摄入糖类，身体就会减少胰岛素的分泌，从而刺激脂肪燃烧。

入睡前保证蛋白质充足　在晚上吃一顿富含蛋白质的饭菜有利于促进肌肉生长，即使在睡眠中，我们的身体也能很好地消化蛋白质。早餐时，蛋白质的摄入也很重要，有助于稳定血糖水平。

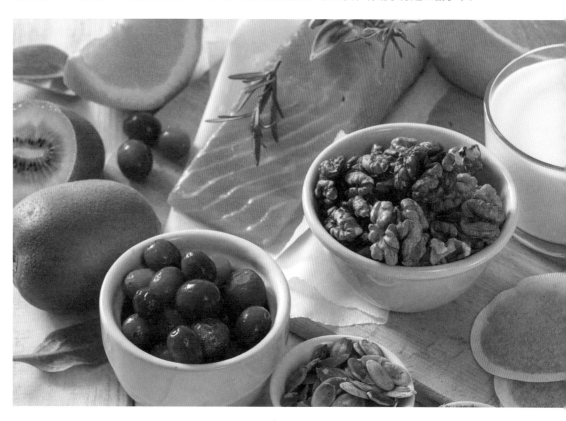

所周知，胃肠胀气对睡眠毫无益处。洋葱、豆类和卷心菜也会导致同样的结果。

糖类——这也可以！

就像"睡梦中瘦身"原则所说，想要减肥的人经常会听到这样的建议：主要在早上摄入糖类，而晚上应该吃富含蛋白质的食物。据说，如果晚上摄入了糖类，脂肪就会在夜间储存起来，最终造成肥胖。

不过我们还是要知道，糖类和蛋白质的结合可以辅助睡眠。因为蛋白质中含有色氨酸——血清素和褪黑素的前身，褪黑素又是一种促进睡眠的神经递质。糖类有助于色氨酸穿过血脑屏障。因此，糖类和蛋白质相均衡的饮食可以促进睡眠。不过，正如生活中常说的，剂量造就毒药。晚上

摄入大量糖类的确会造成肥胖。因此，我们最好反思一下自己晚上的饮食习惯。

硬币的另一面

长期睡眠不足会导致身体不适，如头痛、烦躁和出现幻觉。因此，剥夺睡眠经常被当作一种酷刑，用来逼供。人们在老鼠身上做过一个实验：如果 7 天不睡觉，老鼠必定会死亡。诚然，这些例子都很极端。但也说明，睡眠不足对身体健康毫无益处。人如果长期缺乏睡眠（可能出于某些原因不得不每天晚睡早起），就会遭受同样的困扰。睡眠不足会导致慢性疾病，如体重增加，血糖水平升高，诱发糖尿病、高血压，导致血管钙化，从而增加患心脏病或脑卒中的风险。

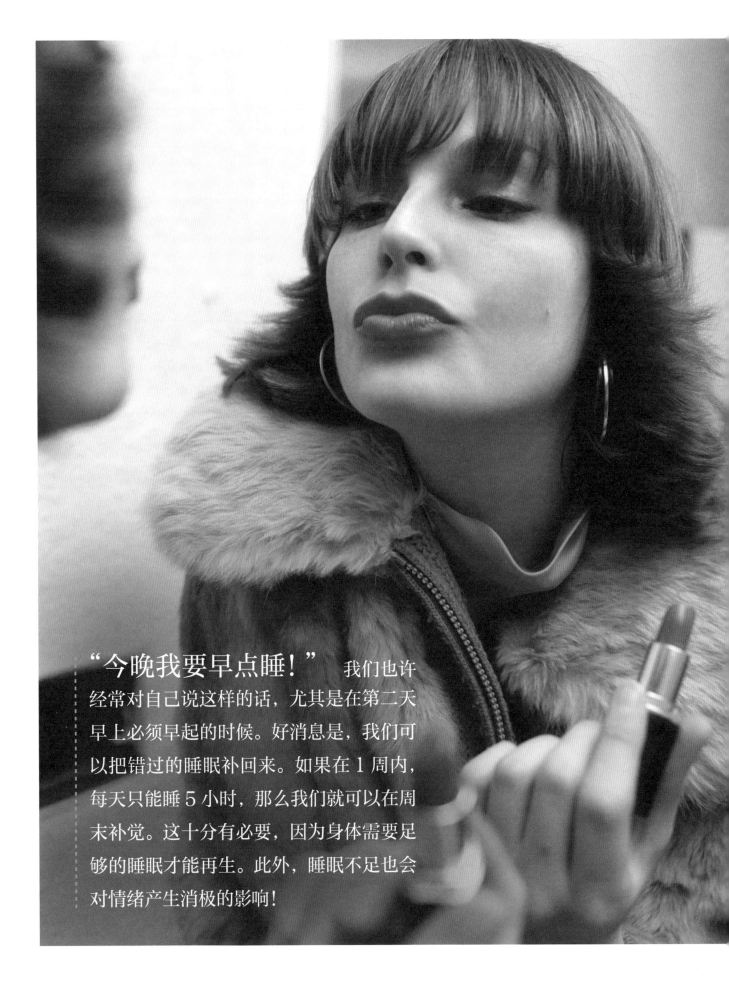

"今晚我要早点睡！" 我们也许经常对自己说这样的话，尤其是在第二天早上必须早起的时候。好消息是，我们可以把错过的睡眠补回来。如果在 1 周内，每天只能睡 5 小时，那么我们就可以在周末补觉。这十分有必要，因为身体需要足够的睡眠才能再生。此外，睡眠不足也会对情绪产生消极的影响！

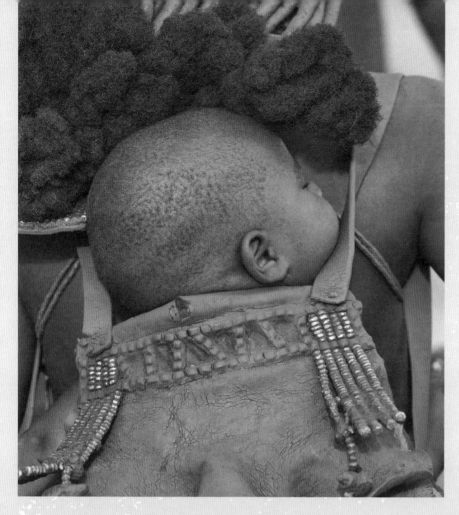

妈妈，你在哪里？ 为了保证婴儿正常睡觉，我们做了很多尝试。通常，最简单的方法就是抱着婴儿，这样他们就能更快入睡，因为身体接触会帮助他们睡得更久、更放松。这也是非洲妈妈总是把婴儿紧紧背在身上的原因之一。

我们的弱点

　　我们在睡眠中十分脆弱，这不仅体现在身体上，还反映在心理上。思维像旋转木马一样越转越快，因此要想摆脱这个困境，就需要改善睡眠。

睡眠中的情绪

　　睡眠是心理学的一个重要课题。弗莱堡大学的科学家分析了全球 20 项相关研究，发现长期未经治疗的睡眠障碍会增加抑郁症患病率，同时，罹患焦虑症、饮食失调症以及瘾症的风险也会提高。其他研究也表明，儿童和青少年的睡眠障碍如果不能得到及时治疗，也会造成严重后果：他们成年后更容易患上抑郁症或焦虑症。

　　研究发现，睡眠不足会让我们对消极情绪的印象格外深刻。因此，睡眠研究人员认为，睡眠不足甚至失眠可能是抑郁症和焦虑症的诱因。然而，在许多领域，这类研究仍处于起步阶段。

　　针对情绪与睡眠的关系，相关研究显示，在快速眼动期，情绪信息经过处理后，会储存在记忆中，而睡眠障碍会导致这个阶段的睡眠短暂中断，也许会干扰大脑处理情绪信息，最终引起精神失常。

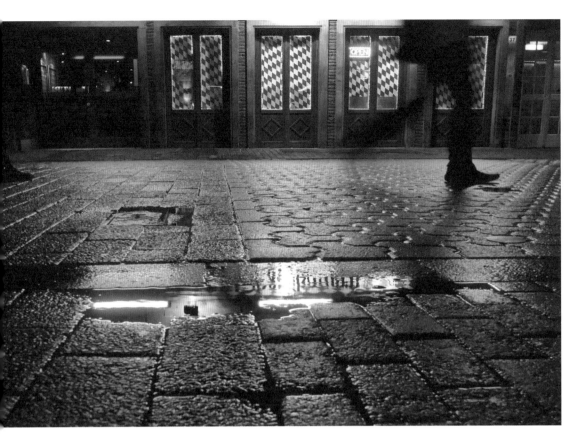

冬日忧郁

在日照较短、天气较暗的冬天，人们的情绪很容易低落，这也被称为"冬日忧郁"。科学家称这种现象为"季节性情感障碍"。每年的这个时候，有些人会感到悲伤，这可能是由冬季光线不足造成的。在德国，至少有 1/5 的人有这种感觉。人体在黑暗中分泌的褪黑素会导致情绪不佳，因此，褪黑素有时也被称为"忧郁激素"。在冬季，晚上天黑得更早，早上天亮得更晚——这是忧郁激素分泌得最多的季节。而"快乐激素"——血清素的作用则相对较弱，因为这种使人清醒的神经递质需要光。长时间的户外散步，甚至是一盏日光灯都有助于血清素的分泌。

脑中的旋转木马

"快乐激素"血清素和"忧郁激素"褪黑素的相互作用，可能使人晚上动不动就感到烦恼。当思绪的旋转木马开始转动时，有些人可能会意识到：如果我们在夜里醒了过来，就会开始苦思冥想一个问题，接着就很难再睡着了。然而，到了第二天早上，情况看起来就没那么糟了。前一晚我们之所以情绪低落，是因为夜间分泌的褪黑素会让我们悲观地看待一切。

睡眠过度的弊端

不过，睡得太多也不好，也会有各种各样的隐患。2/3 的人会因为睡眠过度而短暂地感觉到情绪低落。在休息日，我们会睡得特别久。但是起床以后，也许什么事情都没做，心情就跌到了谷底。对此，睡眠研究人员的解释是，我们经历了过长的快速眼动期，这也导致醒来后无精打采、情绪不佳。不过也有些人睡了很长时间，醒来后会感觉自己休息得很好。

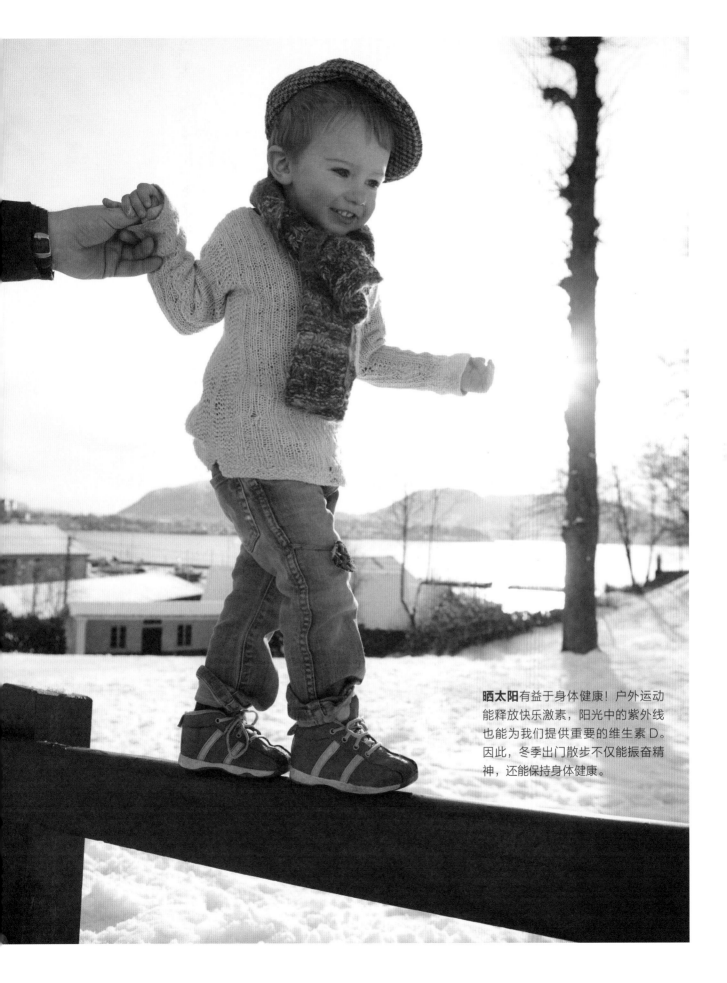

晒太阳有益于身体健康！户外运动能释放快乐激素，阳光中的紫外线也能为我们提供重要的维生素 D。因此，冬季出门散步不仅能振奋精神，还能保持身体健康。

冬日忧郁

白日越来越短，天色越来越暗。屋外变得阴冷、多雨，道路也泥泞不堪。令人讨厌的忧伤情绪迎面袭来，人们只想把被子重新蒙过头顶。

忧郁星期一

来自英国卡迪夫大学的心理学家克里夫·阿内尔用一个公式算出了一年当中最悲伤、最压抑的一天：

$$\{[W+(D-d)] \times TQ\}:[M \times N_A]$$

公式中的变量"W"代表天气，"D"代表债务，"d"代表月薪，"T"代表圣诞节至今的时间，"Q"代表自新年计划失败以来的时间，"M"代表低动力状态，"N_A"代表必须要做一件事的紧迫感。

根据以上公式，算出的日期总是一月的第3个星期一。

消弭忧郁情绪的电影推荐

打开电视，再舒服地窝在床上——冬日里的忧郁情绪会消耗巨大的能量，而一部愉快的电视剧或电影可以帮助我们改善这种情况：可以看看《布里奇顿》，这部连续剧将人从日常生活中抽离出来，让人置身于一场热闹的化装舞会，充满对细节的追求和对英国公爵、子爵的迷恋；或者看一部浪漫动人的经典爱情电影如何？比如《恋爱假期》或《BJ单身日记》。

用舞蹈赶走冬日忧郁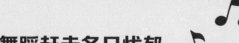

一年中最快乐的一天并不像"忧郁星期一"那样有一个具体的日期。有一首美妙的歌曲赞颂了这个日子：爱德华·霍金斯的《哦，快乐的一天！》。音乐也是对抗冬日忧郁情绪的秘密疗法。与其听着消沉的歌把自己埋在家里，不如纵情舞蹈。所以，戴上耳机，打开音乐吧！听一首法瑞尔·威廉姆斯的《快乐》、碧昂丝的《疯狂爱恋》或肯尼·洛金斯的《自由自在》怎么样？完全可以把跳舞当作健身。

> "即使在最黑暗的时候，
> 我们也能找到快乐，
> 只要记得把蜡烛点亮。"
> —— J.K. 罗琳，
> 《哈利·波特与阿兹卡班的囚徒》

依偎在一起，消除冬日忧郁

有研究表明，每天只要和他人依偎10分钟，就足以振奋精神。因为接触他人会促使大脑分泌特定的荷尔蒙和神经递质，对我们产生积极的影响。接触20分钟可以释放催产素和内啡肽等"快乐物质"。所以，是时候相依在一起了！

> "我需要一片沙滩！"
> ——米腾，《我需要一片沙滩》

让我们一起感受"惬意"

这一点都不难！首先，我们需要合适的光线。烛光、柔和的灯光或壁炉能让房间变得温暖舒适。接着，铺上一块羊毛毯和很多靠垫，软绵绵的，舒服极了。如果想让房间变得更加温馨，我们可以在房间里摆放植物、书架（当然要塞满书）和漂亮的图片。如果已经拥有了适宜的环境，我们就回到自身，享受当下，欣赏生命中美好的事物，比如——美食！想拥有惬意的生活，还可以在桌上放好合适的食物，或是和朋友们一起吃肉桂卷，也可以独自窝在沙发里喝一杯热巧克力。然后就只剩下一件事了：放松。

> "夜晚再黑，
> 也会结束，
> 太阳终将升起。"
>
> ——维克多·雨果，《悲惨世界》

一路南下

为了顺利度过难熬的冬日，很多人都会坐上飞机一路向南。在寒冷的季节里，最受欢迎的阳光旅游地是加那利群岛、泰国、加勒比海和墨西哥。

消除冬日忧郁的 5 个小建议

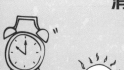
早点起床

保持光线充足

多运动

健康饮食

呼吸新鲜空气

积极的态度

就算在靠近北极的挪威，人们在冬日也不怎么会感到忧郁；相反，当你聊起这个寒冷的季节时，斯堪的纳维亚人总是兴致勃勃——滑雪季终于来了！一项研究表明，挪威人对冬季抱有积极的态度，对生活的满意度也很高，并且更愿意接受挑战，从而促进个人成长，培养积极情绪。

世界上最幸福的民族会经历冬日忧郁吗？

在寒冷的季节里，我们的心情往往十分糟糕，但丹麦的天气远比德国更加灰暗阴沉。然而，根据《全球幸福报告》（*World Happiest Report*）数据显示，丹麦算得上是世界上幸福指数最高的国家之一。这并非毫无道理。他们拥有十足的 Hygge，是对抗冬日忧郁的大师。虽然 Hygge 这个词没有特定的翻译，但我们应该好好理解一下，毕竟光靠字典给出的翻译——"舒适"是不够的。Hygge 描述的是一种熟悉、安全、惬意、温暖的感觉，就像在舒适的氛围中与朋友共度温馨时光那样。或者说，这就是丹麦人对抗冬日忧郁的方式。

夏季，阳光，夏日抑郁

冬日忧郁已不是什么新鲜事物，夏日抑郁却并不常见。夏日抑郁也属于季节性抑郁，仍然可以归咎于光线。冬日忧郁是由于光线不足，夏日抑郁则完全相反：夏季较强的光照似乎也打破了一些人的激素平衡。

气功——天地之气：这项集冥想和运动于一体的中式训练不仅有助于放松身体，协调身心，也有利于加快入睡速度，提高睡眠质量。气功已有 4000 多年的历史，是传统中医的重要组成部分，因为在中医里，生命的活力——"气"发挥着关键作用。气功的招式大多有着颇具诗意的名字，比如"掌托天门"或"天地之气"。气功与大自然和谐一致，因此在中国，人们喜欢在清晨时分走出家门，到公园里练习气功。

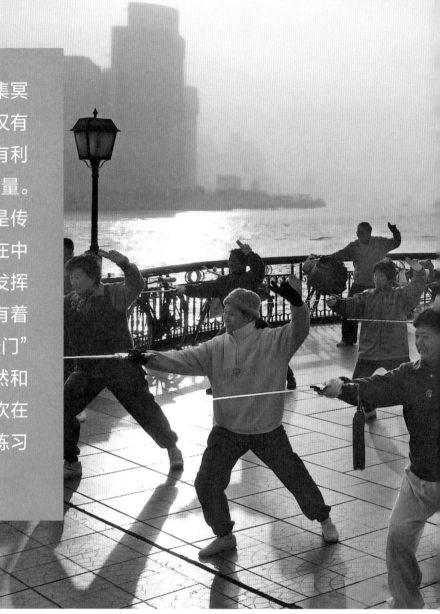

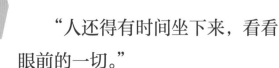

"人还得有时间坐下来，看看眼前的一切。"

——作家阿·林格伦

冷静下来，放轻松

在日常生活中，懂得排解压力的人可以睡得更好——这是睡眠研究得出的一个事实。这里所说的压力，主要指那些被我们视为负担的消极压力，比如工作或生活中出现的问题和争执等，而定期锻炼有助于减轻这种压力。同时，充实的社交活动和美满的伴侣关系也能让我们总体上对生活更加满意，从而睡得更香。常言道，"有钱使人高枕无忧"，很遗憾，这句话说对了。研究发现，低收入或失业人群更容易受到睡眠障碍的困扰。

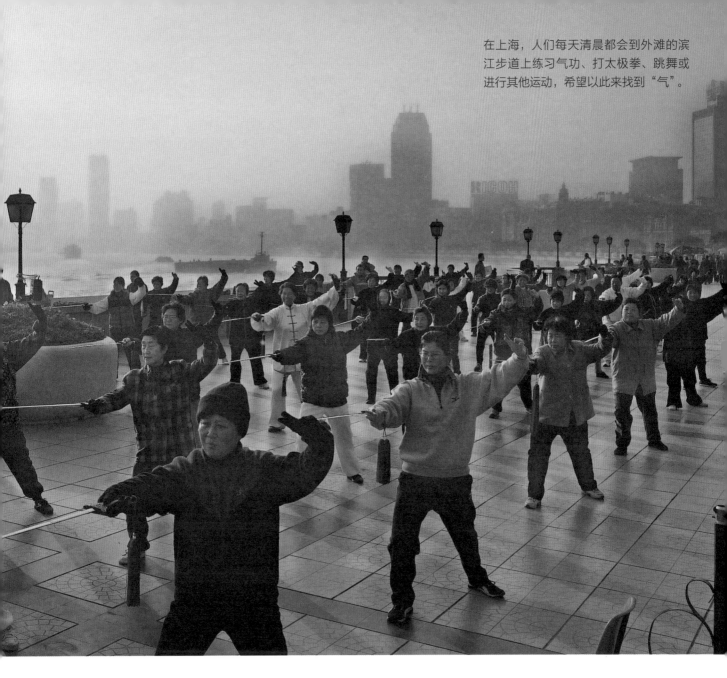

在上海，人们每天清晨都会到外滩的滨江步道上练习气功、打太极拳、跳舞或进行其他运动，希望以此来找到"气"。

垃圾清理系统：人体的净化过程

形象地说，到了晚上，人体自身的垃圾清理系统便开始运转，大脑也是如此。首先，我们要知道，大脑每天都在进行大量的新陈代谢，因此，它需要消耗人体约25%的能量也不足为奇。与此同时，大脑也在代谢中产生了很多废物。

这些脑内的废物会随着人的睡眠被清除，其中包括β-淀粉样蛋白，它沉积在大脑里，会产生阿尔兹海默病中所谓的特征斑块。睡觉时，我们

的脑细胞间隙会扩大，形成垃圾清理系统，从而排出废物，洗脱淀粉样斑块。这种净化过程主要发生在深度睡眠中，因此，如果睡眠被打断，这一过程很有可能受到干扰。

急躁冒进、精神恍惚：睡眠不足会使我们发生改变

除此之外，即便是从生活中稀松平常的事情上，我们也能观察到睡眠不足对头脑造成的影响。

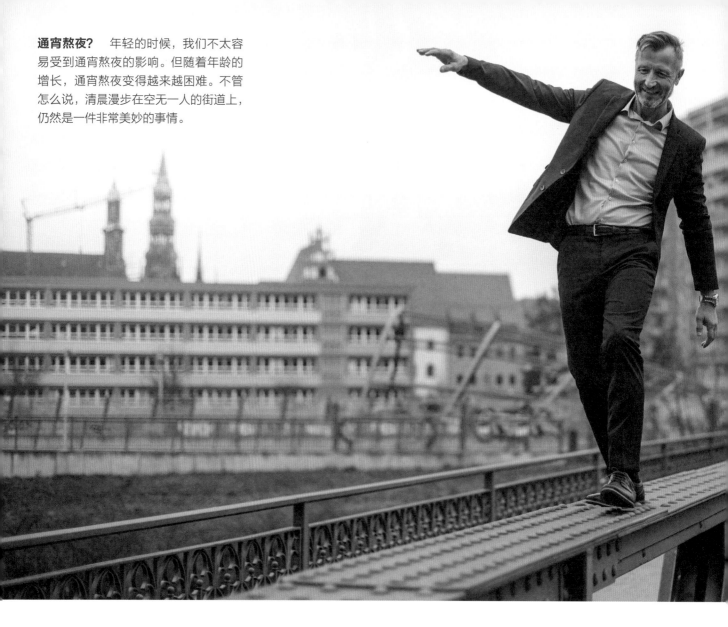

通宵熬夜？ 年轻的时候，我们不太容易受到通宵熬夜的影响。但随着年龄的增长，通宵熬夜变得越来越困难。不管怎么说，清晨漫步在空无一人的街道上，仍然是一件非常美妙的事情。

举例来说，睡眠时间太短就好比饮酒过量：连续 17 小时不睡觉会降低反应能力，相当于血液中的酒精含量达到每毫升 0.5‰；22 小时后，便会如同血液中的酒精含量达到 1.0‰一般，我们的注意力和决策能力都会受到严重影响。如果在这种情况下还坚持开车，那么发生事故的风险将大大增加。

睡眠不足会让人变得更加冒进：实验研究也证明了这一点。科学家对一群彻夜未眠的学生进行观察，要求他们在前一天晚上和第二天早上分别进入一个电脑动画程序吹气球。气球越大，他们得到的虚拟货币就越多。但是，如果他们冒险将气球吹得过大，气球就很可能提前破裂。结果科学家发现，前一天晚上，学生们吹气球时更加小心。然而，到了第二天早上，情况发生了改变：许多气球都爆了。由此可见，在熬夜之后，人会变得更加急躁冒进。

264 小时不睡觉会发生什么？

20 世纪 60 年代，一位名叫兰迪·加德纳的大学生创造了第一项不睡觉的世界纪录：他保持清醒长达 264 小时。其间，他去了游泳池和电影院。在这个过程中，人们可以观察到，他的体力和智力都在持续下降。第 2 天，他已无法仅凭触觉正

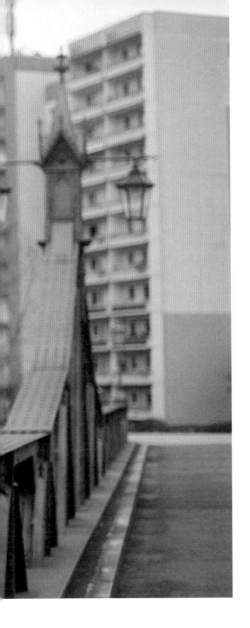

嗨起来！ 我们在深夜聚会中翩翩起舞，经历着清醒状态的不同阶段。开始时，我们精力充沛，然后变得越来越疲惫。运动可以帮助我们克服这种情况。因此，跳舞能使我们保持清醒，支撑我们继续跳下去。但到了某个时间，我们还是会感到疲倦。

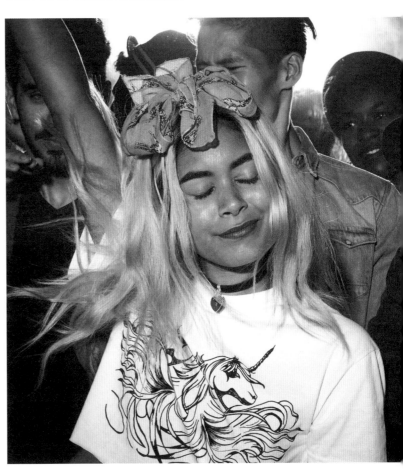

确地辨认一本书；随后几天，他的协调能力和肌肉力量一直在下降，情绪也出现了波动；第3天，知觉障碍出现了，他产生了错觉和幻觉，混淆了路标、人，甚至认为自己是一名著名的棒球运动员。

加德纳甚至连简单的算术题都做不出来了。到后来，他再也无法正常控制自己的身体。264小时后，他终于去睡觉了。人们也许会认为，创下这样一个长时间清醒的纪录之后，这名学生得在床上躺好几天吧？

但事实并非如此。加德纳对睡眠的需求并不像人们想象的那样。创纪录后的第1个晚上，他只睡了14小时；第2个晚上，他睡了12小时；第3个晚上，他睡了9小时。而从第4天晚上开始，他的睡眠时间已与常人无异——大约8小时。如今，睡眠研究人员已经可以解释这些观察结果：人们不是通过延长睡眠时间，而是通过改善睡眠质量来弥补睡眠不足的。加德纳创下世界纪录后，在那些需要"强力恢复"的夜晚，他的深度睡眠和快速眼动睡眠会更加深入。另外补充一点：2007年，英国人布里特·托尼·莱特以2小时的优势打破了兰迪·加德纳的纪录。

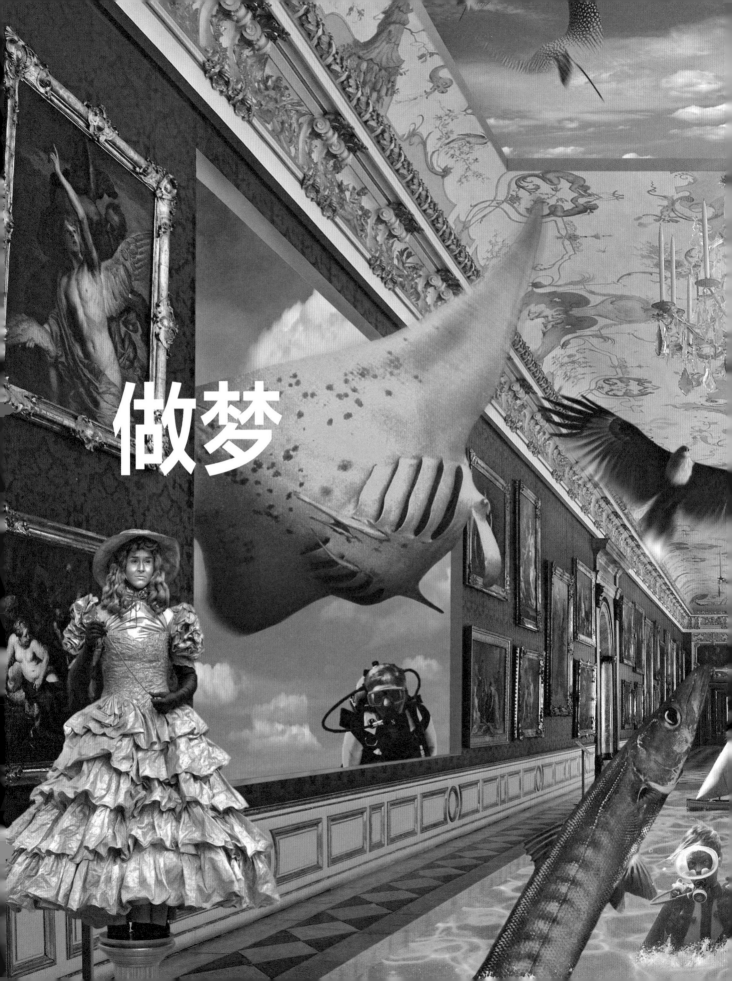

做梦

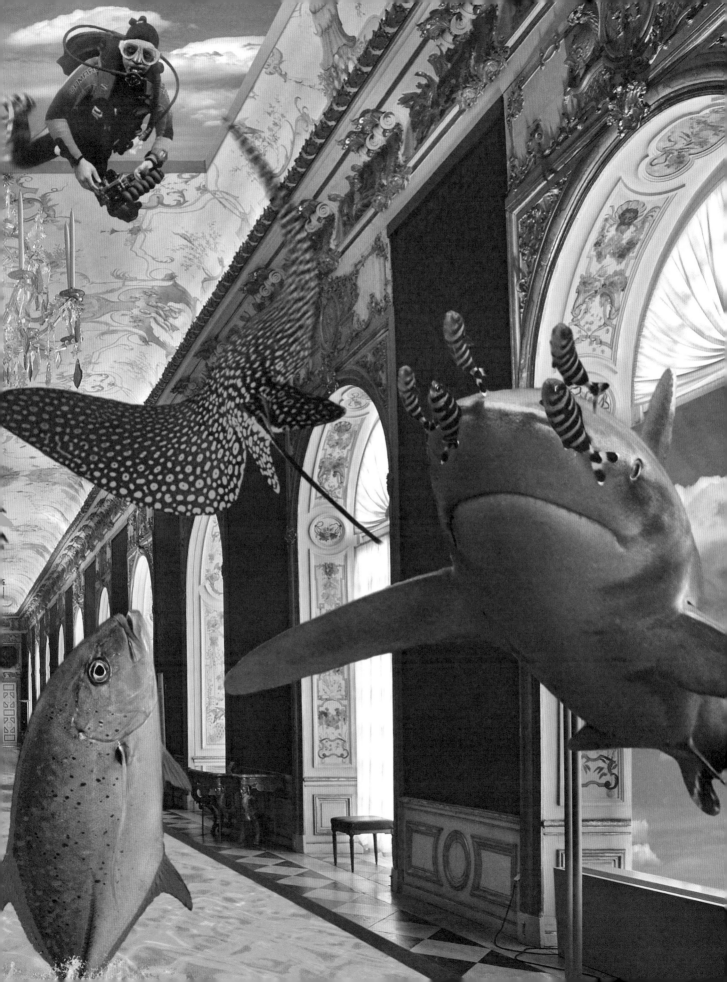

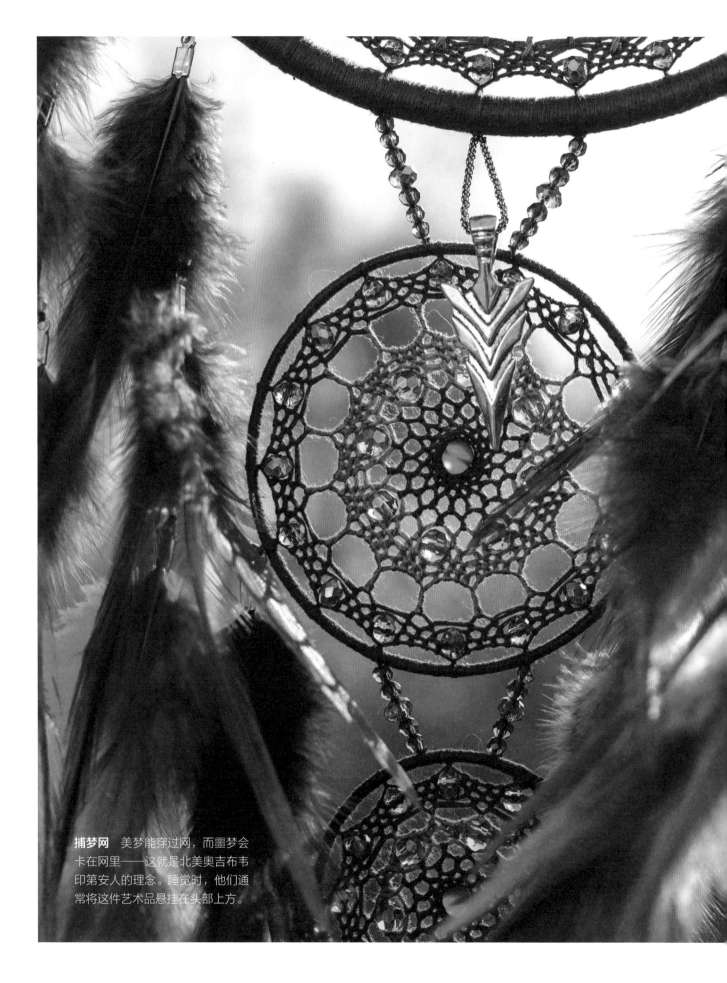

捕梦网 美梦能穿过网，而噩梦会卡在网里——这就是北美奥吉布韦印第安人的理念。睡觉时，他们通常将这件艺术品悬挂在头部上方。

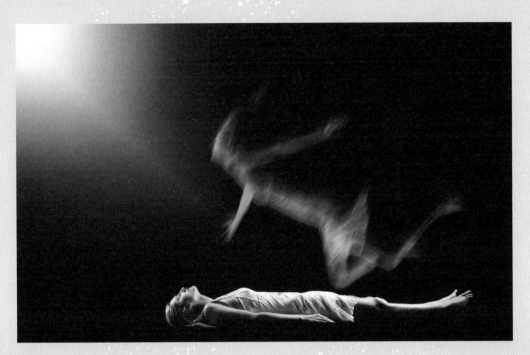

中间世界 我们梦见自己的灵魂离开身体，进入一个刺激、快乐甚至可怕的新世界。

梦是什么？

　　每个人都会做梦，这是肯定的。但是我们应该如何看待自己做的梦？在一切都被研究透彻的今天，科学教会我们很多知识。这些知识能给我们带来什么？别人，以及我们自己，又能赋予梦什么意义呢？

什么是梦？

　　做梦是一种活动，在科学上被定义为睡眠中的主观体验。过去，人们认为只有在快速眼动期（闭眼时眼球快速转动的睡眠阶段）我们才会做梦，但现在人们已经知道，即使在深度睡眠中也会做梦。这意味着，主观体验（思想、感觉、感知）不仅在清醒状态下始终存在，在睡梦中也从未中断。由于大脑在快速眼动睡眠中比在深度睡眠中更加活跃，因此通常情况下，我们在快速眼动期梦到的故事更长，梦中的情感也更强烈。

　　随着时代的发展，人们对做梦的看法也发生了改变。过去，人们使用"象征语"或"潜意识"这两个术语来描绘梦；如今，人们称之为"梦中意识"，以此表明虽然梦中的意识与清醒时存在差异，但两者之间确实也有许多相似之处。决定性因素是，在做梦时，我们认为自己是清醒的，也就是说，我们在梦中体验到的一切都和清醒时一样真实。举个例子，如果一只大狗在梦中向我们扑来，我们也会感到恐惧，并作出逃跑的反应。只有在醒来后，我们才会意识到那是一场梦。而"清醒梦"是个例外。在这种梦中，人能够意识到自己在做梦。

为什么自己做的梦这么难记？

　　我们平均每周只有一个早上能回忆起自己做的梦，大部分梦境都被遗忘了。我们无法像

梦的日记　如果你想更深入地了解自己的梦境，可以从记有关梦的日记开始。这有助于深入了解自身无意识的恐惧、愿望和想法，并在一定程度上控制梦境。

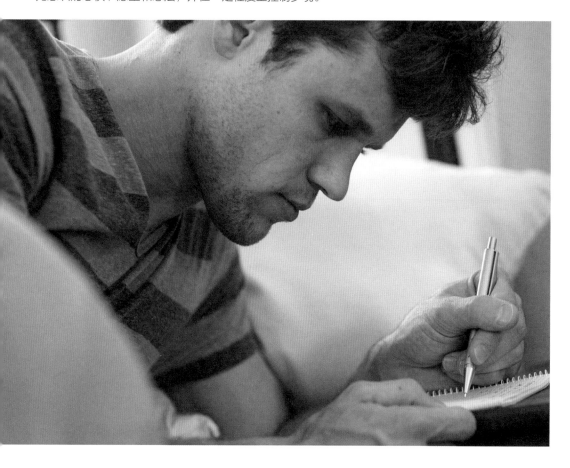

在清醒的状态下那样记住梦境，这也是合情合理的。因为如果人的记忆力太好，会造成巨大的混乱。比如，人们会问自己：我真的对那个人说过那句话吗？还是说我其实只是在梦中说了那句话？

大脑在睡眠期间有几项重要任务，其中之一就是巩固记忆：大脑会回顾白天接收的信息，加以改进，再储存起来。为了完成这项任务，睡眠期间的大脑状态与清醒时不同（在清醒状态下，大脑会处理和评估来自外界的信息，并作出反应）。因此，当我们醒来时，大脑必须从睡眠模式切换到清醒模式。不过，大脑毕竟不是机器，它还需要几分钟的时间来完成切换。

在此过程中，很多梦都被遗忘了。人们常常说，自己在醒来后的一段时间里仍然会记得梦境，但不久之后就只知道自己做了梦，却记不得梦的内容了。不过，人们是可以通过练习来记住梦境的。首先要做些准备工作，比如写梦的日记，以及下定决心记住梦的内容。到了醒来后的清醒阶段，最重要的是将注意力集中在梦境体验上，并在脑海中回想梦境，这样就能强化梦境留下的痕迹，之后就可以讲述或写下梦境内容了。因此，经常练习确实有助于记住梦境。

梦是否永无止境？

虽然我们记不得日常生活中的大多数梦

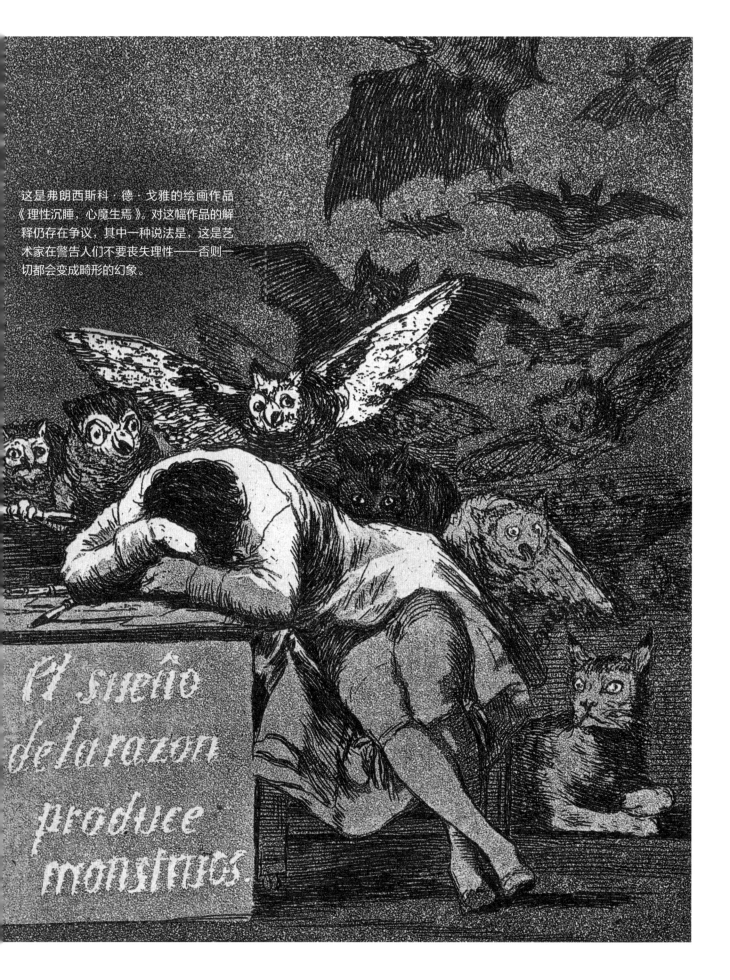

这是弗朗西斯科·德·戈雅的绘画作品《理性沉睡，心魔生焉》。对这幅作品的解释仍存在争议，其中一种说法是，这是艺术家在警告人们不要丧失理性——否则一切都会变成畸形的幻象。

儿童比成人睡得多，做的梦也更多。他们也会在梦中对自己的经历、恐惧和烦恼进行回忆、加工，而且经常梦见兄弟姐妹、父母和周围环境中的其他人，除此之外，还经常会梦见动物。

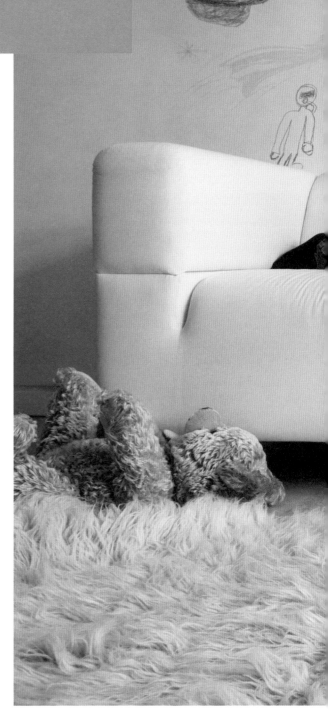

境，但在睡眠实验室中，唤醒处于快速眼动期的健康的年轻人，就可以获得梦境报告：即使从其他睡眠阶段（如正常睡眠或深度睡眠）中醒来，我们也能记住约60%的梦境内容。由于大脑从非快速眼动期醒来所需的时间较长，因此即使是在实验室中，我们也会遗忘部分梦境内容。在一项研究中，参试者每次从非快速眼动期醒来时，都能至少记起一个梦。因此，这很好地证明了我们的意识从未"中断"，一直在做梦。

"这个我已经知道了；那里我已经去过了"——我们如何从清醒进入梦境

尽管有理论认为梦是没有意义的，只是胡思乱想，但我们现在知道，"日有所思，夜有所梦"是有现实依据的。举个简单的例子：养狗的人比从没养过狗的人更常梦见狗。有趣的是，这项研究还证明，那些经历过与狗相关的负面经历的人，例如童年被狗咬过的人，即使在多年以后也会做许多关于狗的噩梦。此外，体育系学生比心理学系学生更常梦见体育活动，尤其是积极的体育锻炼。

然而，研究发现，我们不会在梦中原原本本地复制自己经历过的事情。梦境充满创造力，它会将新旧事物融合在一起，而且我们也有可能梦到自己从未经历过的事情，比如梦见飞行就是一

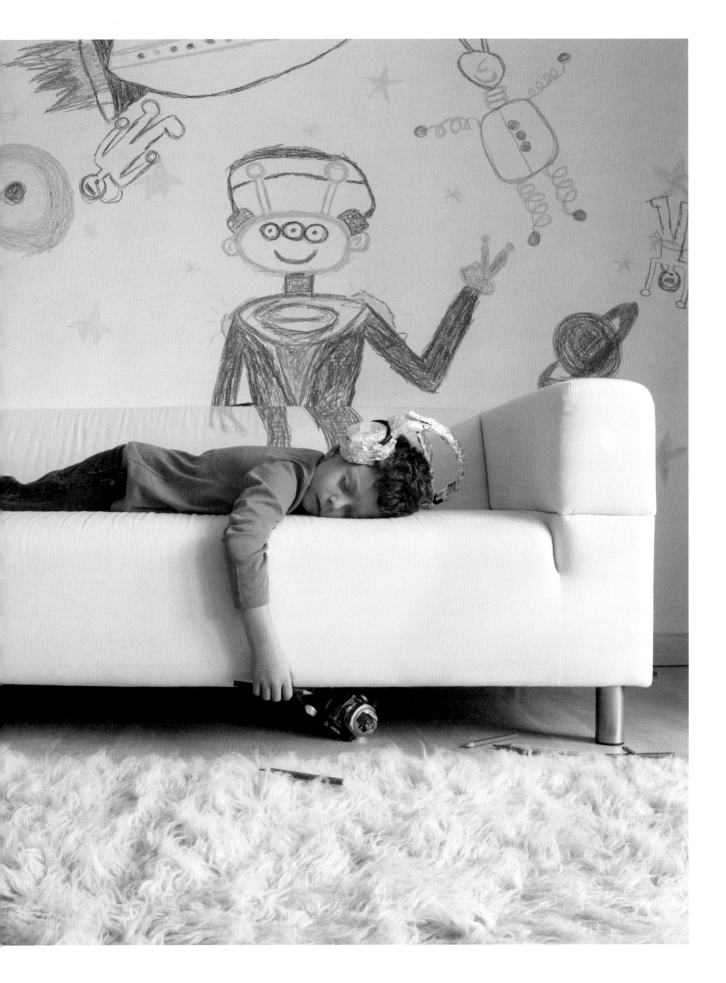

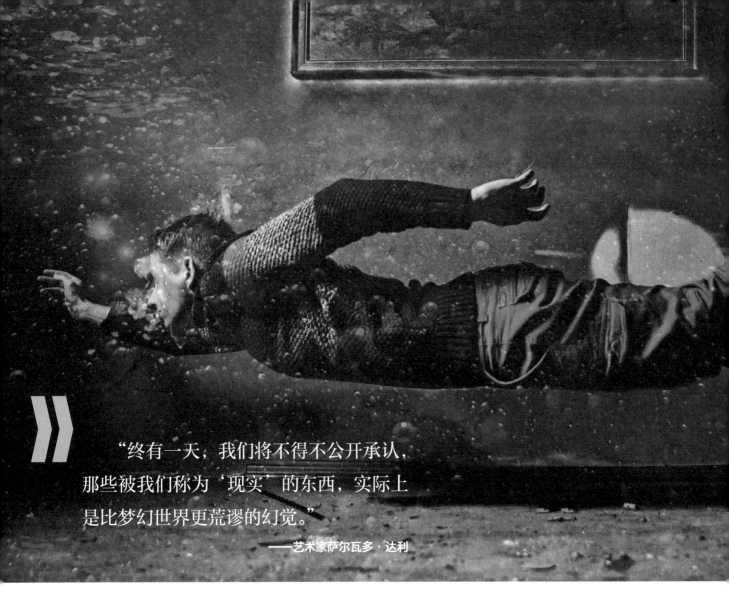

> "终有一天，我们将不得不公开承认，那些被我们称为'现实'的东西，实际上是比梦幻世界更荒谬的幻觉。"
>
> ——艺术家萨尔瓦多·达利

个典例。一些研究人员认为，做梦是为了练习社交技巧或学习如何应对恐惧等。在这种情况下，我们不妨将梦与儿童游戏进行比较：游戏不一定要有明确的目标或目的，但可以训练儿童获得必备技能，以应对现实生活中的紧急情况。然而，这一点尚未得到证实，只是因为我们不知道如果人不做梦会是什么样子，毕竟所有人每天晚上都会做梦，而防止做梦的唯一方法就是让人保持清醒。不过，众所周知，不睡觉会大大降低我们的工作效率。

做梦本身承担了什么生理功能？

如今，我们对睡眠的功能，即身体（尤其是大脑）为何需要睡眠，有了一定的了解。例如，大脑会进行"大清理"，从而预防痴呆；会分泌生长激素以修复身体；还会在夜间重新处理白天接收的信息，并以更好的方式储存起来，这就是睡眠中的记忆巩固。

以上这些都是生理层面的进程，至于它们是否与做梦有关仍然存疑。虽然与记忆巩固过程相似，梦境经常将新旧经历混合在一起，但问题是，我们能不能从梦里（尤其是离奇、古怪的梦）学到什么呢？比如学生就很少会梦到白天要苦学的东西。关于梦是否与记忆巩固过程有关，以往的研究并没有明确的结论。如果我们梦见某个东西，是否能够记得更久更牢呢？这仍然

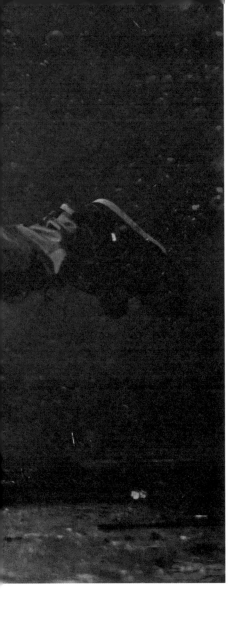

潜水与飞行 我们经常会梦到自己在飞，这通常与积极的，甚至高涨的情绪有关，但也能反映出我们对坠落的恐惧。而梦见自己跳入水中的人则进入了个人情感世界。在此期间，衣服穿得越多，梦中的情感强度就越弱。

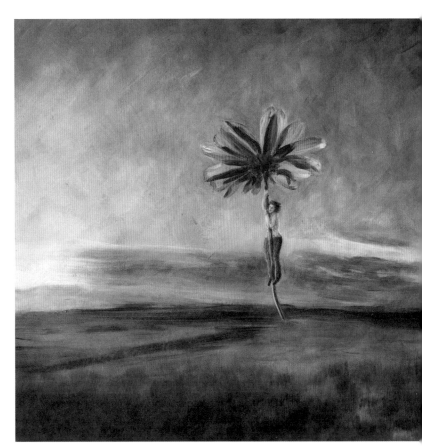

是个谜。

从科学的角度来看，研究梦的功能是一个难题。要想知道一个人做了什么梦，就必须让这个人在清醒时讲述梦境的内容。至于可能产生的积极影响是归功于梦本身，还是归功于回忆、讲述梦境的过程，这个尚不可知。同时，研究人员也无法不让参试者做梦，因为只要睡觉就会做梦，也就是说，要想不做梦就不能睡觉。而上文已经提到，不睡觉会降低工作效率。

此外，也有许多理论阐述了梦的功能。其中一个非常可信的观点是：做梦就像玩耍。儿童玩耍是因为他们乐在其中，而不是为了实现任何目标。然而，玩耍是有益的，因为儿童在玩耍的同时也培养了技能。因此，通过做梦，我们也可以练习如何应对恐惧，如何与他人打交道，从而保持身体健康，更好地应对清醒时的现实状况。但要验证这些理论，还需要进行大量研究。

转变观点：关于重要信息和时间旅行

我们的周遭环境决定了我们的梦境，也决定了我们对梦境的体验和梦境中故事的发展。全球各地很多有趣的观点都试图解释梦如何让我们进入完全不同的世界——带我们穿过梦的大门，进入其他隐秘的世界。

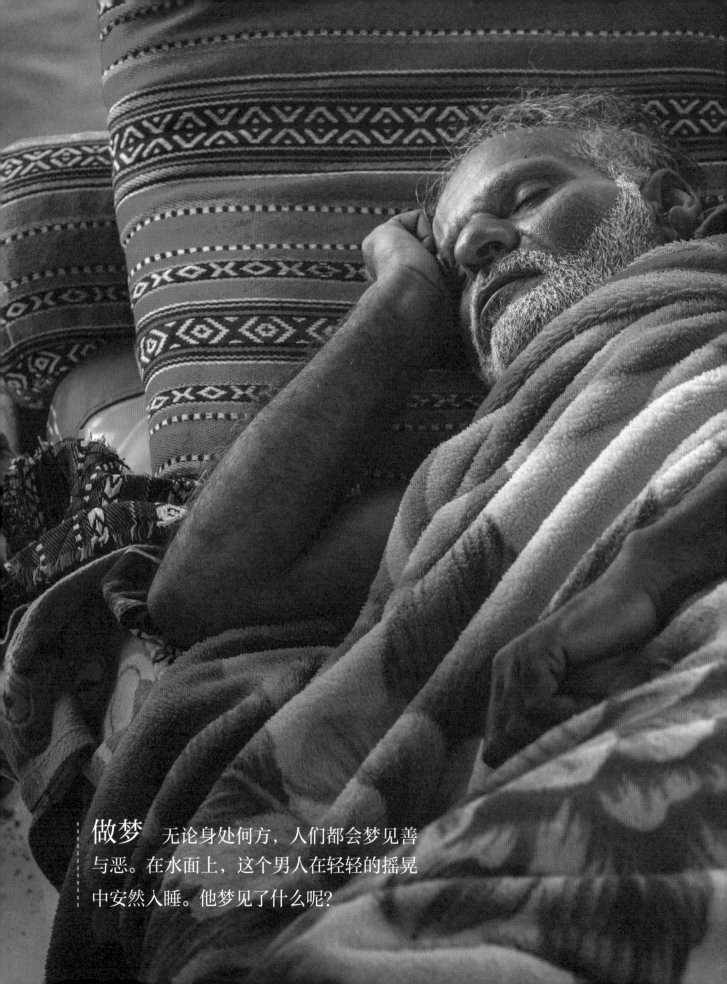

做梦 无论身处何方，人们都会梦见善与恶。在水面上，这个男人在轻轻的摇晃中安然入睡。他梦见了什么呢？

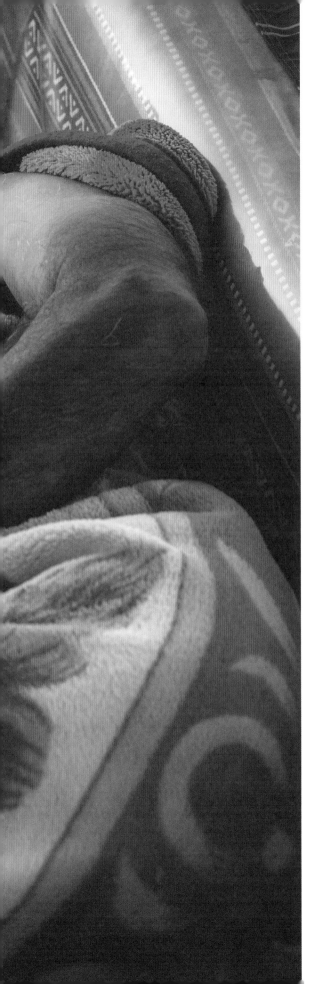

在许多文化中，"通过梦境眺望过去或未来"的想法也赋予了梦境崇高的价值。如果我们超越自己的视野，就能观察到新奇刺激的事物：无论何时何地，人们都为破解神秘莫测的谜团付出了巨大的努力，如中国古代的专业解梦者、西伯利亚萨满土著的灵性活动、简单的解梦辅助工具和关于做梦的意义及重要性的对话，都激发了某些艺术家和科学家的灵感，驱使位高权重的人直接放弃睡眠，甚至带动了整个梦境解读行业。我们常谈及自己做的有关未来的梦，实际上指的是一切似乎遥不可及、转瞬即逝或难以把握的东西，比如幸福、春暖花开的日子，或一种令人欣慰的想法，一种超越一切差异、让"我们"更好地凝聚成为一个共同体的理念。令人震惊的是，人类学这门关于人的科学，在这方面的研究远远不够。相对于无处不在的梦而言，大众在这方面的知识储备还远远不够。

超自然交流

美索不达米亚和埃及还留存着最古老的解梦著作，我们也由此对早期文明的解梦方式有了深入的了解：与古希腊和古罗马人一样，那些先民将解梦本身视为一门艺术，需要一定的智慧，当然也受到神灵的启发。对他们来说，做梦本身就是一种超自然交流的能力。

古希腊人将梦分为 3 种：一种是能准确预测未来的幻象梦，一种是需要解读的象征性梦，还有一种则是代表神明和亡灵降临的神性梦。

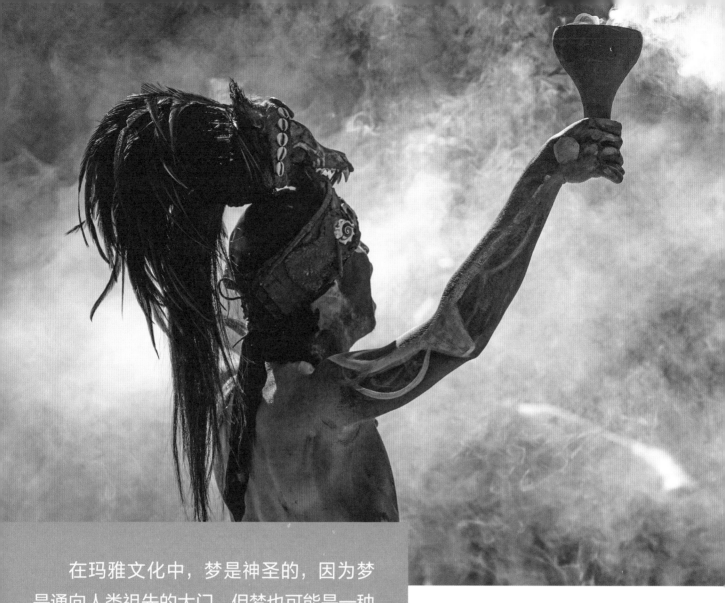

在玛雅文化中，梦是神圣的，因为梦是通向人类祖先的大门。但梦也可能是一种天意或精神之旅。如果一个人经常做可怕的梦，那这就是一个明确的警告，这个人必须接受仪式来净化自己。梦境决定并牵引着每个人的命运。

如果自己无法解梦，古人就会向专业解梦者求助。这些专业人士能够识别梦境的含义，并在需要时采取相应的措施，以驱逐邪恶。

欢迎来到鬼神世界！

印度教圣书《吠陀经》流传至今。书里说，沉睡者的灵魂会离开身体，踏上冒险的旅途或去到重要的地方。因此，不要突然把人从睡梦中唤醒，否则灵魂可能无法及时回到身体。在中国古代，梦是探索鬼神世界的一种方式。人们认为，梦境是自己的独立世界。为了解释这些梦境，人们需要咨询一些官员，他们是专业的解梦师。

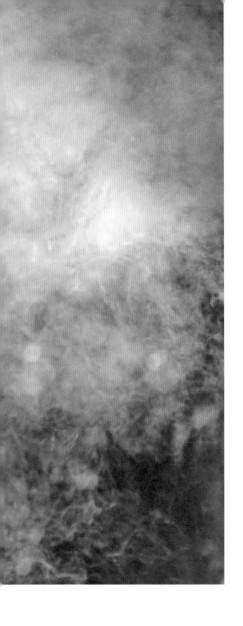

梦境旅行 北美巫师非常注重解梦。他们学会控制自己的梦境,并利用梦境进行时空旅行,穿越到过去、未来,甚至进入其他维度。传说便是这样的……

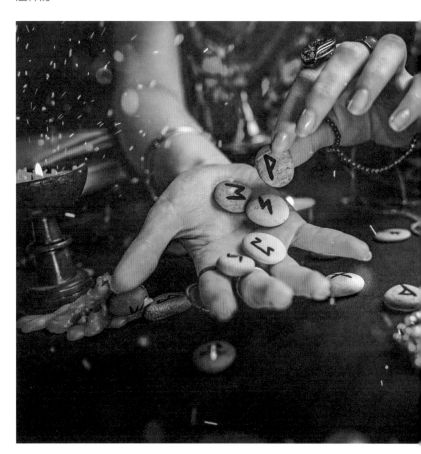

精灵、鬼魂与神明

在北方高地的维京人中,根植于北欧神话的梦境是对未来的预测,因为梦里的一切事件都受命运指引。有些梦是与生者的相互交流,有些梦则可以帮助生者和死者对话。也有一些梦和超自然现象有关,如精灵、鬼魂或神明等。人们可以在梦中与它们接触,且大多数情况下,这些超自然生物会给人们传递信息,而人们则必须加以解读。

北美原住民及巫师

他们有很多名字:药师、圣人、萨满……他们受到自然和神灵的召唤,并与神灵密切交流。他们能够预知未来,其强大的预知能力会告诉部落是否该拆掉帐篷,出发去新的狩猎场。对于原住民来说,这些人具有很高的地位,因此普通人经常向他们请教涉及未来的问题;而巫师则会问询神灵。

梦境的内容也是重要一环。在梦中,人们还能看到未来。部落的所有成员都能感受到梦的力量,与鬼神世界建立联系。如果在梦中收到指示,他们必须遵照执行。通常,他们要先理解这些指示,因为梦境的指向并不明确。北美原住民非常擅长解梦,他们的解梦方法也为今天有关梦的研究奠定了基础。

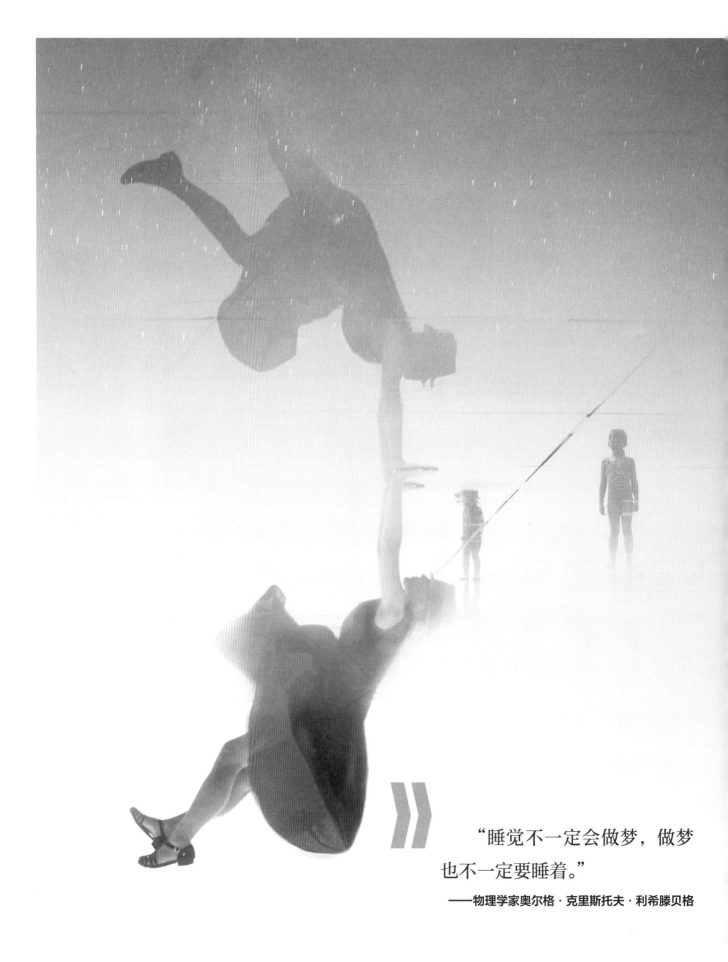

"睡觉不一定会做梦，做梦也不一定要睡着。"

——物理学家奥尔格·克里斯托夫·利希滕贝格

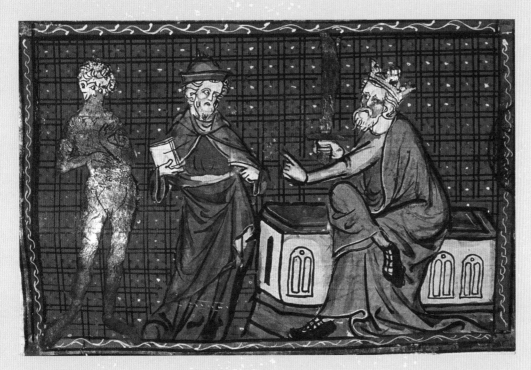

解梦人 这幅 14 世纪的画表现的是《圣经》中的一处情节：先知但以理为巴比伦国王尼布甲尼撒二世解梦，认为这是未来的愿景。

梦有什么含义？

从古希腊古罗马时期开始，人们就已经开始研究解梦。今天，人们了解到，意识在梦中的作用与以往不同——这为更好地理解梦境提供了基础。

狗在梦中扮演什么角色？

在现代西方观点中，人们考虑的是梦中的体验。假如梦中出现一只狗，重要的不是狗本身，而是狗在梦中的功能。它是一只向你奔来的大狗吗？还是你正和狗在美丽的风景中散步？或者你已经连续几周忘记给狗喂足够的食物了？第一种情况是梦中出现了恐惧情绪，第二种是美丽、轻松的体验，最后一种的主题是关爱。这可以被称为梦的基本模式。

为了更好地理解这些梦境模式与清醒生活之间的联系，必须要知道梦是有创造力的：它就像一位优秀的电影导演一样，能够熟练操控令人印象深刻的画面和强烈的情感。假设白天你害怕与上司进行一次必要但不愉快的谈话，因此一整天都想回避这件事，那么梦中便会上演这样的情景：你被一个狰狞的怪物追赶着，拼命逃跑。可以说，追逐梦戏剧化地反映了我们白天极力回避的事情。这就是梦境的作用。当然，我们说梦能帮助我们反思现实，并不是说在做梦的那一刻，而是指在我们回忆梦境的时候。因此，这类梦是一种暗示，它传达的信息很明确："要积极面对恐惧，逃避通常不是解决问题的好办法。"

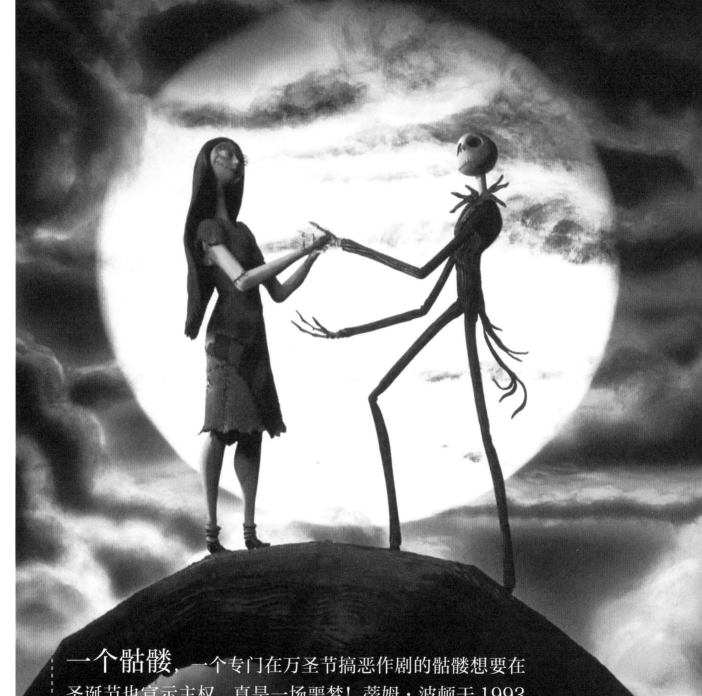

一个骷髅，一个专门在万圣节搞恶作剧的骷髅想要在圣诞节也宣示主权。真是一场噩梦！蒂姆·波顿于 1993 年编导了这部阴森恐怖的音乐电影——《圣诞夜惊魂》。这部电影在圣诞节前夜许许多多的戏剧里成为一棵非常特别的"噩梦常青树"；尽管拥有大团圆结局的圣诞电影更容易取得成功……

另一种情况是坠落梦：你掉进了一个无底洞，根本没有机会躲避冲击。恐惧感变得如此强烈，以至于你在真正触地前就醒了过来。这里体现了另一种明显的梦境基本模式：失控。清醒时的小恐惧——感觉不是一切都在掌控之中的恐惧——在梦中就会演变成掉进无底深渊。有趣的是，在清醒状态下也有一个符合这种情况的比喻："我正在失去脚下的土地"。我们要认识到，恐惧是完全正常的。这一点非常重要。然而这并不是说不要害怕，而是要建设性地积极应对恐惧。

考试梦也是一个典型的例子：梦中你会因为什么都没学到而瘫倒在地。这是因为你害怕自己的表现受到他人评价。备受争议的西格蒙德·弗洛伊德也注意到，人们经常梦见自己在清醒时已经通过的考试（他自己也做过考试梦）。对此，弗洛伊德的解释是，虽然一个人害怕被别人评价，但这个梦并不意味着他实际上真的对某个东西没把握。在考虑到梦的创造性的前提下，如果把梦境（梦的基本模式）与现实进行比较，就能对自己和自己的生活态度有清楚的认识。

什么是噩梦？

噩梦是指带有非常强烈的负面情绪（主要是恐惧）的梦，容易使人惊醒。噩梦通常发生在后半夜，和夜惊不一样，夜惊通常发生在入睡后1小时。夜惊者常常大声尖叫或梦游，但令人惊讶的是，当再次平静下来，并被轻声引导回到床上后，他们往往不记得刚才发生了什么。而噩梦则截然不同：噩梦中常常上演生动的动作大片。

噩梦有特发性噩梦和创伤性噩梦之分。在创伤性噩梦中，现实生活中的可怕经历会重现，有时甚至与事发时一模一样，如战争经历、虐待行为、暴力行为、自然灾害等；在特发性噩梦中，常常出现的主题是追逐、迟到、坠落和亲人的死亡。

阴郁的主题　恐怖的夜晚是许多噩梦的特征，折磨着每一个人，无论他多么成功、多么强势。有时，它们会纠缠我们几天甚至几周。有什么办法呢？如今我们知道了，我们可以改写梦境的脚本，从而消除噩梦的恐惧感。

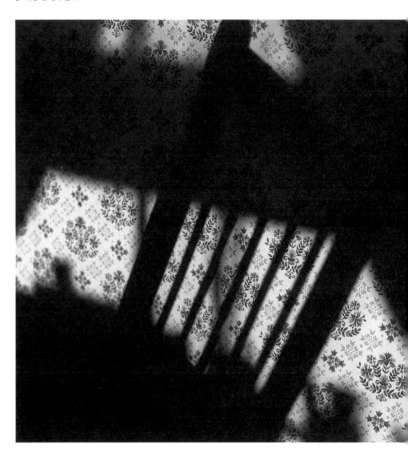

一些人在经历过创伤性事件后患有创伤后应激障碍，会梦到相关的噩梦，而特发性噩梦则多遵循"易感－应激"模式。有些人容易做噩梦，因为他们敏感、有创造力且想象力丰富。压力（职业压力、个人压力和健康压力）也会提高人们做噩梦的频率，也就是说，清醒时的负面情绪会在噩梦中加剧。这种模式很重要，因为有些人担心，噩梦意味着他们的"地下室里有尸体"，或者噩梦会成真。在一项研究中，一位年轻人报告说自己在梦中被枪杀了，之后他非常害怕这一切会

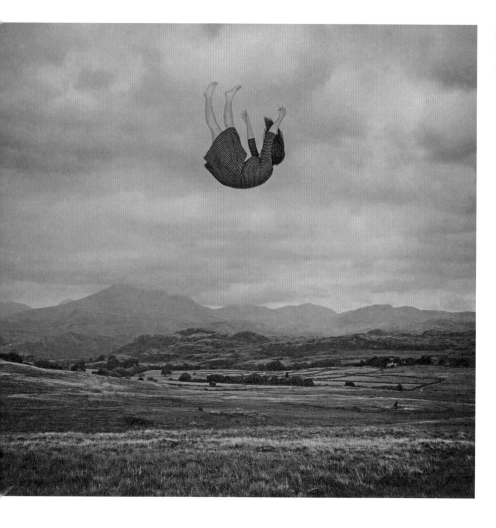

坠落 我们在梦中常常梦见自己不受控制地坠落。巨大的失望情绪或突如其来的重大损失都有可能催生这样的梦。

变成现实。研究人员的解释是：噩梦并不能预知未来，而是主要与性格和压力有关。

我们可以改写噩梦脚本！

如果噩梦对生活产生了严重的负面影响，如果噩梦长期折磨着我们，那么任何药物都无济于事，相反，有些抗抑郁药甚至会加剧噩梦。因此，我们首先要远离药片，并全身心地投入创造性的思维中。

许多睡眠医学协会会认为心理治疗是消除噩梦的首选方法。这种方法称为"意象排练疗法"（Imagery Rehearsal Therapy）。其优点是非常简单，可以独立操作。其基本假设是，如果不积极处理带有无助感的噩梦，噩梦就会趋于稳定。事实上，

做梦的人会让自己清醒过来，以达到"偷偷"摆脱困境的目的——这是一种终极的逃避策略。但这也意味着，做梦的人无法认识到，自己在睡梦中也是可以解决这个问题的。

这正是治疗的目的：在想象中，人们首先回到梦中的情景，思考自己可以采取什么措施（不是醒来）来应对这种情况。例如，在梦见自己被追踪的情况下，逃跑是一个特别不好的策略：你会越来越害怕，而且跑得越快，追捕者的速度也就越快。另外，躲藏也不是一个好策略，因为毕竟仍有可能会被发现。有一种好的解决办法是想象自己拥有强大的帮手，面对追捕者，直面恐惧：警察会逮捕追捕者，并且人们也可以幻想自己和熟悉的人一起谈论、解决这件事。这让人在想象

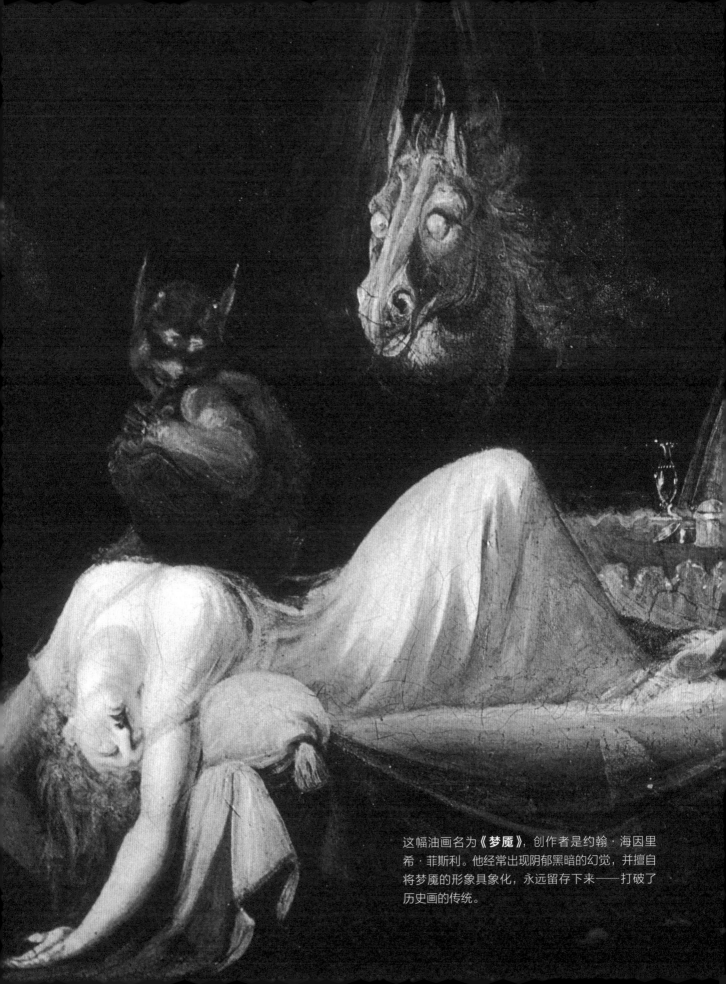

这幅油画名为《梦魇》，创作者是约翰·海因里希·菲斯利。他经常出现阴郁黑暗的幻觉，并擅自将梦魇的形象具象化，永远留存下来——打破了历史画的传统。

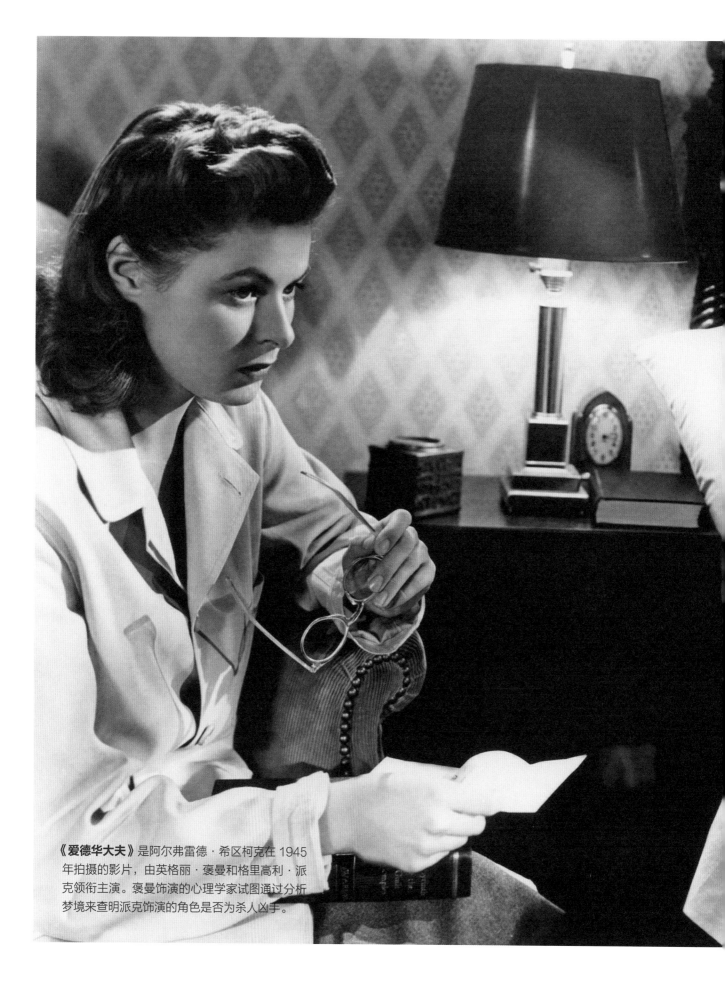

《**爱德华大夫**》是阿尔弗雷德·希区柯克在 1945 年拍摄的影片，由英格丽·褒曼和格里高利·派克领衔主演。褒曼饰演的心理学家试图通过分析梦境来查明派克饰演的角色是否为杀人凶手。

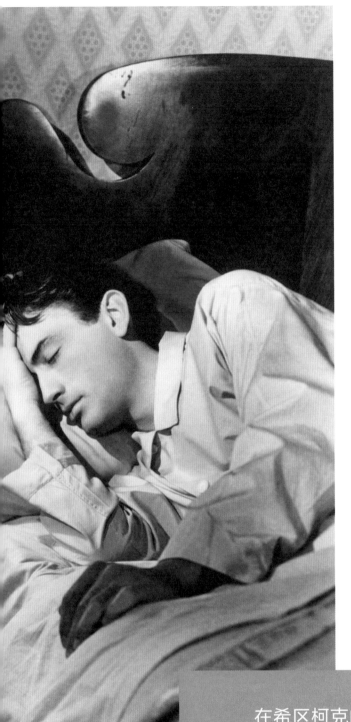

中感到一切尽在掌握。一位做噩梦的青少年说，在梦中，有一只大蜘蛛落在了她的头上，接着自己就从恐惧中醒来。然后，她可以想象她的父亲来把蜘蛛赶走，她的母亲把她的头发彻底洗干净，这样蜘蛛的后代就不能在她的头上生存了。在幻想得到这些帮助后，这位做噩梦的青少年感觉不再害怕——危险解除了。

该疗法要求每天花费 5 ~ 10 分钟的时间在头脑中想象新的梦境"解决办法"，坚持两个星期，直到牢记于心。有趣的是，不愉快的梦境通常会完全消失。虽然人们很少直接梦到那些"解决办法"，但梦中会感觉自己更强大，甚至在其他新情况下也是如此。我们明白了一种新的逻辑："梦中遇到困境意味着我们要去'寻找解决办法'，而不再是'醒来'。"

针对儿童，可以使用绘画辅助这种疗法：我们可以让儿童先画出噩梦的主要场景，然后问他们："你能在图中画出什么来让自己不那么害怕？"一个做鬼怪噩梦的 5 岁男孩在自己和鬼之间画了一头动物来保护自己。他以绘画的方式反复练习，很快，做噩梦的频率就降低了，且在其他梦境中也变得更加活跃。因此，这种意象排练疗法不仅有利于消除噩梦，也有助于克服其他恐惧。

在希区柯克的经典影片《爱德华大夫》中，其中一位主角的梦境经过心理分析的解读，使故事发生了戏剧性的转折，最终破获了一起谋杀案。此片也是最早涉及解梦的电影之一。

积极的再诠释 斑斓的色彩和开怀的笑声会让阴暗的鬼怪看起来不那么邪恶。我们可以反复演绎阴暗的梦境内容，以此降低梦境的恐怖程度。

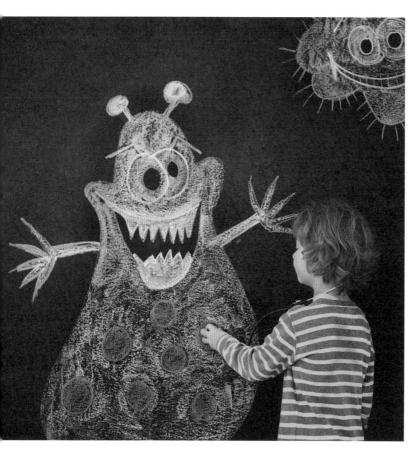

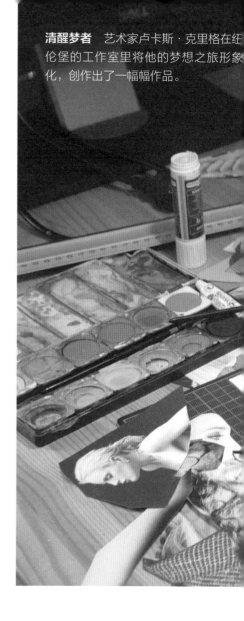

清醒梦者 艺术家卢卡斯·克里格在纽伦堡的工作室里将他的梦想之旅形象化，创作出了一幅幅作品。

还有一些"诗人和思想家"试图利用噩梦的创造力，并将其转化为自己的新事物。例如阿尔布雷希特·丢勒在噩梦中出了一身冷汗后醒来，试图摆脱噩梦。之后，他拿起画笔，将脑海中的画面搬到画布上：这就是 1525 年画作《梦境》的诞生过程。不过，好莱坞恐怖片导演伊莱·罗斯做噩梦醒来后完全没有汗流浃背，而是满怀期待，因为他就此把噩梦拍成了恐怖片，他本身就很喜欢这种类型的电影。

"我觉得，我做梦了！"

所谓"清醒梦"，是指人在睡眠中知道自己在做梦。熟练的清醒梦者可以拥有各种各样的体验，如飞行、练习运动技能、应对噩梦和追寻生命的意义等。虽然约有 50% 的人曾经做过清醒梦，但总体而言，清醒梦发生的次数很少，即使是非常熟练的清醒梦者通常每周也只能做一到两次清醒梦。

因此，清醒梦为人们开辟了一个振奋人心的领域，可以帮助人们探索自己的意识，更多地了解梦中想象出的事物。而这比服用任何拓展思维的药物都要安全得多。

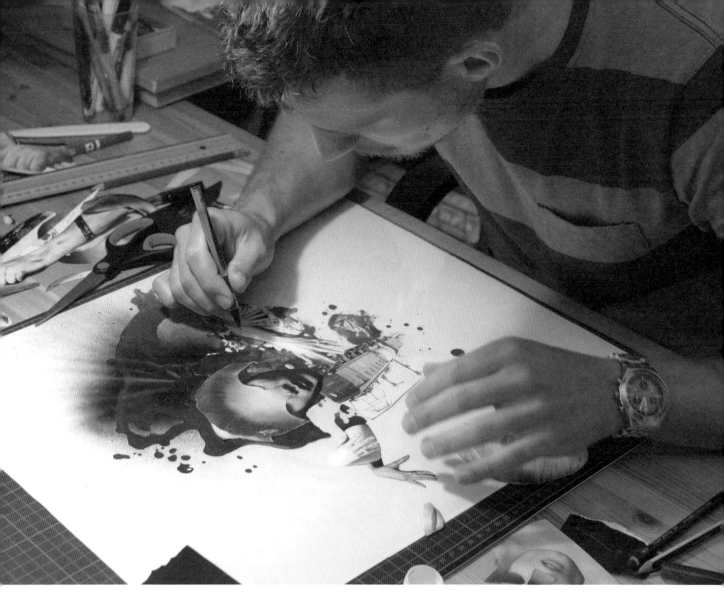

以现代方式研究古老的梦境现象

    清醒梦的历史可以追溯到 1000 年前的藏传佛教，其中就有关于如何在入睡时保持意识的技巧性描述。在西方文化中，也有个别研究者描述过清醒梦的经历，如哈维·德·圣丹尼（1867 年）和弗雷德里克·范·伊登（1913 年）。然而，现代睡眠研究对清醒梦持怀疑态度。研究者质疑：这些知道自己是在做梦的经历（即内心体验），会不会只是睡眠中短暂的清醒阶段呢？这符合白日梦的定义，在英语中也被称为"出神"（mind wandering）。但在 1975 年，英国的基斯·赫恩成功证明，清醒梦实际上发生在快速眼动期。在这一睡眠阶段，眼睛会在

> "你知道睡眠和清醒的中间地带吗？那是你的梦仍与你同在的地方。在那里，我会永远爱你，彼得潘。我会在那里等着你。"
>
> ——电影《彼得·潘》中温蒂的台词

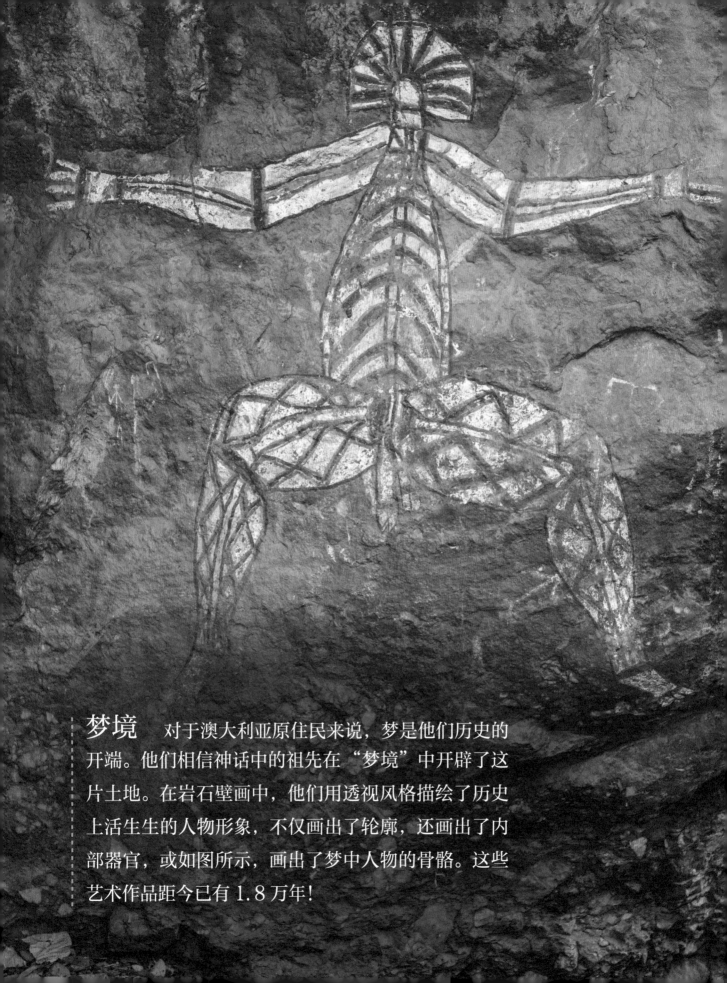

梦境 对于澳大利亚原住民来说，梦是他们历史的开端。他们相信神话中的祖先在"梦境"中开辟了这片土地。在岩石壁画中，他们用透视风格描绘了历史上活生生的人物形象，不仅画出了轮廓，还画出了内部器官，或如图所示，画出了梦中人物的骨骼。这些艺术作品距今已有 1.8 万年！

梦境的概念 对原住民来说，梦境代表世界秩序。他们将梦境与正确认识世界的能力联系在一起。在仪式中，他们当中的"智者"试图与梦境建立起联系。

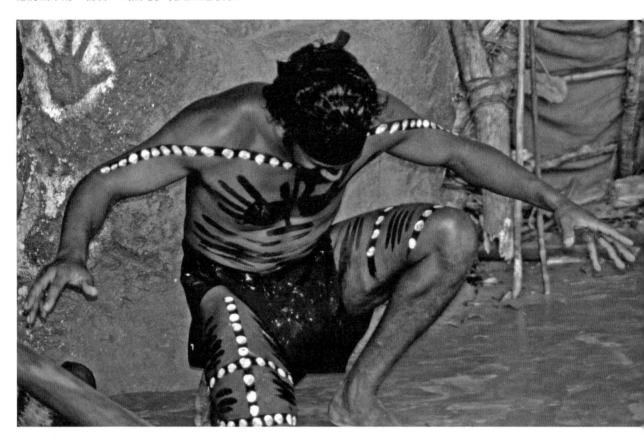

闭合的眼睑下移动，而身体其他部位（手臂、腿部等）的肌肉则保持不动，这样人就不会随着梦境变化而运动。

得出这个结论的方法很简单：当熟练的清醒梦者意识到自己在做梦时，他们在梦中就按照约定的顺序移动眼睛，比如右→左→右→左。事实上，这些在梦中随意进行的眼球运动从外部是可以测量到的，也就是说，观察者可以看到他们眼球的运动。梦醒后，清醒梦者表示他们变得清醒并意识到自己移动了眼睛：结果他们的说法和关于快速眼动期的大脑状态及眼球运动模式的记录完全吻合。

梦中训练——运动员如何有效利用梦境

体育科学家丹尼尔·埃拉赫尔与梦境研究员迈克尔·施雷德尔教授合作开展了一项研究，以进一步了解清醒梦的影响。研究已经充分表明，心理训练在体育运动中能够发挥积极作用：运动时，运动员对动作的想象越多，在实践中就能完成得越好。在一项研究中，参与者首先要在晚上练习投掷飞镖（他们被要求用非惯用手，这样进步会更明显），然后在梦中再次练习（前提是他们能在梦中保持清醒）。这需要参与者是训练有素的清醒梦者。在实际开展研究时，16 人中有 9 人成功地在夜间做了清醒梦。不过，其中只有 4 名参与者能够在梦

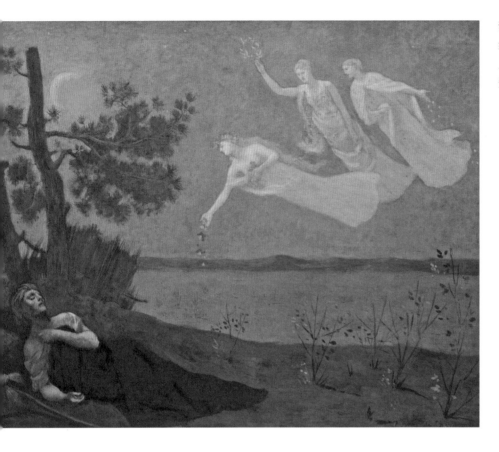

梦 在一众画家当中，皮埃尔·皮维·德·夏凡纳被认为是伟大的梦境诗人。相比起描绘现实，他更多的是唤起旁观者的梦境。

中心无旁骛地练习，剩下的人则受到他人干扰，想象不出飞镖，且想象中的飞镖发生变形。这表明，即使是熟练的清醒梦者也无法完全控制自己的梦，梦境中总有出其不意的事情发生。在早上的飞镖测试中，相比没有做清醒梦或无法在清醒梦中真正练习的人，那些在梦中练习得好的人表现得更为出色。

难道借助清醒梦我们就可以更轻松地拿到金牌吗？并没有这么简单，因为锻炼肌肉需要实实在在的训练，光靠想象是远远不够的。

我们可以学会做清醒梦吗？

提高清醒梦频率最简单的方法是确认真实性。我们每天自问 5 ~ 10 次："我是在做梦还是醒着？"接着检查周围的环境是否符合现实世界的物理法则，然后得出结论：自己总是清醒的。这并不是在质疑清醒时的世界的真实性，而是为了使梦中的自我也做出同样的举动："我在做梦还是醒着？"只有这样，事情才会变得有意思，因为梦中的自我在梦里不再觉得有什么匪夷所思的事情正在发生，比如拥有极强的跳跃能力、变身、打怪等，我们就会意识到自己正在梦中。只要稍加练习，我们就能积极地创造和享受梦境，并怀着美好的心情开启新的一天。对许多人来说，练习很有必要。也有报道说，初学者在第一次做清醒梦时过于兴奋，以至于立马就清醒了过来——做清醒梦需要一些耐心。

一种较复杂的方法是所谓的"起床－回床"法。睡 6 小时后起床，然后保持 1 小时清醒。在此期间，我们要回顾最后做的梦，每当再做这样的梦时，就想象自己是"清醒"的。1 小时后，我们可以再继续睡 2 ~ 3 小时。研究表明，在一些

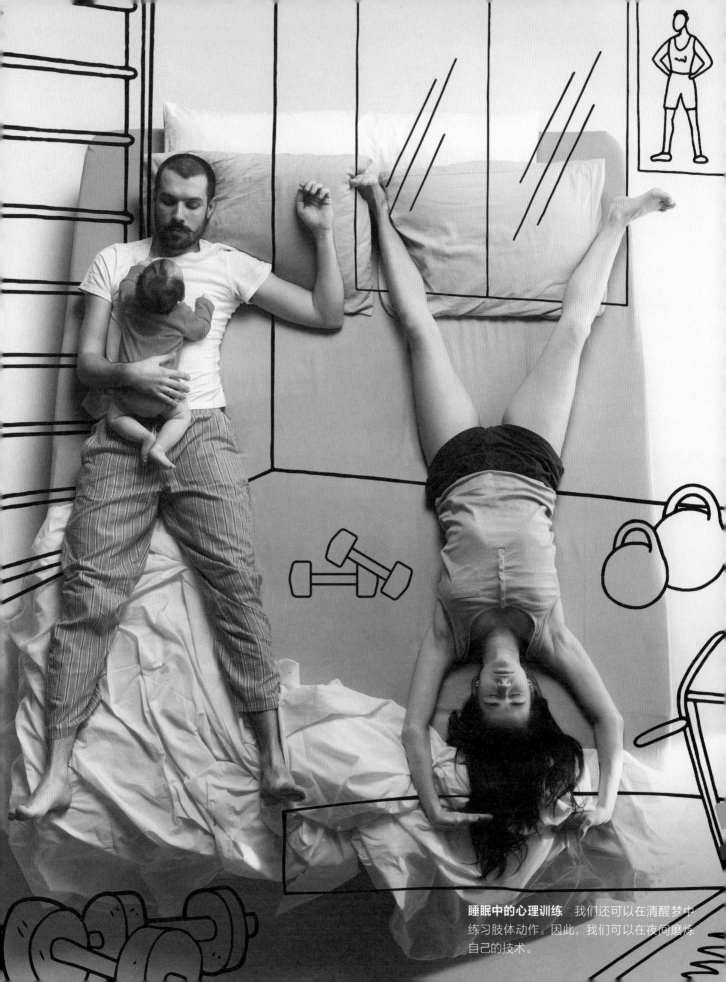

睡眠中的心理训练 我们还可以在清醒梦中练习肢体动作。因此，我们可以在夜间磨炼自己的技术。

一种尝试做清醒梦的方法　睡 6 小时后，闹钟响起，写下自己记得的梦。同时，我们还要写下梦中反复出现的事物。接着要将这些事物与做清醒梦的意图联系起来，然后就只剩下一件事要做了——练习！

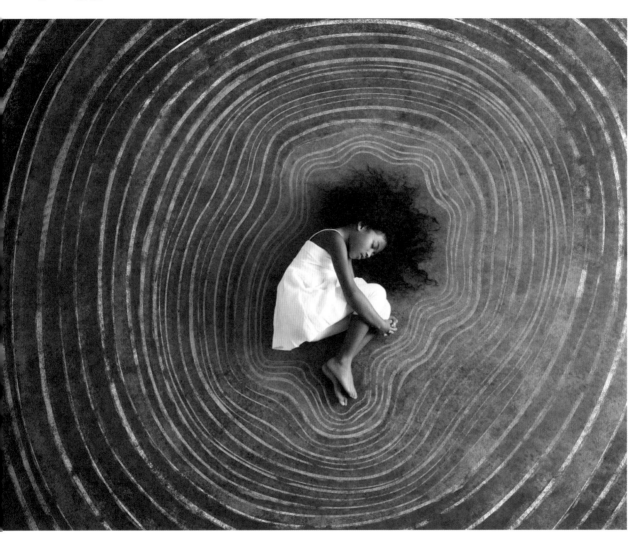

睡眠实验室中，该方法的成功率高达 50%，而如果独自在家尝试，成功率会低一些（约 18%），但也比没有经过训练的人高出约 3 倍。因此，满腔热情的人更容易学会做清醒梦。

通过做梦发挥创造力

有许多名人轶事表明，梦能激发我们的创造力。例如，一些名人在梦中受到启发，取得了种种成就：弗里德里希·奥古斯特·凯库勒发现了苯环结构，拉里·佩奇开发出了谷歌算法，保罗·麦卡特尼写出了歌曲《昨日》。当然，"普通人"也有创造力。据一项研究估计，约 8% 的梦极具创意。美国的克拉拉·希尔教授所领导的研究小组在许多研究中都表明，那些做清醒梦的人可以对自我有更深入的了解，也可以对自己待人处事的方式有所认识。同时，清醒梦也充满了乐趣，因此可以说，梦这种特殊的意识状态极大地丰富了我们的生活。现在，我们能做的就是通过做梦来收获下一个石破天惊的创意，或者至少梦见我们正走在发明的路上。

睡梦中的五大突破性发现

1

元素周期表

德米特里·伊万诺维奇·门捷列夫为了把所有化学元素排列整齐，奋斗了很长时间。一个梦拯救了他："在梦中，我看到了一张表格，所有元素都按照它们应有的顺序排列。于是我立刻醒了过来，把一切都写了下来。"

2

苯环

化学家凯库勒花了很长时间来破译苯分子的结构。在睡梦中，他找到了解决方案：他梦见一条蛇咬着自己的尾巴——原子形成一个首尾相连的环形结构。

3

谷歌算法

1998年，拉里·佩奇梦见了一个绝佳的搜索引擎，可以为所有网站的每个查询都创建排名，并提供最合适的搜索结果。最终他开发出了 PageRank 算法，帮助人们快速高效地网上冲浪。

4

脱氧核糖核酸（DNA）结构

1953年，詹姆斯·沃森和弗朗西斯·克里克解答了脱氧核糖核酸中遗传物质的构建问题。沃森梦见了一个螺旋楼梯，然后发现了脱氧核糖核酸的双螺旋结构。

5

"我思故我在"

1619年11月，讲出这句话的勒内·笛卡尔在德国乌尔姆做了三个梦，用他自己的话说，他"发现了一门神奇科学的基础"。这促使他投身科学，并改变了世界。

"我有一个梦想"

——牧师、民权运动者马丁·路德·金

梦想是虚幻的、无形的，但当人们理解并分享它时，它便可以产生不可思议的力量。

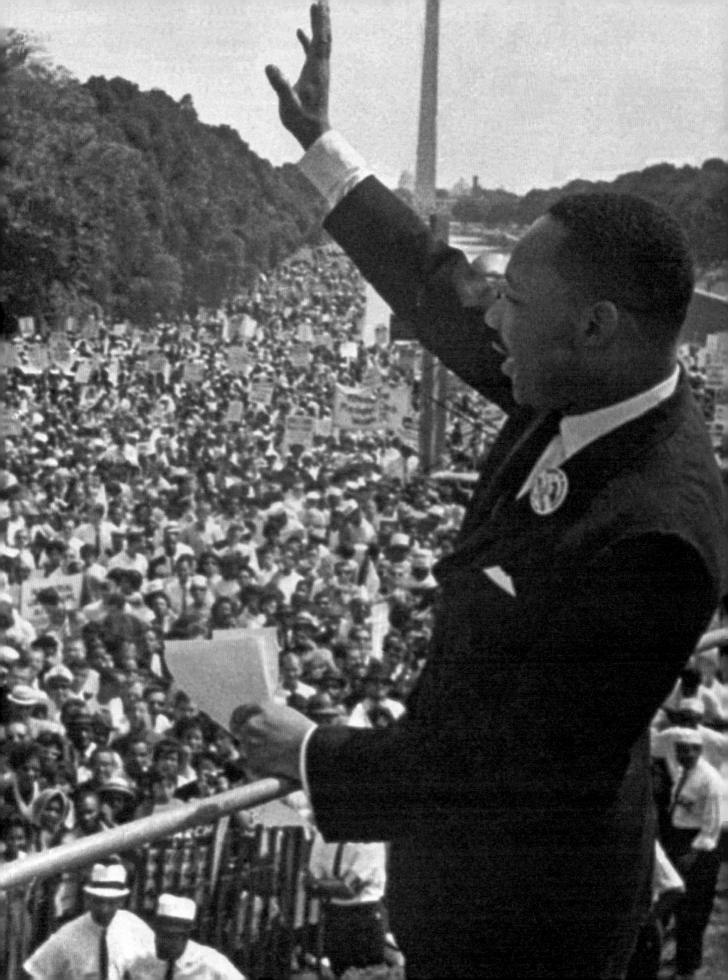

梦境检查

谁梦见了什么？为什么会梦见这个？——这些问题的答案关乎我们所有人。
难不成梦可以预测未来吗？在梦中，还有什么事情是我们做不了的吗？

"只有决定从梦中醒来时，
我们才能实现自己的梦想。"

——舞者约瑟芬·贝克

"没有醒不来
的噩梦。"

——作家、教师拜伦·凯蒂

梦的消失

每个人都会做梦，但不是每个人都能记住它们。研究表明，人们每晚可以做 4 ~ 6 个梦，但大多数人会忘记95% ~ 99% 的内容。通常，我们刚刚醒来时更容易记住梦境内容。对于想要记住梦境的人来说，最好是在床边放一个梦境日记本，醒来后立即写下记得的一切内容。

梦是彩色的还是黑白的？

研究发现，12% 的人做的梦是黑白的——尤其是老年人。科学家认为，这可能与电视的发展直接相关。1950 年之前的研究表明，包括年轻人在内的大多数美国人几乎从来没有做过彩色的梦。然而，最近的研究则表明，年轻人做的梦几乎都不是黑白的。

盲人能在梦中看到图像吗？

先天失明的人在梦中看不到图像。他们的梦是由非视觉体验产生的记忆所组成的。然而，在晚年才失去视力的人做梦是可以看到画面的，因为他们在失去视力之前有足够的时间积累视觉体验。但他们花在创造非视觉记忆上的时间越多，这种在梦中看到图像的能力就越弱。

梦幻般的数字

几乎 90% 的梦都被我们遗忘了；
醒来后的 5 分钟里，我们会忘记 50% 的梦；
我们一生中有 1/3 的时间都在睡觉；
40% 的儿童会做噩梦；
梦境最多持续 30 ~ 40 分钟，最短的只有 5 分钟；
人的一生平均有 6 年时间在做梦。

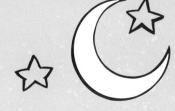

预知梦

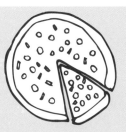

很多人都做过预知梦，比如突然被邀请去吃比萨，但研究还无法解释这些梦的确切含义。对于那些似乎可以预测未来的梦，一种可能的解释是，这或许只是一个纯粹的巧合。人们一生中会做很多梦，所以它们有时会与真实事件重合，这一点并不奇怪。还有一种解释预知梦的说法：这是人类大脑建立的潜意识联系，因为人们通常会梦见令他们担心的事情。

> **"与其在船上失去唯一的梦想，不如在梦中失去唯一的船。"**
>
> ——作家布丽吉特·福克斯

熟悉的面孔

我们只能梦见在生活中见过的面孔。梦境中 48% 的面孔是我们真正认识的人，还有 52% 的面孔源自我们在某个地方无意中注意到的人。

饮食与梦境

很多人认为晚上吃奶酪会做噩梦。事实上，当摄入奶酪等高能量食物时，我们的体温会升高，但这通常只会让我们的梦境更加生动，而不会导致睡眠不良。不过，还是有很多人晚上完全不吃奶酪。

2005 年，英国奶酪委员会资助了一项研究，旨在反驳"吃奶酪会导致做噩梦"这一流行观点。在睡前 30 分钟，200 名参与者每人都吃了 20 克奶酪，最终的结果是没有一个人做噩梦。

其他研究发现，睡前摄入植物性食物 [1] 和植物纤维可以提高睡眠质量。猕猴桃和樱桃汁非常有利于一夜安眠。

---

[1] 植物性食物是指以植物为原料，直接或加工后为人类提供能量的食品。

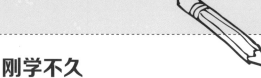

刚学不久

研究表明，大多数人在梦中既不会读也不会写。因为负责处理语言和逻辑的脑区在睡眠中并不活跃。我们可以梦见自己在阅读，但实际上不能像清醒时那样识别字母。同样，我们在梦中的对话也只是一种心灵感应。

肌肉——退出！

在快速眼动期，大脑处于最活跃的状态；相反，我们的肌肉会处于麻痹状态，以避免身体在梦中运动。这种有趣的机制可以防止我们对自己，甚至对他人造成严重伤害。

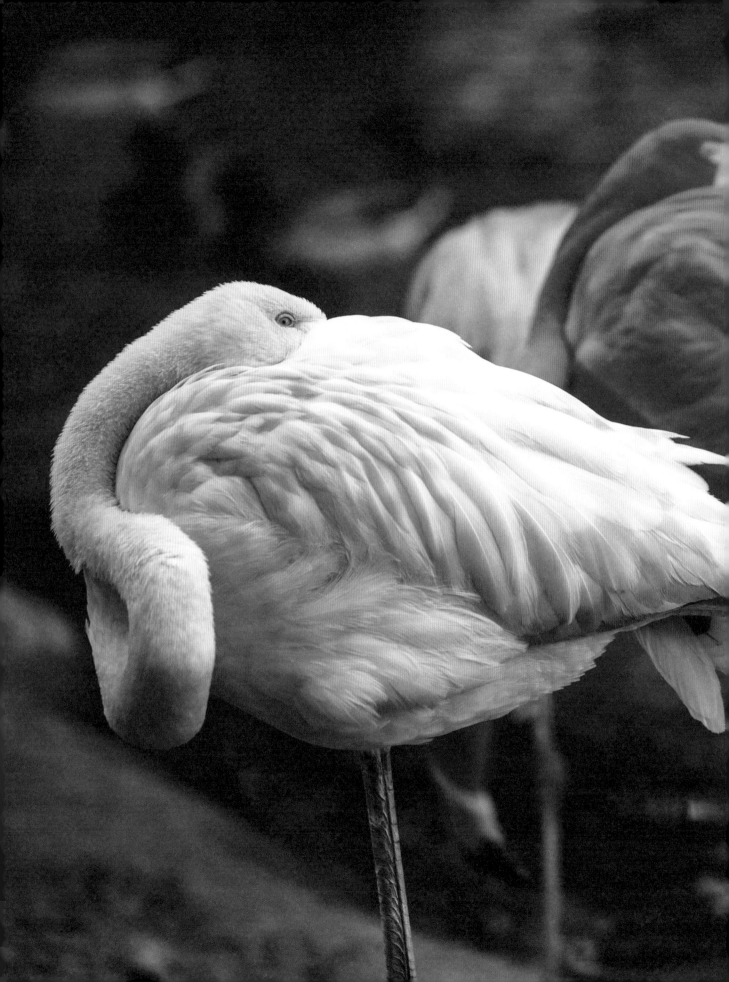

动物是怎么睡觉的?

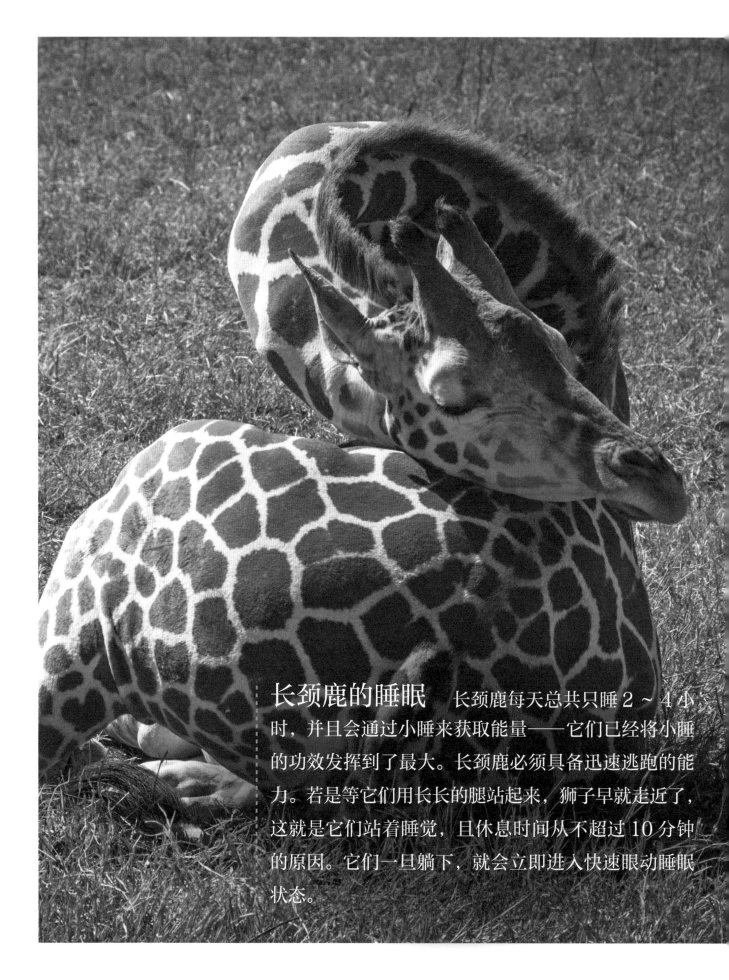

长颈鹿的睡眠 长颈鹿每天总共只睡 2 ~ 4 小时，并且会通过小睡来获取能量——它们已经将小睡的功效发挥到了最大。长颈鹿必须具备迅速逃跑的能力。若是等它们用长长的腿站起来，狮子早就走近了，这就是它们站着睡觉，且休息时间从不超过 10 分钟的原因。它们一旦躺下，就会立即进入快速眼动睡眠状态。

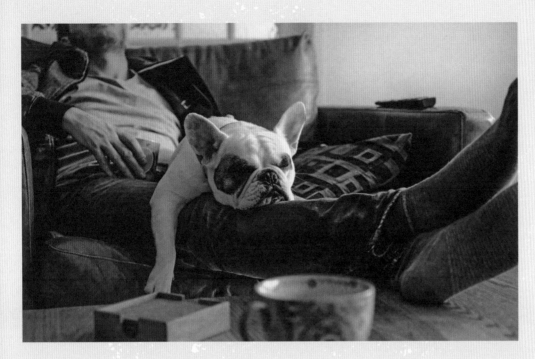

睡觉还是休息？ 我们无法确定所有动物是真的在平静地沉睡，还是保持着清醒。和我们人类一样，动物也会假装睡觉。但有一点可以确认：图片里的狗狗很放松。

动物的疲惫

鱼无法闭上眼睛，海豚需要露出水面喘气，雨燕一生中大部分时间都在空中度过……那么这些动物是怎么睡觉的呢？

我们怎么知道动物在睡觉？

无论观察动物多久，我们都很难确定它是在睡觉，还是只是表现得很平静而已。即使动物的眼睛是闭着的，姿势也像是熟睡的样子，我们也不能确定它是否真的在睡觉。对动物如何睡眠的研究实际上仍处于起步阶段。尽管在 20 世纪初就已经有个案研究，并且在世界级的睡眠大会上也讨论过这个问题，但事实证明，这项研究仍相当复杂。在野外观察动物是一件令人着迷的事情，但有时会有点乏味，有时甚至会面临危险。最大的问题是，动物休息或不活动并不说明它在睡觉。

所有使用智能手机或活动追踪器记录自己睡眠的人肯定都很震惊，为什么在电视机前度过的时间也被识别为"睡眠时间"，就算我们事实上非常清醒且正在饶有兴趣地观看剧情片或足球比赛。动物甚至无法用言语作答，这就是为什么科学不能对"动物是否在睡觉"这个问题给出一个明确的结论。研究人员必须采取其他措施。

过去，动物研究相当残酷：1910 年左右，法国生理学家亨利·皮龙试图从睡着的狗的脊髓液中过滤掉催眠物质，然后将它们注射到清醒的狗的体内。虽然这个研究取得了一定的成功，但这绝不是这些实验折磨动物的正当理由。好在今天

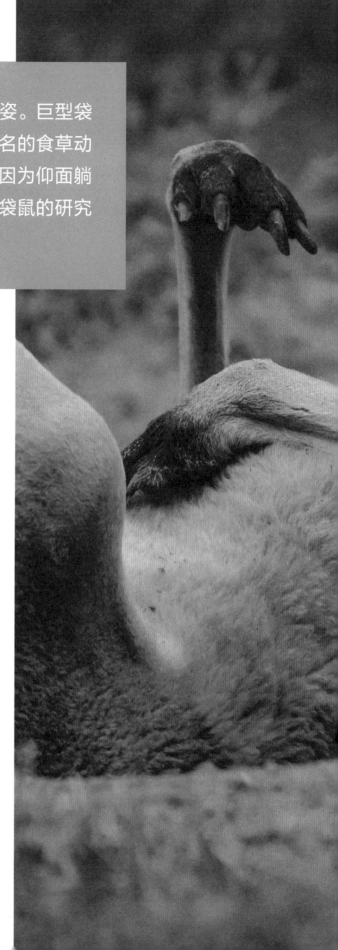

像人类一样，动物也有自己最喜欢的睡姿。巨型袋鼠喜欢仰卧，且它也是唯一因仰卧睡眠而出名的食草动物。这就涉及一个问题：它们是否会打鼾，因为仰面躺着睡觉的人打鼾的概率最高。然而，我们对袋鼠的研究仍处于起步阶段。

人们已经基本上摆脱了这种观念，并且知道仅仅观察是不够的。

与人类一样，动物与睡眠相关的一些参数也是可以测量得到的，例如心跳、呼吸频率和核心温度。此外，根据脑电波、眼球运动和肌肉张力的特征变化，我们也可以把动物的睡眠分为几个阶段。研究证明，动物和人类一样也会进入快速眼动期。例如，狗可以在快速眼动期运动，因此睡眠疗法不适用于狗，却适用于人。根据年龄和性别的不同，人类平均每天睡7 ～ 8 小时，而考拉一次需要睡 21 小时；至于其他哺乳动物，例如红袋鼠，每天的睡眠时间则不到 2 小时。

动物王国不眠夜

人类通常只有在睡眠不足的时候才会意识到睡眠对我们有多重要。经过一夜的休息，我们恢复元气，感到神清气爽。那么睡眠不足会对动物造成什么影响？一项在老鼠身上完成的残酷实验表明，若是几乎完全剥夺老鼠的睡眠，老鼠会在 2 ～ 3 周后死亡。此外，即使再给老

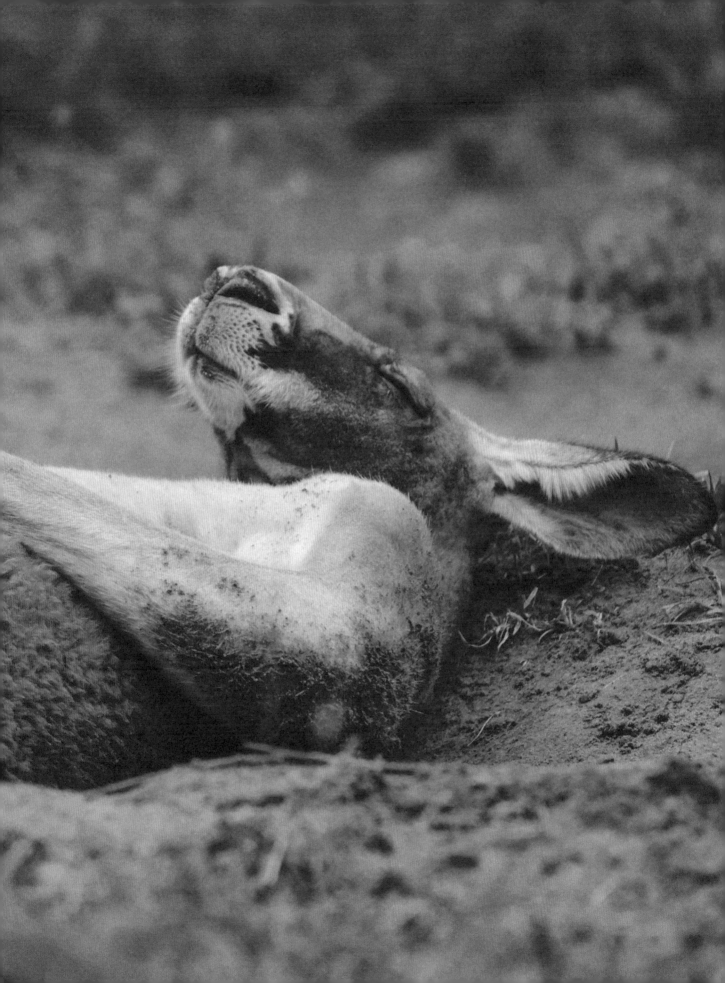

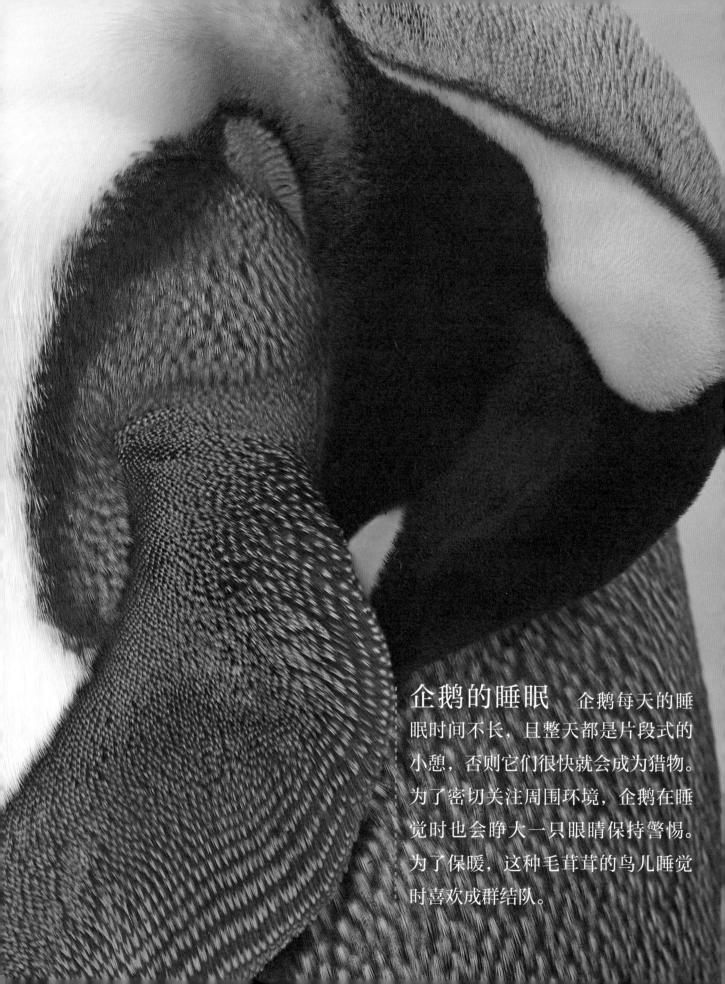

企鹅的睡眠 企鹅每天的睡眠时间不长，且整天都是片段式的小憩，否则它们很快就会成为猎物。为了密切关注周围环境，企鹅在睡觉时也会睁大一只眼睛保持警惕。为了保暖，这种毛茸茸的鸟儿睡觉时喜欢成群结队。

超级爱睡觉的大熊猫　除了吃和睡，大熊猫没有太多时间做其他事情。难怪大熊猫每天要消化 18 千克的竹子！而竹子的热量并不是很高，所以它们每天的日程表上没有"运动"二字。大熊猫不会像它们的近亲熊一样冬眠，而是迁徙到稍温暖的地区（当然是舒适地迁徙）。

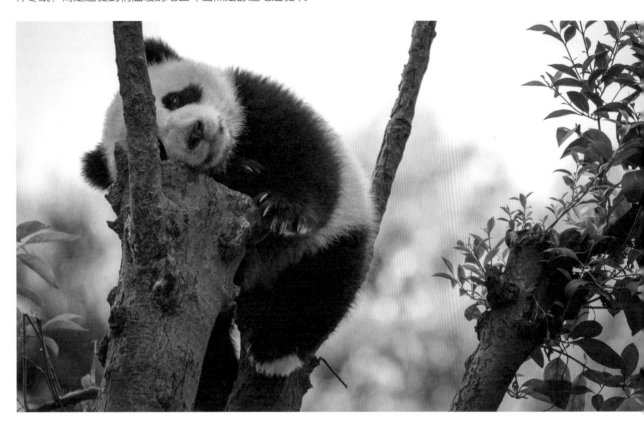

鼠 10% ~ 30% 的睡眠时间，它们也无法重新调节体温，进而对进食和饮水造成致命影响。实验中的大部分老鼠均死于营养不良和脱水。

　　然而，针对鸽子的类似实验却得出了完全不同的结果：在这些鸽子身上，剥夺睡眠既不会影响其体温调节，也不会影响其食物摄入，因此没有鸽子因为睡眠不足而死亡。更重要的是，鸽子并没有弥补失去的睡眠。因此我们可以得出结论：睡眠在不同物种中的作用和功能是完全不同的，也会根据动物的具体需要而变化。

"安全第一"

　　睡眠必须带给个体或物种明显的好处，否则这就是一个重大的进化错误。那么，睡眠对动物有什么好处呢？动物在睡眠状态下只需要消耗很少的能量，因此对于整天忙于寻找食物的动物来说，睡眠可以帮助它们节省能量。当然，从另一个角度来看，这也是一个很大的缺点：在睡眠中，动物的反应能力会下降，可能遭到捕食者的攻击。这就是进化必须发挥作用的原因，因为睡眠应该尽可能减少负面影响。由此，动物进化出了各种类型的睡眠行为：企鹅成群结队地睡觉；猫鼬会派出守卫，在危险来临时向熟睡的同伴发出警告；睡鼠、鸟类和猴子会分别在洞穴、巢穴以及树上寻求庇护——这些地方应尽可能让捕食者难以接近。

牛蛙的睡眠 牛蛙终日无眠，一直呱呱大叫吗？过去，人们认为这种两栖动物从不睡觉。然而，今天我们知道，牛蛙的睡眠方式与我们曾经所想的不同：牛蛙即使在休息期间也会保持警惕，随时准备跳起来逃离潜在的捕食者！

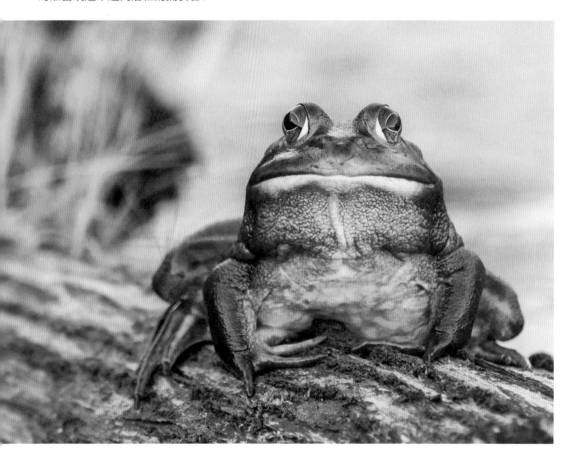

就算在安全的地方睡觉，动物也会面临死亡风险，毕竟树懒在睡觉时从树上掉下来摔死的情况也时有发生。此外，也有关于猴子的相关死亡报道。其他动物开发出了完全不同的策略，比如牛蛙，虽然是夜行性动物，但它们在白天并没有明显的休息或睡眠行为。研究人员推测，由于捕食者众多，牛蛙在休息阶段不会完全失去与环境的联系，并能选择性地感知周围环境。因此，它们白天会从睡眠中迅速醒来，尽快逃离威胁和危险。

海中不眠

水栖哺乳动物发现了一种即使在睡觉时也能浮出水面呼吸空气的奇妙方法。这是如何做到的？睡觉时，它们只有一半的大脑处于睡眠状态，而另一半则保持清醒状态。这种单半球睡眠法在海豚、海狮和白鲸身上都得到了证实。据推测，所有生活在海洋中的哺乳动物都具备这种能力。此外，水陆两栖哺乳动物有着特殊的调节模式：在陆地上，海狮的睡眠模式符合陆栖哺乳动物的典型特征，即在大脑两个半球当中同步进行，使得其能够正常沉睡；但在水中，海狮又

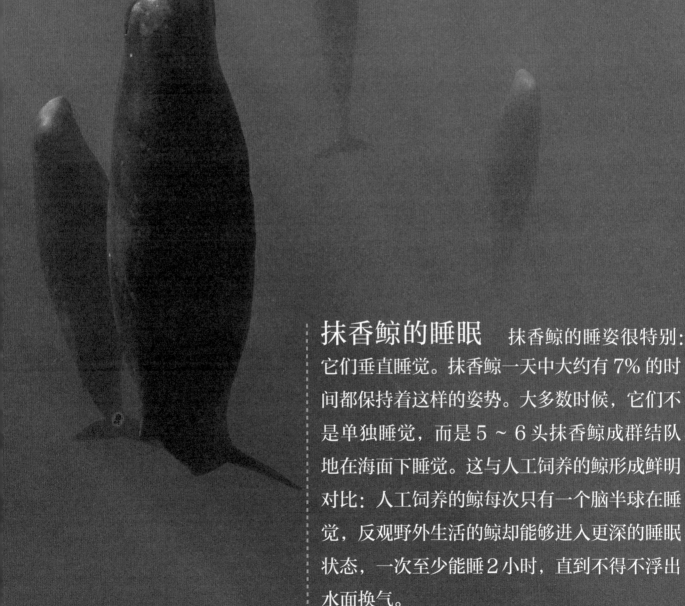

抹香鲸的睡眠 抹香鲸的睡姿很特别：它们垂直睡觉。抹香鲸一天中大约有 7% 的时间都保持着这样的姿势。大多数时候，它们不是单独睡觉，而是 5～6 头抹香鲸成群结队地在海面下睡觉。这与人工饲养的鲸形成鲜明对比：人工饲养的鲸每次只有一个脑半球在睡觉，反观野外生活的鲸却能够进入更深的睡眠状态，一次至少能睡 2 小时，直到不得不浮出水面换气。

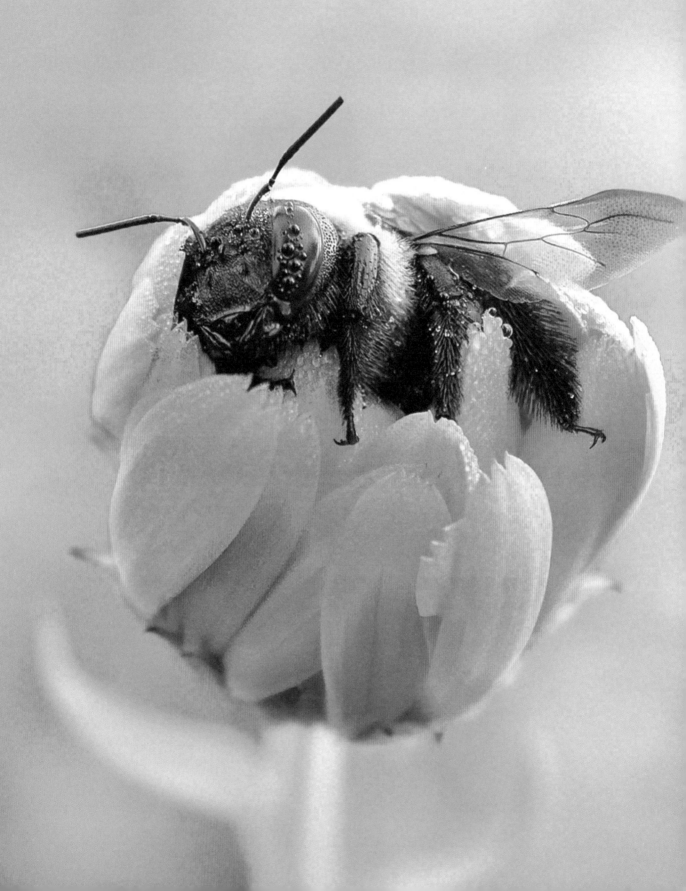

　　花草树木会睡觉吗？大部分花朵会在每天早上开放，傍晚合拢。正如延时摄影所显示，树木在夜晚也会垂下枝条。由此我们推测，植物也会睡觉。然而，我们可以观察到，植物是按照自身的生物钟生活的，尤其是花。即使我们通过人工照明改变花朵的"明－暗"节奏，它们也总是按照原来的时间开放和闭合。我们可以采一朵小雏菊亲自尝试一下：把它放在一个装满土壤的花盆里，然后带回家。我们很快就会发现，室内的雏菊与户外的雏菊遵循相同的生物节奏。

早起者和晚起者　和人类一样，花也有早起和晚起之分。根据品种的不同，花朵在一天中开放的时间有早有晚，而这与太阳的位置无关。

可以进入非同步睡眠模式，即大脑只有一个半球处于睡眠状态，而另一半球则处于清醒状态。有趣的是，在不同的睡眠阶段，海狮睡着的那一侧眼睛是闭着的，鳍也停止划动，而另一侧却始终保持活动。

　　海豚也有类似的睡眠行为，只不过是为了适应自己的状态：它们每次只有一半的大脑处于睡眠状态，但所有的鳍仍然可以活动。在睡眠期间，海豚喜欢绕圈游动，比如在北半球，它们总是以逆时针方向游动。睡眠不足也不会影响它们，所以它们完全不需要补觉。海豚和虎鲸的幼崽在出生后的前几周里睡得极少或根本不睡。从进化的角度来看，这样做非常明智，因为熟睡时，它们更容易受到捕食者的攻击，而且很可能迅速失去与成年家庭成员的联系。

长空之王　军舰鸟统治着天空。虽然生活在太平洋上靠近秘鲁的一个偏远小岛，但它们不擅长游泳。幸运的是，它们已经完全掌握了飞行的本领：即使在梦中，它们也能飞行！雄鸟会给喉囊充气，以此吸引雌鸟。

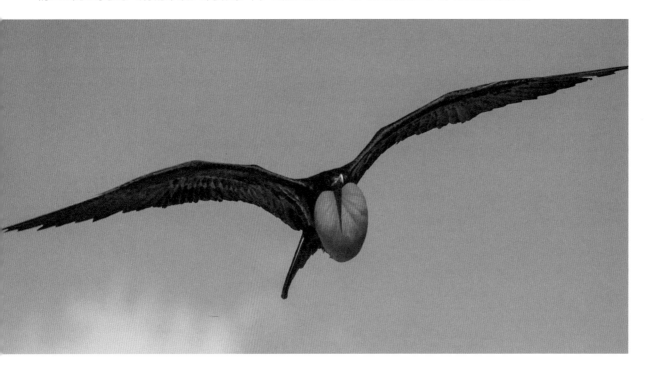

在睡眠中达到巅峰状态

每年候鸟都要在空中飞行数周，最终到达冬季或夏季栖息地。在这一过程中，候鸟无论是在远距离飞行，还是在睡眠方面都达到了最佳状态。其间，候鸟的睡眠行为会发生改变。一个研究小组为军舰鸟配备了微电极、全球定位系统记录器和活动传感器，以此测量它们的眼球运动和脑电波，以及它们 10 天内的确切位置和运动情况——这些惊人的动物绕着加拉帕戈斯群岛飞行了 3000 千米，没有一次停歇。

与海狮类似，军舰鸟也可以在两种睡眠模式之间自由切换：通常它们只有一个大脑半球处于睡眠状态，但这种动物也可以切换到"自动驾驶"模式，两个大脑半球均处于睡眠状态。然后它们的头会轻轻地埋在胸前。它们在空中睡觉时始终睁着眼，以观察潜在的危险。军舰鸟在空中几乎不会进入深度睡眠状态，总睡眠时长也缩短到平日睡眠时长的 3%。飞行过程中，它们主要在夜里睡觉，此间翅膀的扑动次数明显减少。与海洋哺乳动物不同的是，军舰鸟会补觉，但不会表现出典型的睡眠不足。

在飞行中，白冠麻雀的睡眠时间只有平时的 1/3，不过它们也能很好地应对：白天，它们通过小睡来补觉。一旦落下，它们脚上的肌腱就会弹回原位，因此它们只要消耗很少的能量就可以睡觉了。

空中睡觉的鸟类中，最出色的运动员可能当属雨燕。这种鸟在非繁殖期有 99% 的时间都在空中度过。它们能在空中连续翱翔 10 个月不着陆，这种情况并不少见。不过，目前还没有充分的研究表明它们究竟是如何睡觉的。它们的睡眠方式或许与军舰鸟类似，也就是通常只有半个大脑处于睡眠状态。

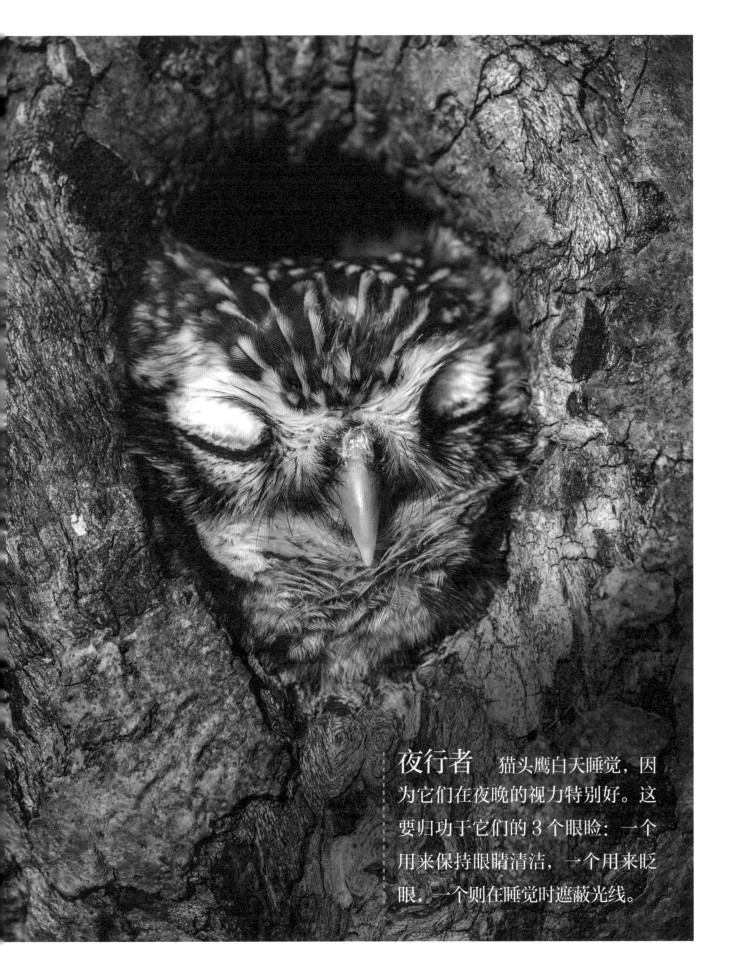

夜行者 猫头鹰白天睡觉，因为它们在夜晚的视力特别好。这要归功于它们的 3 个眼睑：一个用来保持眼睛清洁，一个用来眨眼，一个则在睡觉时遮蔽光线。

在斯坦福大学的一项研究中，心理学家弗朗辛·帕特森分别教会了雌性大猩猩"科科"和雄性大猩猩"迈克尔"使用手语，因此它们能够使用简单的语言与人交流。科科报告说，她在梦中遇到了"有趣的人"，迈克尔则讲述了有关人类杀害大猩猩的噩梦，而此前迈克尔的母亲就被偷猎者残忍杀害。

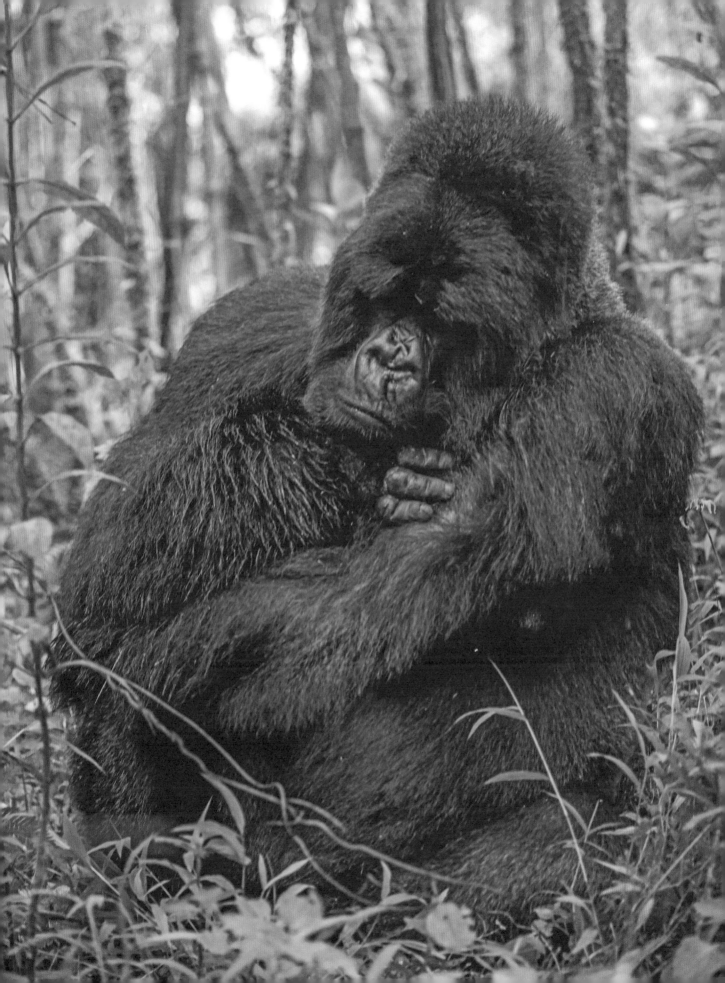

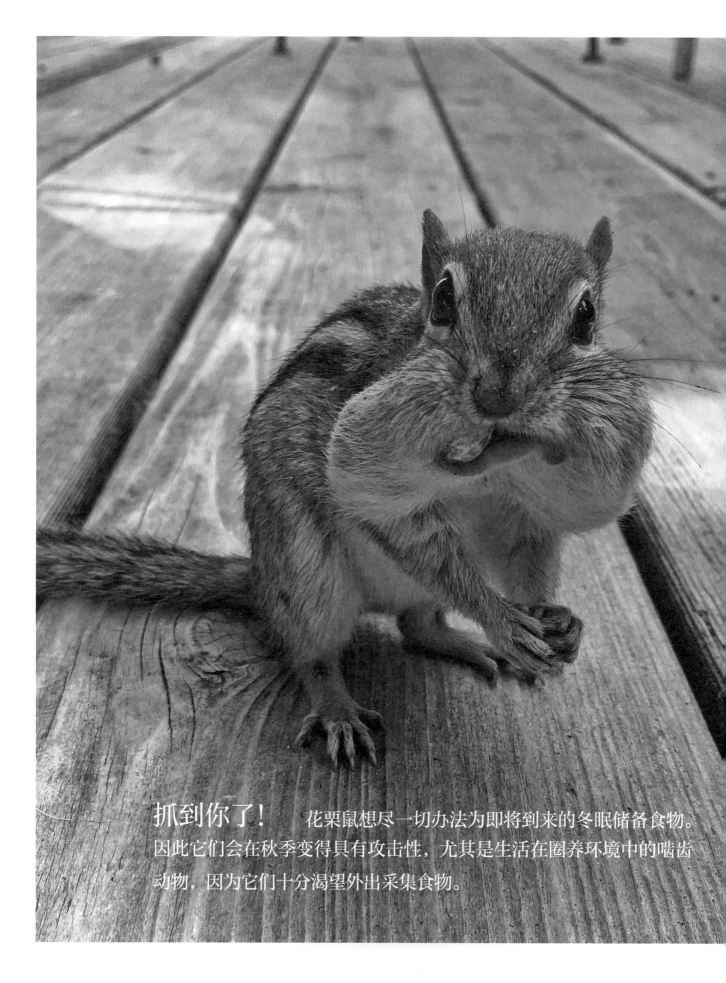

抓到你了！ 花栗鼠想尽一切办法为即将到来的冬眠储备食物。因此它们会在秋季变得具有攻击性，尤其是生活在圈养环境中的啮齿动物，因为它们十分渴望外出采集食物。

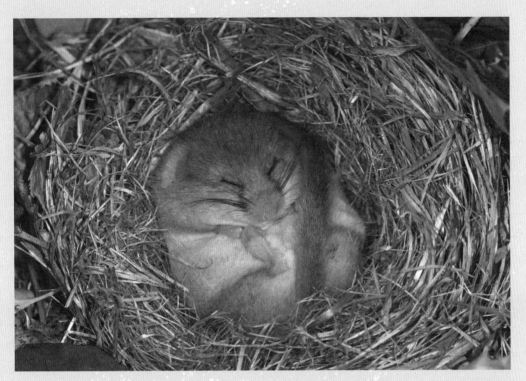

吃饱喝足！ 睡鼠会冬眠。在此之前，它们必须吃饱，这样才能度过 10 月至次年 4 月这段没有食物的时光。它们会这样蜷缩着睡觉，看起来非常舒适。

动物的沉睡

候鸟飞走了，松鼠囤了许多食物，猞猁长出了温暖的厚皮毛——当寒冷的季节来临，其他动物也会把身体机能调整到耗能最少的模式。

依偎在一起，就这样睡去？

提起动物的睡眠，我们很快就会想到冬眠。冬眠被科学界称为几乎不消耗任何能量的状态。但实际上，冬眠与睡眠的关系并不大，冬眠是一种被动状态：冬眠时，动物身体的核心温度会降到 10 摄氏度以下，心跳和呼吸频率也会大幅降低，而欧洲地鼠等冬眠动物在正常的睡眠时间里则不会出现这些变化。因此，"冬眠"这个词有一定的误导性，实际上它描述的是动物在冬季为躲避恶劣天气、解决食物短缺问题所采取的机智策略。

这种策略可以分为 3 种类型：冬眠、休眠和蛰伏。蝙蝠、仓鼠、土拨鼠、睡鼠会冬眠。这些小动物可以在藏身之处"沉睡"长达 7 个月。其间，它们会大幅降低体温和所有身体机能。

而獾、松鼠、浣熊和棕熊在休眠期间的体温并不会降低。例如，松鼠冬季不会通过蚕食脂肪来获取能量，因此它们必须定期离开巢穴寻找食物。秋天，它们把坚果储存起来，到了冬天又从积雪下挖出。而熊会在秋天吃得非常饱，囤积很

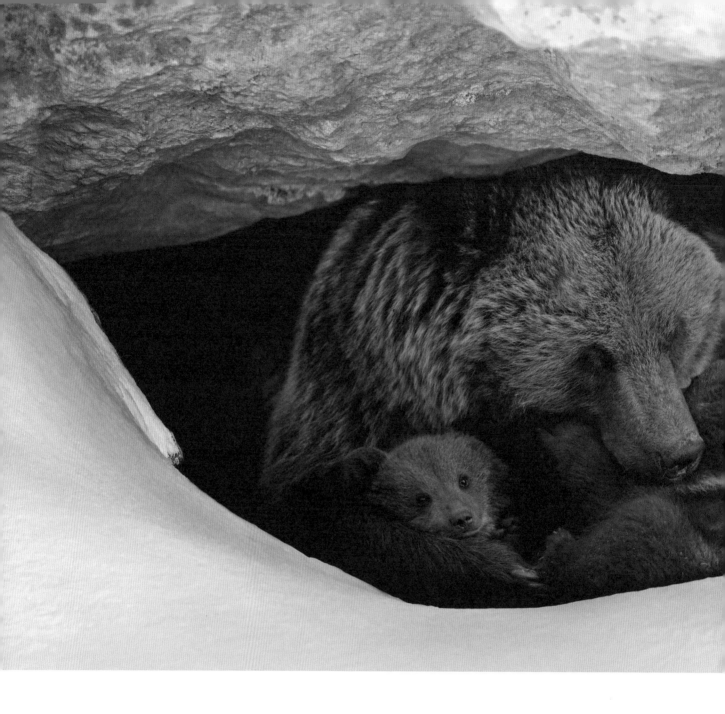

"让我们先睡一两个
小觉吧！"

——出自艾伦·亚历山大·米尔恩
创作的动画电影《小熊维尼》

多脂肪，然后待在自己的洞穴里，3个月都不出门。但它们的体重也会减少1/3。在此期间，我们不应该接近熊的住所，因为它们并没有把自己封闭起来，仍然能够很好地感知环境变化来抵御敌人的威胁。

两栖动物和爬行动物会进入蛰伏状态。它们的身体会适应环境温度，一直保持静止。它们无法主动做事来维持热量平衡，只能被动地迎接春暖花开。

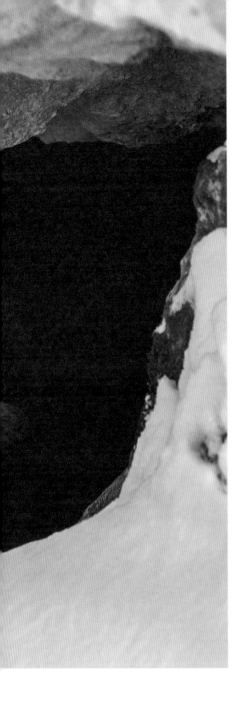

怀孕的熊可以在冬天休眠期间分娩。这简直是一个激动人心的奇迹！因为熊不会真正进入冬眠，而是一直处于休眠状态。因此，它们并不会在不知不觉中生下后代。在休眠期间，熊的体温、心率都会大大降低，新陈代谢也会大幅减缓。但是，它们仍保持着警惕，随时准备抵御任何可能的威胁或攻击。此外，在休眠期间，熊可以产下幼崽并照顾它们。小熊只需要温暖的环境和充足的食物就能存活，大熊则不需要活动太多就能满足这些条件。大熊也会避免过多走动，以免伤到幼崽。

避暑

8月中旬，罗马城里空空荡荡的，因为当地人都去了海边，把城市留给了游客。游客在酷暑中饱受煎熬，罗马人则享受着凉爽的微风和清爽的海水。不仅人类有自己的避暑策略，干旱地区的动物也有自己的避暑方法。例如，有些动物会保持休眠状态，简单地说，就是"夏眠"或"干眠"。天热缺水时，动物会减少活动，新陈代谢也会放缓。这种状态可以持续几天到几周，动物在没有食物和水的情况下也能生存。体温较高的动物通常会在地下洞穴中进入所谓的热休眠或干休眠状态，比如地鼠和沙鼠等哺乳动物。加利福尼亚夜莺等鸟类、鬃狮蜥和埃及陆龟等爬行动物也会保持干眠状态。

非洲肺鱼也有类似的生存策略，以应对可能持续数年的干旱。它们会在体内储存尿液，因为排尿也会流失宝贵的水分。

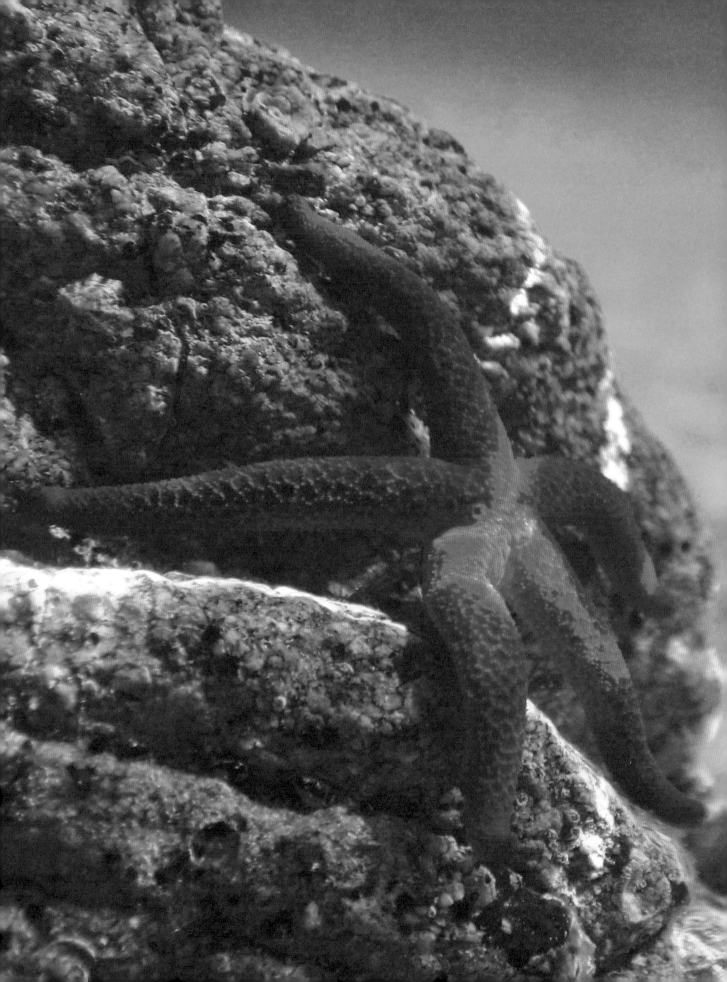

没有大脑的睡眠？海星没有大脑，只有一个复杂的神经系统。我们也许会认为动物可以在没有大脑的情况下睡觉，但实际上没有大脑很难做到这一点。因此，海星不是在睡觉，而是在休息——这种状态叫作滞育（diapause）。通常情况下，海星在冬季食物匮乏时会进入这种睡眠状态，也可以说这是它们的一种冬眠。当它们受伤或生病时，它们休眠是为了恢复身体。与之无关的是"海星式睡姿"：张开四肢躺卧着，看起来就像一只小动物。

滞育

滞育是一种休眠状态，主要发生在昆虫等无脊椎动物身上。在此期间，动物的新陈代谢大幅放缓，抵抗力则相对增强，因为休眠状态可以确保它们在恶劣的环境里生存。滞育往往是一种过冬策略。目前研究人员面临的问题是，动物的休眠状态不仅因物种而异，甚至在动物个体身上也存在着差异。

如撒丁岛牛眼蝶一类的蝴蝶也利用这一策略来度过炎热的夏日。一旦气温升高，它们就会躲到灌木丛中，进入夏眠。在凉爽的日子里，它们又会醒来，飞到下一朵花上采集花蜜。不过在大多数时候，这些蝴蝶都会留在花丛中，直到秋雨来临时才会为了产卵而再次飞翔。

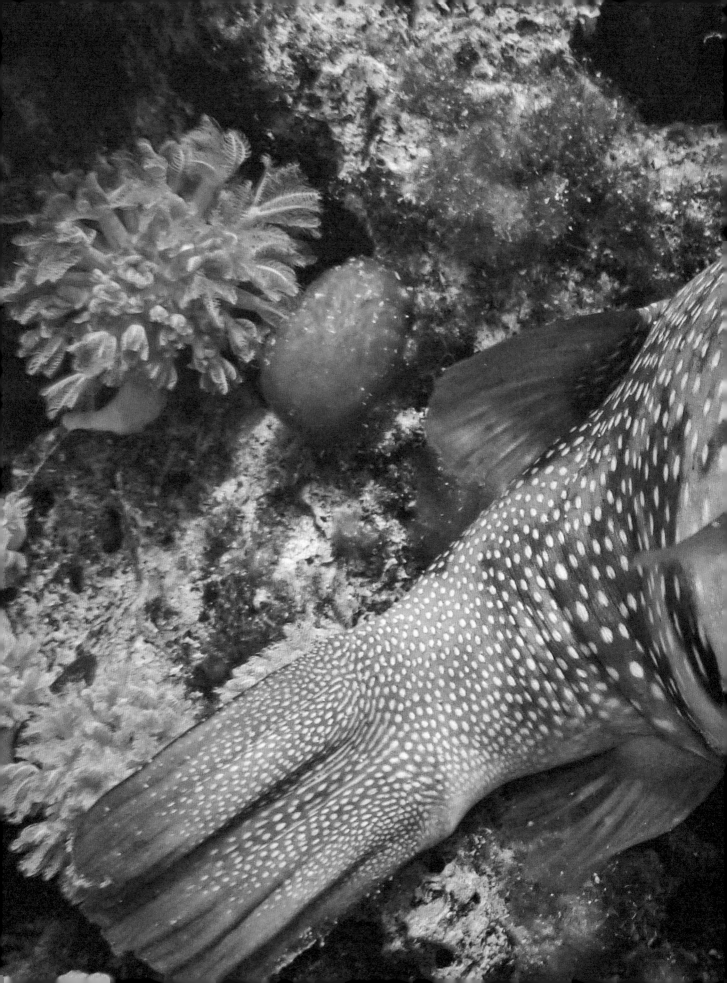

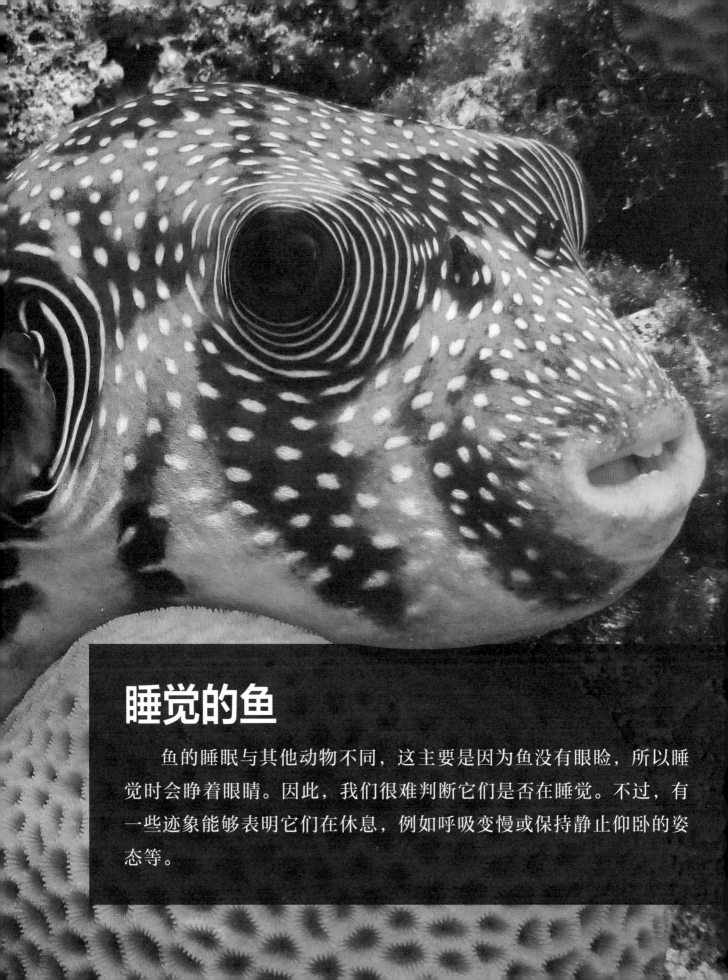

睡觉的鱼

鱼的睡眠与其他动物不同，这主要是因为鱼没有眼睑，所以睡觉时会睁着眼睛。因此，我们很难判断它们是否在睡觉。不过，有一些迹象能够表明它们在休息，例如呼吸变慢或保持静止仰卧的姿态等。

创纪录的睡眠者

　　说到考拉，最有趣的一点是它们每天可以睡 18 ~ 20 小时——这一特点使它们在食草动物中独树一帜，因为食草动物通常不需要这么长的睡眠时间。总体而言，考拉一天当中除了睡觉就是进食。它们只吃桉树叶，每天的食量可达 1 千克。考拉是树栖动物，因此在树上生活、睡觉。

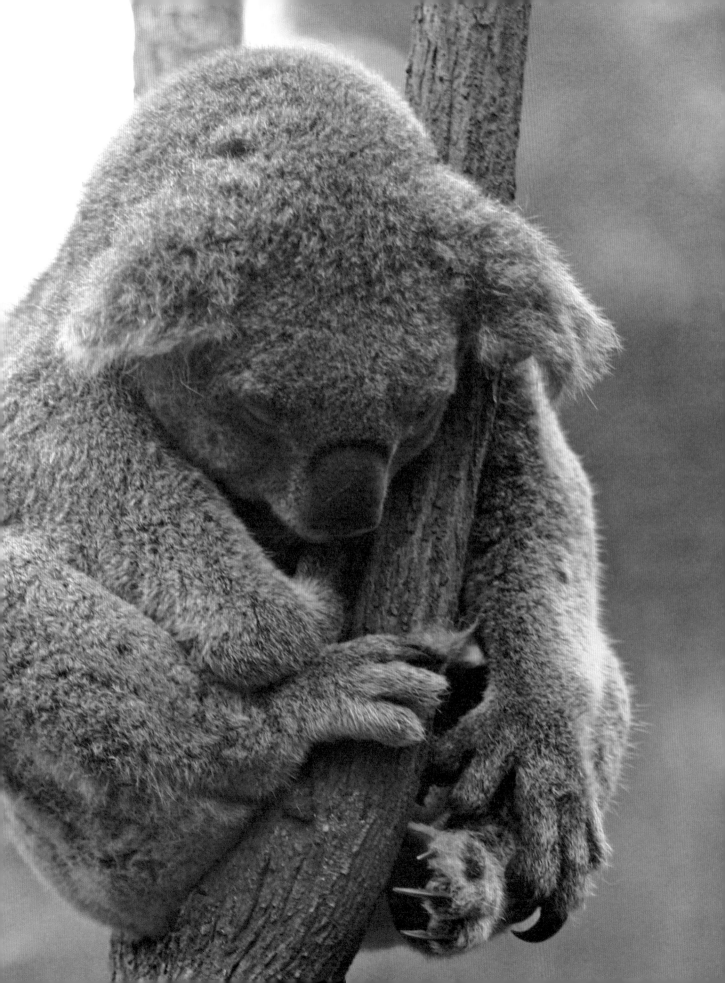

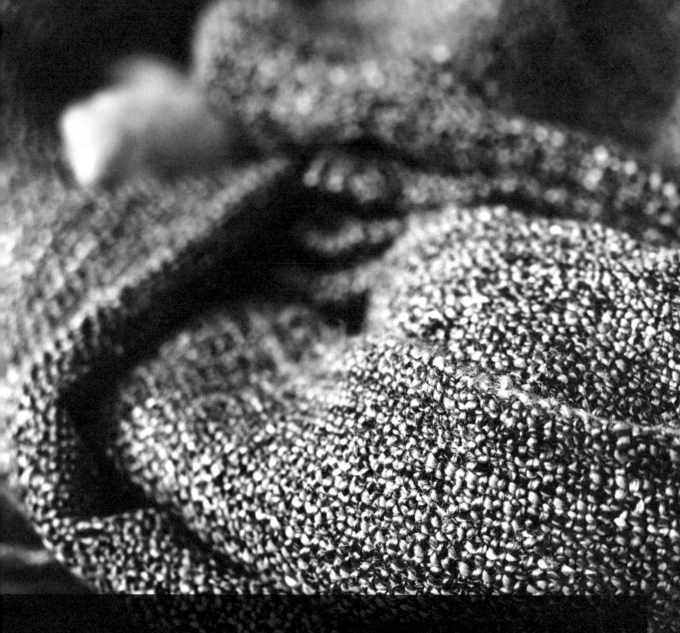

温暖的家

　　猫和狗的睡眠习惯截然不同，但它们的共同点是都很享受睡眠。狗主要在夜间睡觉，睡眠时间可达 12 ～ 14 小时。狗所需要的睡眠时间主要受年龄的影响，年龄越大，睡眠时间越长。与狗相比，猫白天大部分时间都在睡觉，甚至一觉可以睡 16 小时以上，因为猫主要在夜间活动。

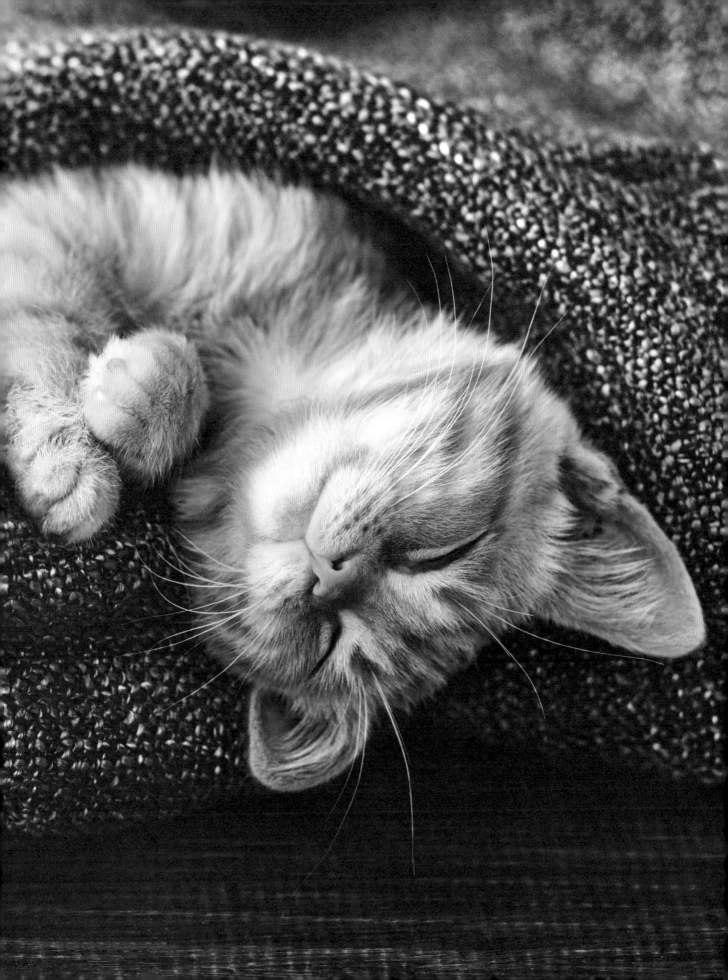

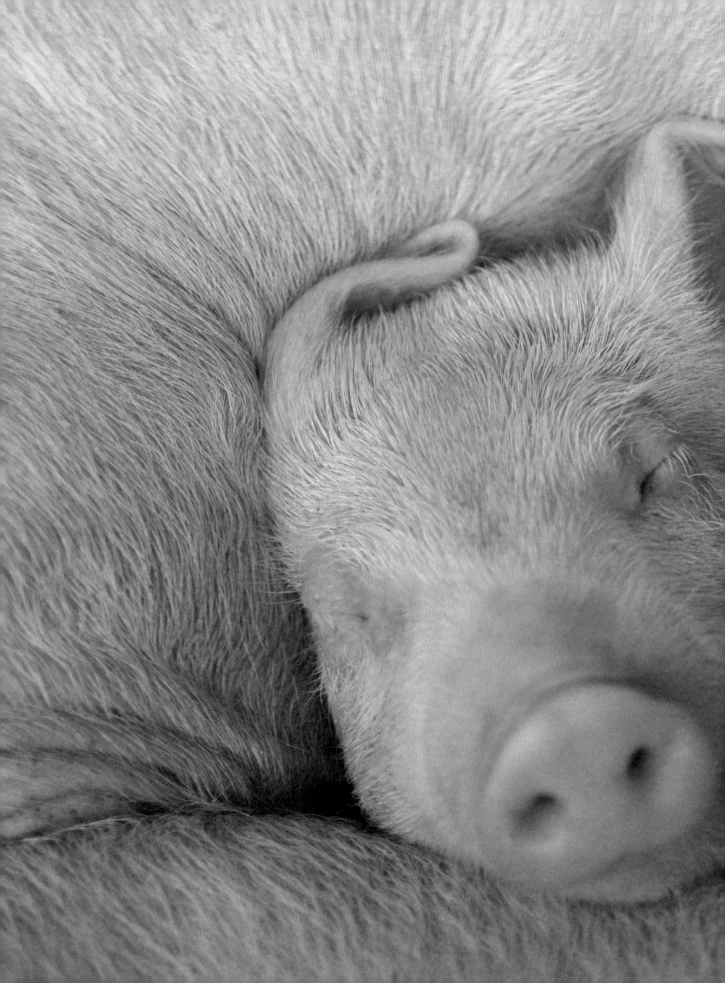

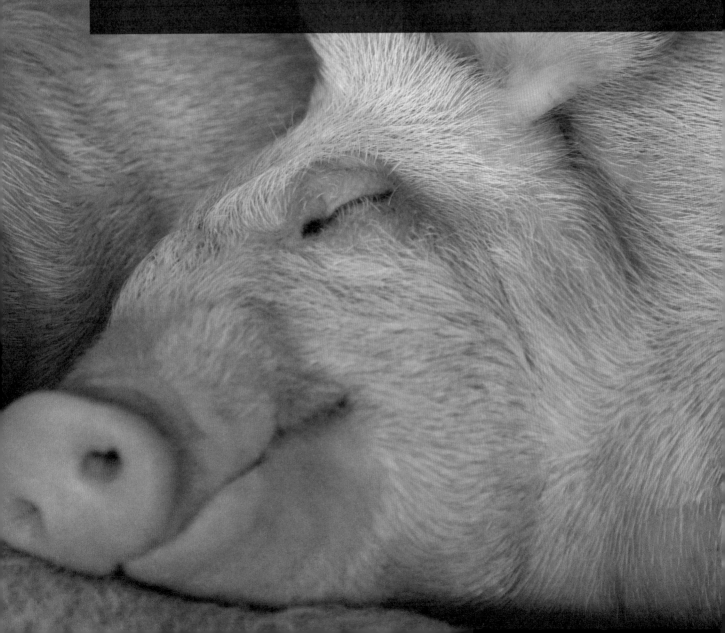

鼻子贴鼻子

　　猪是世界上最聪明的动物之一，它们非常善于交际，即使在睡觉时也是如此。如果得到爱护和尊重，猪的行为也会与狗十分相像，喜欢玩耍、晒太阳和拥抱。它们也喜欢与人类一起进行这些活动。猪是非常友好的动物，它们喜好群居，可以与其他成员建立亲密的关系。拥抱和鼻子贴鼻子睡觉是它们最喜欢的活动。

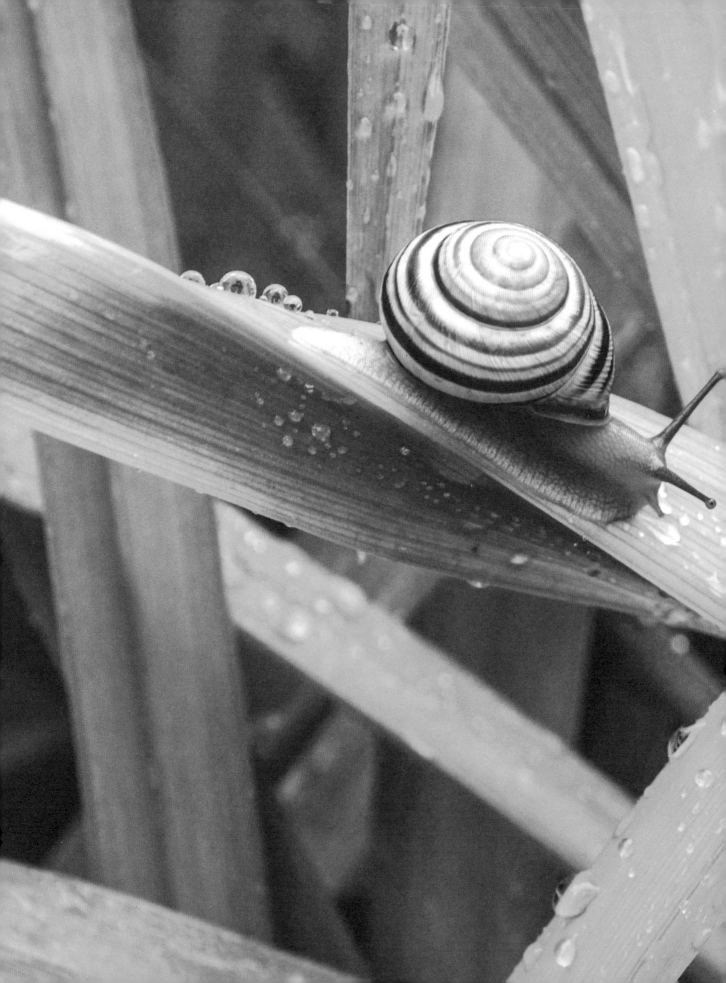

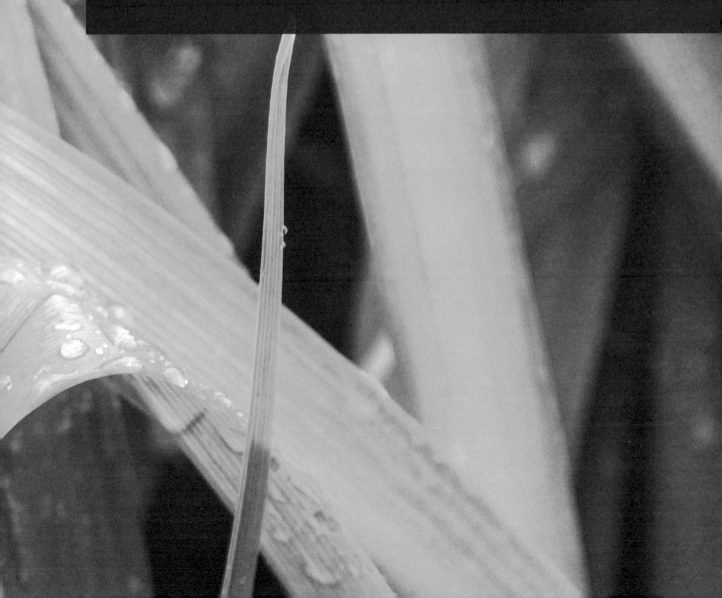

蜗牛的睡眠

　　蜗牛的睡眠习惯独特且迷人：与人类和其他动物不同，蜗牛既不在白天活跃，也不昼伏夜出。它们想睡就睡。它们通常会断断续续地睡上 13 ~ 15 小时，然后在接下来的 30 小时内都能保持精力充沛。有趣的是，蜗牛的睡眠习惯取决于天气。它们需要水分才能生存，因此如果天气过于干燥，它们就会进入干眠状态，而这种状态的持续时间可长达 3 年。

狐狸和兔子在那里互道晚安！

这其实发生在一个偏远地区。当然狐狸是兔子的天敌，但让我们继续沉浸在浪漫的想象中吧——狐狸和兔子互道"晚安"，然后进入动物们的梦乡。在梦中发生了一些有趣的故事。

《土拨鼠之日》

在这部拍摄于 1993 年的电影中，比尔·默瑞饰演一位傲慢的记者。在土拨鼠日这一天，他要报道小镇上一年一度的传统活动：如果土拨鼠在这一天醒来并投下影子，那么接下来的 6 周都会非常寒冷；如果没有影子，就意味着春天马上来临。比尔在这一天陷入了时间循环，每次都会在土拨鼠出现的那天醒来。

睡在一起能产好奶

奶牛是群居动物，喜欢与其他奶牛结伴生活，彼此可以形成亲密关系。与其他四条腿的食草动物一样，奶牛也可以站着睡觉，但要想进入深层的快速眼动期，它们就必须躺下。在夜间聚集并相互照顾是它们自我保护的本能之一。奶牛是非常情绪化的动物。研究表明，奶牛如果与它们认为的朋友保持密切联系，其压力水平就会降低，从而产出质量更好的牛奶。

"一切为了狗狗，一切为了腊肠犬！"[1]

为了心爱的四脚兽朋友，我们什么做不出来呢？甚至有人专门为狗狗谱写催眠曲！根据格拉斯哥大学的研究，这些毛孩子们更青睐雷鬼、轻摇滚和古典乐，而重金属音乐并不是它们的心头好。

[1] 源自德国情景喜剧《管理员克劳斯》，其中主角们组成了一个小团体，每人都有一只可爱的腊肠犬。

狗狗的梦

研究人员一致认为：狗也会做梦。当四脚兽平躺在地上，四肢开始划动，真是一个有趣的画面！它一定是梦见了上一次散步的场景。

"不要自找麻烦"

这句谚语最初来自英语 Let sleeping dogs lie（直译为"让睡着的狗躺着"），指的是即使争吵尚未解决，但事情也已经过去了，最好不要旧事重提。

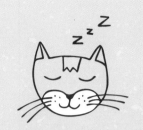

打哈一欠

感觉累了吗？有些动物，比如狒狒，并不是因为累了才打哈欠，而是一种威胁的姿态。狗打哈欠确实是因为累了，但也会被人类打的哈欠所传染。根据科学家的研究，这是一种情感亲近的表现，因为狗不会和陌生人一起打哈欠。马打哈欠看起来很有趣，有点像是在笑。不过，如果打哈欠过于频繁，这对于蹄类动物来说就成了一个严肃的问题，因为这可能是疼痛的表现。另外，老鼠——估计还有许多别的动物——打哈欠是为了达到较低的"机体运行温度"。动物的大脑越大，就越需要降温，所需的散热时间也越长，打哈欠的时间也就需要相应延长。因此，熊猫打哈欠的时间长达 4.28 秒，而老鼠却不到 1.5 秒。

> "猫装睡是为了看得更清。"
>
> ——作家弗朗索瓦－勒内·德·夏多布里昂

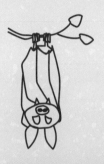

坐着、挂着、独眼

动物的有些睡姿看起来很不舒服。例如，火烈鸟单腿站立，狒狒蜷缩着坐在高高的岩石上，蝙蝠倒挂着，而海豚只闭一只眼睛。

手拉手睡觉

水獭在睡觉时会保持"手拉手"的姿态，这样做是为了避免被水流冲走或与家人伙伴分离。这种睡觉方式还有助于它们保护自己免受捕食者的伤害。通常情况下，它们会抓着家族中另一只水獭或伴侣的爪子睡觉。而由于水獭幼崽很难抓住父母的爪子，所以它们只能骑在水獭妈妈身上进食、游泳和睡觉。

> "聪明的狗在感觉到累之前就会睡觉。"
>
> ——记者沃尔特·鲁丁

睡得像土拨鼠一样甜

正如这句谚语所言，像土拨鼠一样睡觉的人可以睡得特别沉、特别香。然而人们在阿尔卑斯山观察土拨鼠的时候，发现它们非常灵活。冬天，它们会躲起来冬眠，在高山上，冬眠时间甚至长达 9 个月。

> "保持冷静，放轻松"
>
> ——树懒

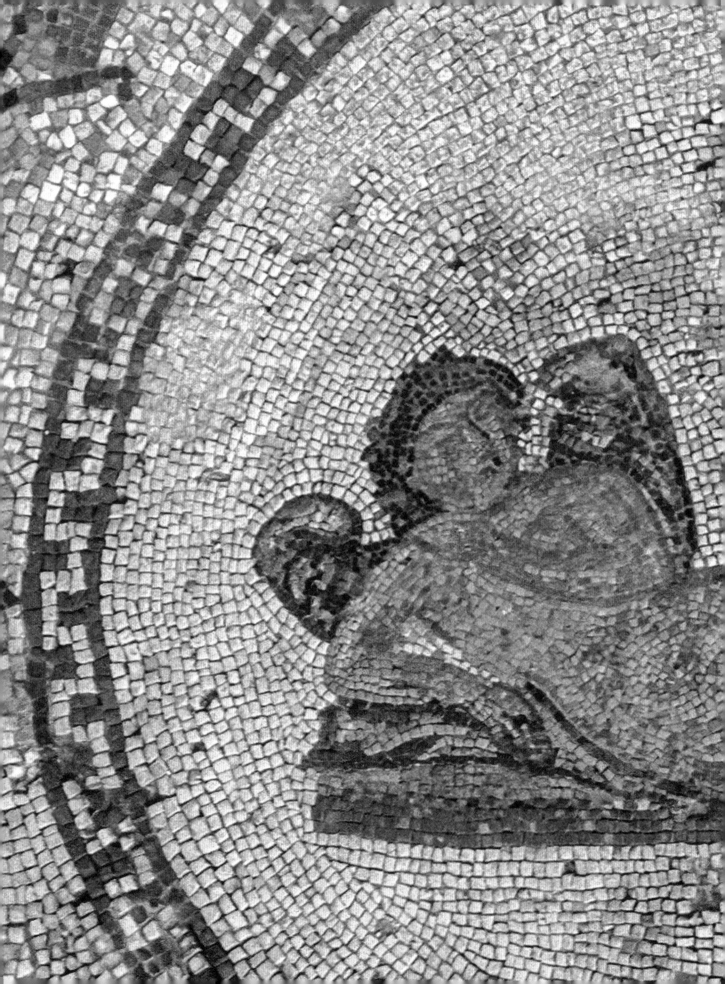

过去的人是
怎么睡觉的?

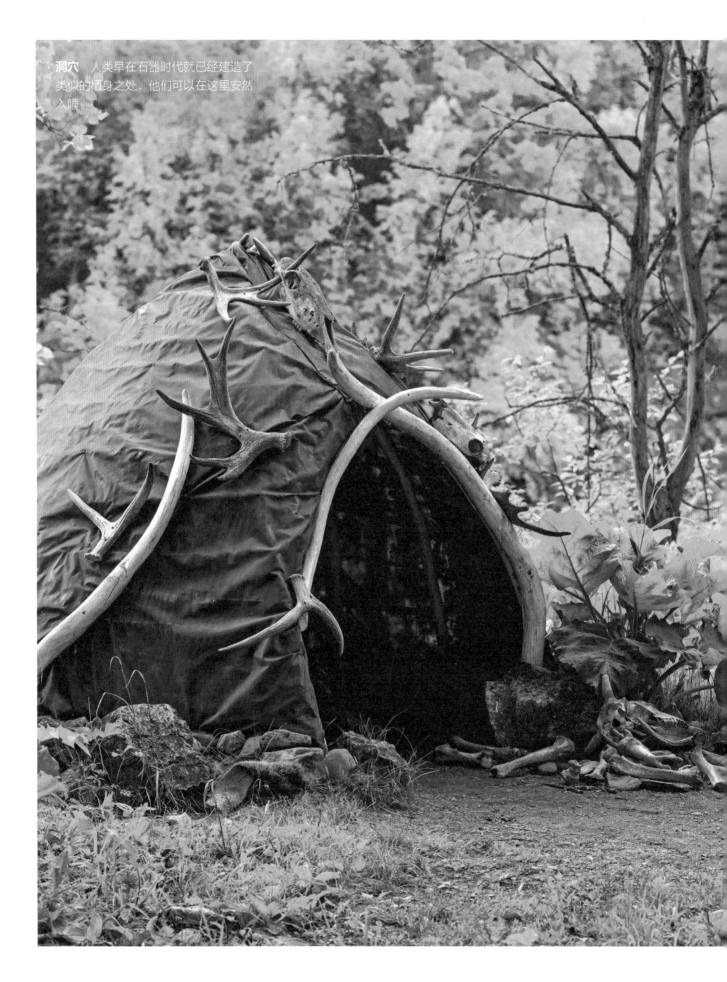

洞穴 人类早在石器时代就已经建造了类似的栖身之处，他们可以在这里安然入睡。

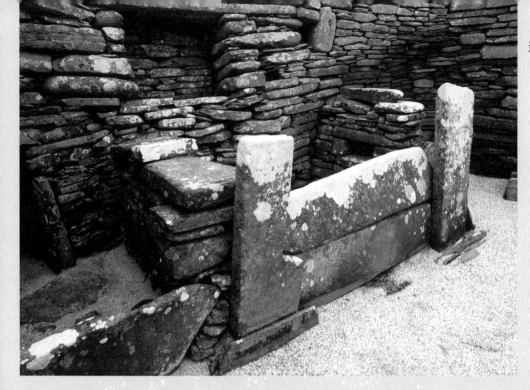

硬石板床　在奥克尼岛上有一处保存完好的新石器时代遗址，名为斯卡拉布雷，其中有一张用石板铺成的床，可以追溯到公元前约 3100 年至前 2450 年。躺在上面会有多舒服呢？

史前睡眠

原始人类夜间休息的条件和环境一直在发生着巨大变化。睡觉的地方也是如此。我们的睡眠旅程始于史前时代。

寻找睡眠的足迹

我们对石器时代人们的睡眠习惯知之甚少，既没有相关文字记载，他们居住和睡觉的地方也没有留下多少遗迹。即使他们真的有固定住所，其建筑材料通常也无法抵挡千年风雨的洗刷。

因此，我们必须开启侦探般的直觉，利用精密的科学方法来复原人类最早的睡眠习惯。

与洞穴无关

石器时代的人在洞穴中生活和睡觉——这只是一个流传已久的谣言，与实际情况并不相符。即使在远古时期，也没有人愿意在寒冷、难受、潮湿、阴暗的地方过夜。在暴风雨或其他危险来临时，人们顶多把洞穴当作临时借宿的地方。而通常情况下，人们睡在用木头搭建的简易棚屋里，或者睡在用兽皮搭建、由木质框架支撑的帐篷里。

所有东西全部打包？

史前人类最初是游牧民族。他们或独行，或结队，游荡在乡村里，以狩猎和采集为生。他们总是随身携带武器——要么自己背着，要么让动物驮着。只要某地有充足的食物，他们就会在那里停留；之后他们会带着行囊继续寻找下一个栖身之地。

"睡美人" 考古学家将这尊雕塑命名为"睡美人"。这座体积庞大但十分精巧的雕塑发掘于地中海马耳他岛的一个地下避难所中。这座地下圣殿的使用时间为公元前 3800—前 2500 年。

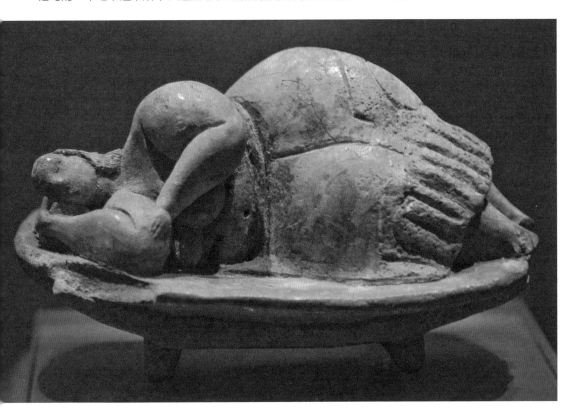

一个房间，谢谢！

在距今 1.2 万年的新石器时代，人类逐渐开始了定居生活。只要某处的土地能提供足够的食物，人们就会在那里安顿下来，从事农业和畜牧业，并用黏土建造房屋。一个个大家庭住在大小合适的房子里，有史以来第一次出现了用于睡觉的房间。但是当时没有多余的房间，所有人只有一间卧室，甚至牲畜也和人睡在一起。

在那个时期还没有"睡在床上"这一说法。针对当时的情况，谚语"人怎么铺床，就怎么睡觉"[1] 有其特别的含义：游牧民族把光秃秃的土地当作过夜的床，或许还用兽皮、苔藓、草叶做装

---

[1] 可引申理解为"人过什么样的生活完全取决于自己的作为"。

饰。即使他们定居下来，简陋的房屋条件也变化不大。而像凯尔特人这样富裕的贸易民族，则睡在用金属做的榻上。

狩猎者、采集者和短时睡眠者

现代实验揭示了石器时代人类睡眠的惊人事实。过去，人们遵循着"日出而作，日落而息"的生活规律，这种观念深入人心。然而最新的研究表明，现在我们应该对这一观念的合理性进行检验。

科学家试图通过人种学比较来解码史前人类的睡眠模式。美国专家研究了非洲和南美洲原住民的睡眠习惯，发现他们的社会结构和生活条件与史前文明最为相似。

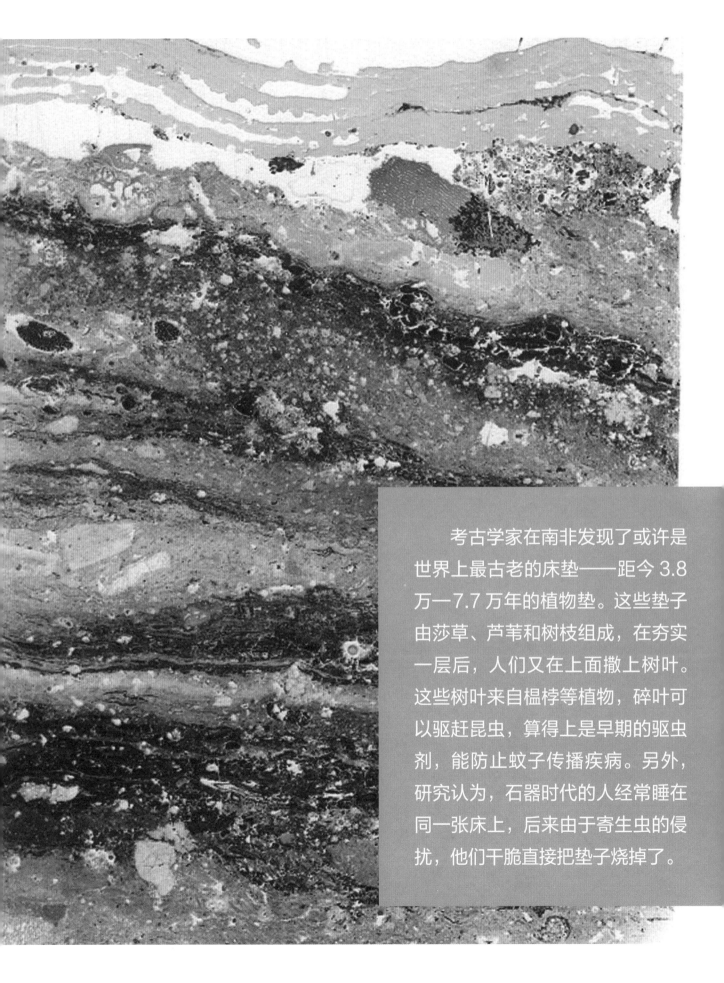

考古学家在南非发现了或许是世界上最古老的床垫——距今 3.8 万一7.7 万年的植物垫。这些垫子由莎草、芦苇和树枝组成，在夯实一层后，人们又在上面撒上树叶。这些树叶来自楒梓等植物，碎叶可以驱赶昆虫，算得上是早期的驱虫剂，能防止蚊子传播疾病。另外，研究认为，石器时代的人经常睡在同一张床上，后来由于寄生虫的侵扰，他们干脆直接把垫子烧掉了。

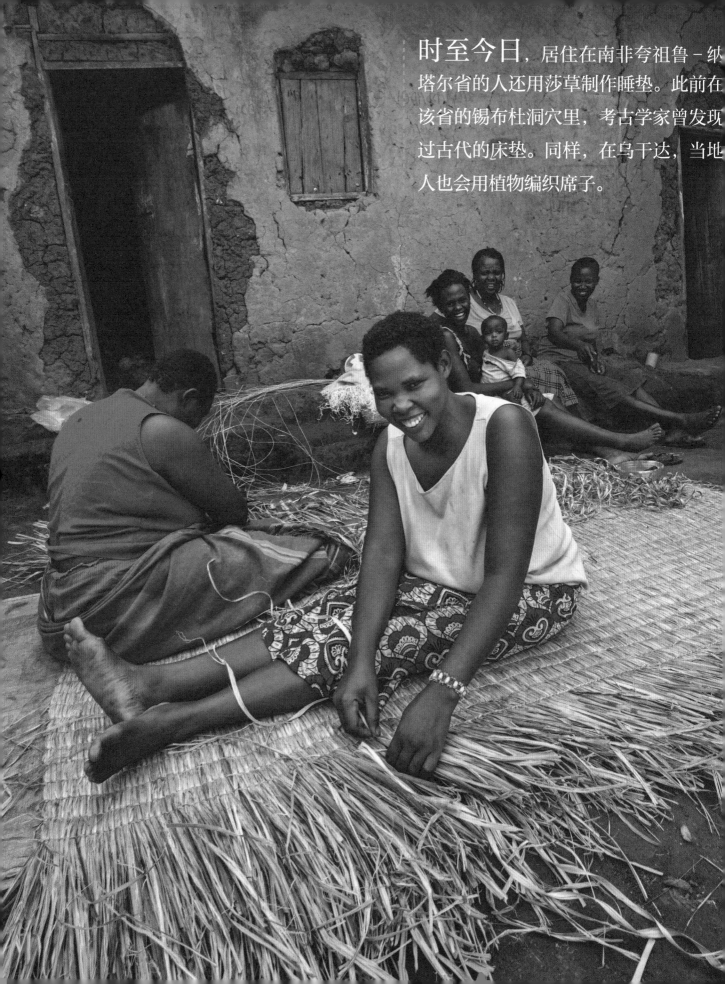

时至今日，居住在南非夸祖鲁－纳塔尔省的人还用莎草制作睡垫。此前在该省的锡布杜洞穴里，考古学家曾发现过古代的床垫。同样，在乌干达，当地人也会用植物编织席子。

历史上的滑轮床　公元前 6 世纪，在今德国巴伐利亚州的霍赫多夫，有一位凯尔特王子隆重下葬。墓冢下的墓室中不仅有死者安眠，放置着许多墓葬物品，还有一个名为"克里奈"的家具——已故王子的灵床（如下图）。据此，我们可以看到富人权贵是如何睡觉的。它展现出极度的奢华：克里奈上装有轮子，可以前后移动，这是历史上最早的滑轮床之一。

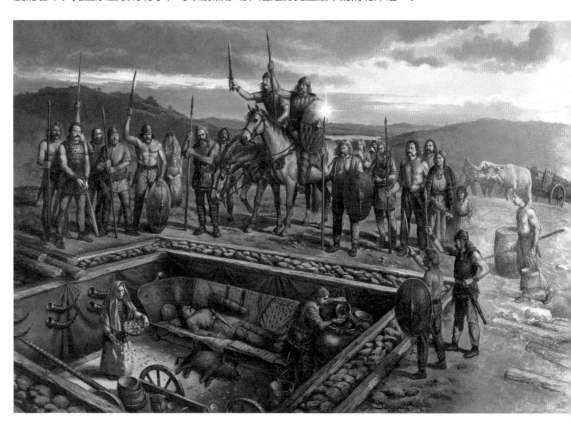

结论非常惊人：石器时代的人绝对不是嗜睡者。狩猎者和采集者每晚的净睡眠时间为 6 小时。清晨，他们神清气爽地开始工作。他们显然不会失眠，因为他们无须承受现代文明的压力，午睡或在餐间打个小盹儿也完全不是问题。

据推测，气温较低也是石器时代人类睡眠时间较短的原因之一。在当时，晚上和早上非常寒冷，因此与其挨冻，不如起床。天气炎热时，他们可能会休息得更好。

"像坟墓一样沉寂"？
——绝不可能！

解读史前睡眠的另一种方法则是研究当时建造的坟墓。在后世，人们明显将睡眠与死亡联系在一起。史前时代可能也是如此。人们以形似睡觉的稳定姿势下葬，面朝西方——太阳落山的地方。有证据表明，这种埋葬方式是参考了人睡觉的样子。

随葬品 法老图坦卡蒙的随葬品中有9个
头枕，有的用象牙和玻璃制成——巧夺天工，
精妙绝伦。其中有一个头枕甚至可以折叠起
来——像这个两端带有贝斯[1]面具的头枕，以
便旅行时携带。

① 古埃及的家庭守护神。

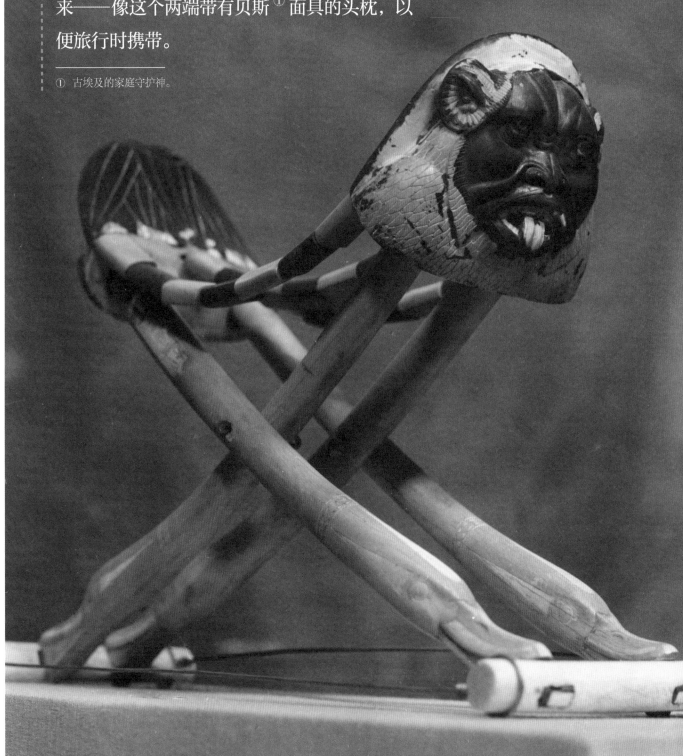

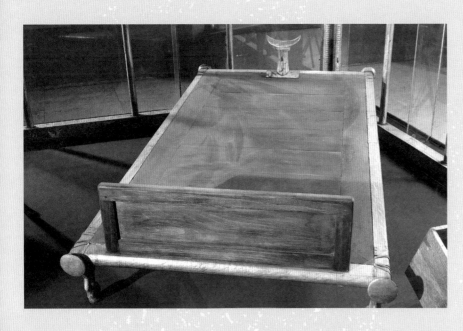

王室怎么休息　这张镶着金饰的木床属于古埃及王后赫特菲勒斯，据推测，她是法老斯尼夫鲁的妻子。床上有一个典型的头枕。在法老时代，古埃及人睡在屋顶上，夜晚的屋顶凉爽宜人。

古典时期的睡眠

在古希腊和古罗马时期，人们对睡眠进行了很多思考。他们将睡眠与不朽、死亡和清醒联系在一起，思考梦的启示，并认为睡眠具有治疗作用。

古埃及人的助眠剂

古埃及神话中有一片"原始混沌之水"——努恩。据说每天晚上，所有睡着的人都会来到这里，吸收天地精华，从而更好地迎接第二天的挑战。

现实中，古埃及人使用的头枕是用石头或木头制成的，顶部有一个半圆形的结构。头枕上通常装饰着保护神的图案，如守护神贝斯——人们认为他能在夜间驱走邪恶的凶灵。头枕被当作死者的遗物，与死者一同入葬，还可以抬起木乃伊的头，帮助死者复活。

除了精神上的寓意，头枕还有非常实际的用途：炎热的天气里，头枕可以让死者的头部远离地面，促进头部下方空气流通，同时免受害虫侵蚀。此外，头枕还能保护死者精致的发型。

难怪几个世纪以来，这种实用的头枕还一直在巴布亚新几内亚、日本和厄瓜多尔等地广为使用。肯尼亚的图尔卡纳族男性还会随身携带头枕，并且把它们当作座椅使用。

不朽、睡眠和死亡

在古代，美索不达米亚平原的苏美尔人中流传着脍炙人口的《吉尔伽美什史诗》。故事的主人公是乌鲁克的国王吉尔伽美什。他有一个雄心勃勃的目标：长生不老。对此，引领他前往亡灵世界的摆渡人建议他6天7夜不眠不睡，这样他就能获得渴望已久的不朽。但是吉尔伽美什没有坚持住，在此期间他睡着了。这个故事的寓意是，即使是这样一个光彩照人的人物，也不得不臣服于对睡眠的自然需求。

《吉尔伽美什史诗》中体现出来的主题是死亡和睡眠之间的紧密联系，这也是古希腊人和古罗

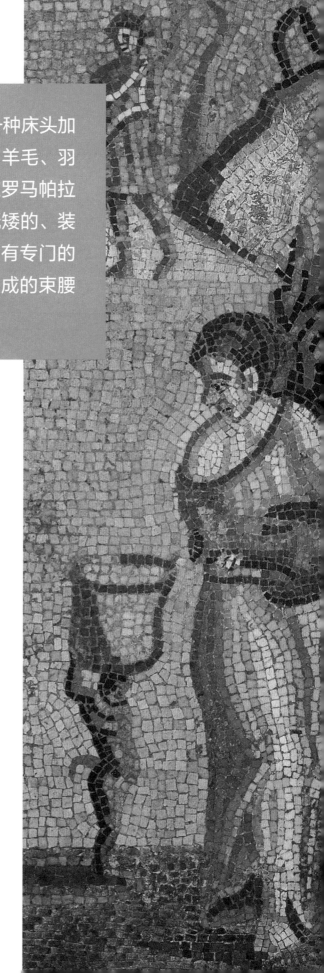

床（克里奈）：古希腊人和古罗马人睡在一种床头加高的木榻上。他们的毯子、枕头和床垫都是由羊毛、羽毛或芦苇填充制成的。古罗马皇帝奥古斯都在罗马帕拉丁山上有一座宫殿，晚上，他睡在一张极其低矮的、装饰简单的床上，以示谦逊。另外，古罗马人没有专门的睡衣，睡觉时，无论男女都穿着羊毛或亚麻制成的束腰内长袍，白天就在长袍外面套一件外衣。

马人的普遍观念。古希腊人认为，睡神修普诺斯、死神塔纳托斯和黑夜女神倪克斯分别掌控着睡眠、死亡和黑夜。当夜晚来临，人类沉睡，看起来就像死了一样。但人会呼吸——有一个明显的生命迹象：打鼾。

脱离死亡之路

公元前 4 世纪，博学多才的世界学者亚里士多德首次对睡眠进行了科学分析。他将睡眠定义为"清醒状态的缺失"。这听起来似乎平淡无奇，但亚里士多德将睡眠与清醒状态联系起来，从而赋予了睡眠更深刻的含义。他认为，睡眠与死亡状态毫无关系，而是清醒状态的必要补充。

梦——神的启示？

公元前 5 世纪，古希腊哲学家赫拉克利特说过这样一句名言："清醒的人共享同一个世界，睡着的人都有自己的私人天地。"这句话暗指梦的世界。古人对梦十分关注，对大多数人来说，梦并不是现代人所说的"泡沫"[1]：梦是来自神灵的信息，预示着未来。因此，当时人们对专业解梦者的需求量非常大。然而，诸如古罗马政治家、哲学家西塞罗这样的怀疑论者并不太相信有关梦的说法——如果诸神有话要对人类说，他们便会在白天说，因为那时人是清醒

---

[1] 源自德语谚语，意为"梦境如泡沫般虚幻、易碎"。

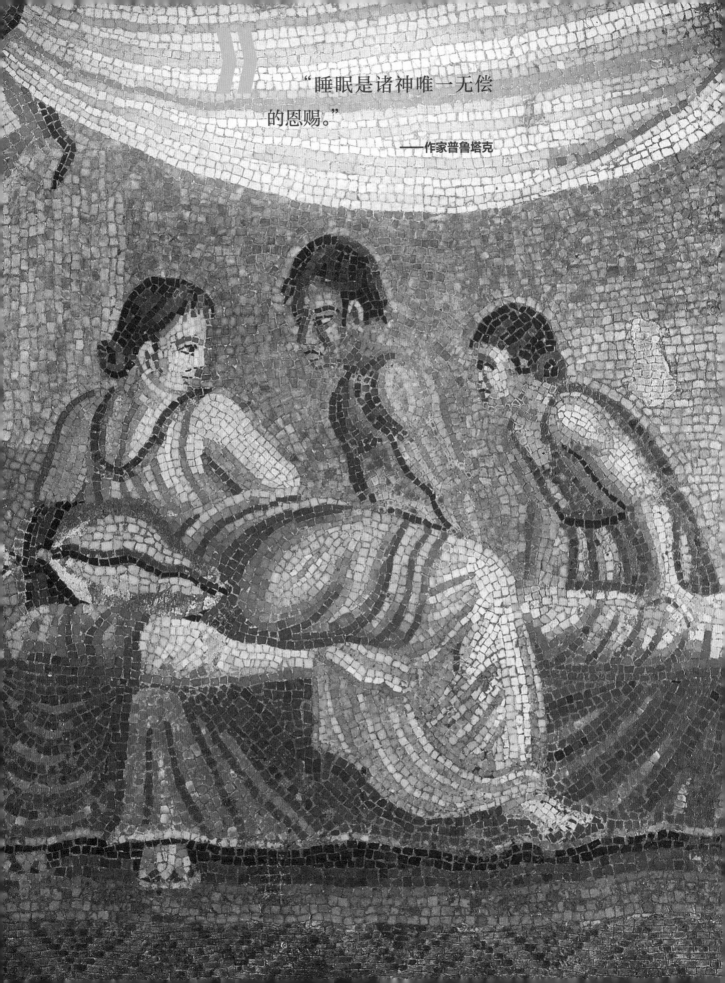

"睡眠是诸神唯一无偿的恩赐。"

——作家普鲁塔克

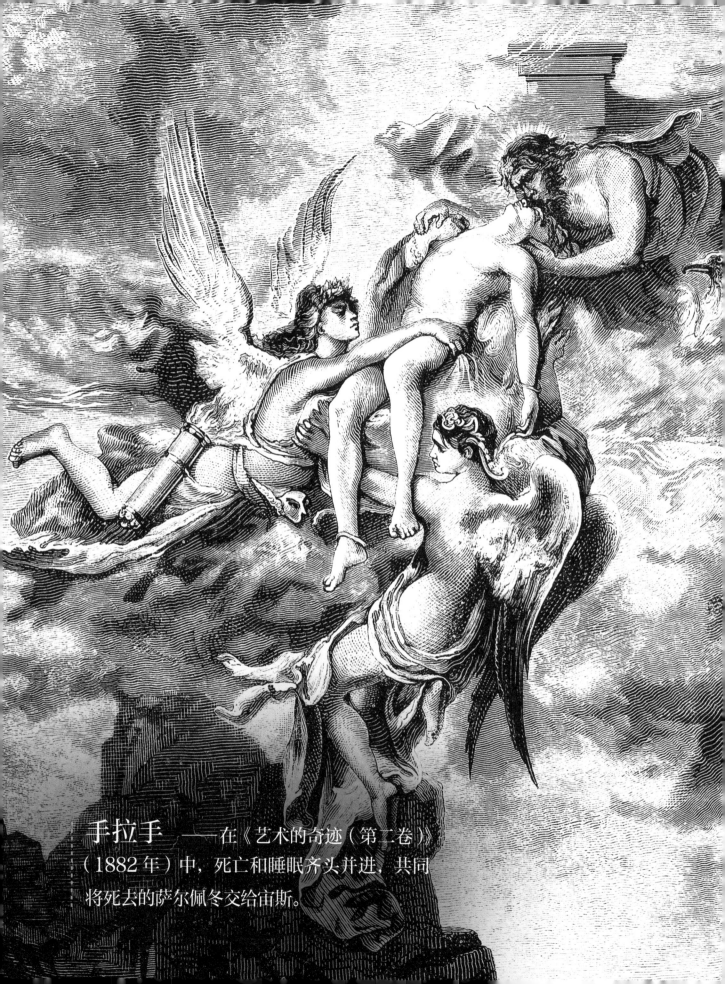

手拉手 ——在《艺术的奇迹（第二卷）》（1882 年）中，死亡和睡眠齐头并进，共同将死去的萨尔佩冬交给宙斯。

与众不同的头枕 在古代中国，权贵阶层流行使用陶瓷头枕，如图中这个精心设计的狮形瓷枕。

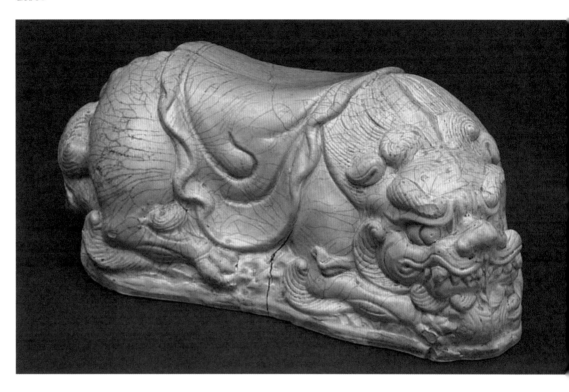

的，更容易接收神启。西塞罗认为，由于人们睡眠、做梦的频率极高，梦境内容成为现实几乎不可避免。

治愈的睡眠

古人睡觉是为了休息，为第二天积累新的能量，但也是为了治疗疾病。在古希腊医神阿斯克勒庇俄斯（Asklepios，古罗马人称其为 Aesculap）的圣殿里，人们提供神庙睡眠的特殊服务。患者要在一个大房间里与同病相怜的人共度一夜，在梦中，神会告诉他们如何治愈自己的疾病，甚至在当晚亲自治愈他们。艾匹陶鲁斯医神庙、科斯岛医神庙或佩加蒙神庙中的无数碑文都声称这种疗法确实有效——有一位妇女在怀孕 5 年后终于诞下一子，其子在出生后立刻活蹦乱跳，她因此

十分感谢神灵。然而，并非所有这些故事都经得起推敲，它们往往是相关神职机构杜撰的，希望以此吸引信徒。

坏名声

好睡者在古代的名声并不好。大多数有工作的人都必须早早起床，只有富人和闲人才有机会一直赖床到中午——或者"野蛮人"也可以。这是古希腊人和古罗马人对异族人的称呼。古罗马历史学家塔西佗撰写的《日耳曼尼亚志》广为流传，书中写道："日耳曼人通常会一觉睡到大天亮，然后再起来洗漱。"另外，他们睡上整整一天一夜也是常有的事。在这本书中，古罗马人并没有描绘真实情况，而是展现了他们作为"文明民族"高高在上的偏见。

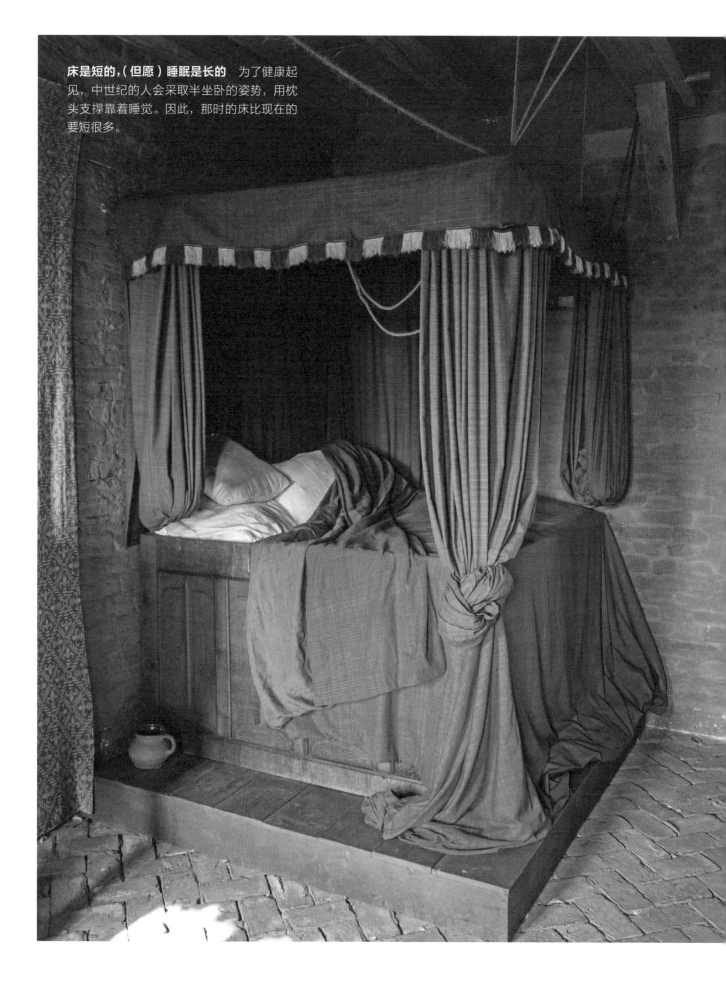

床是短的，（但愿）睡眠是长的　为了健康起见，中世纪的人会采取半坐卧的姿势，用枕头支撑靠着睡觉。因此，那时的床比现在的要短很多。

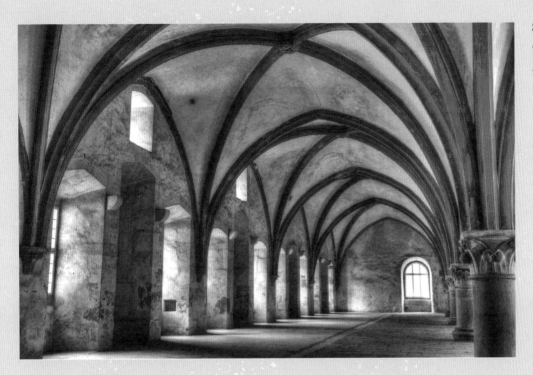

宿舍 在修道院，修女和僧侣睡在宽敞的大殿里。单间房是后来才流行起来的。

睡短床

中世纪的睡眠史上有两个显著的发展特点。除此之外，还有其他问题困扰着当时的人们：什么时间睡觉最理想？什么方法可以治疗失眠症？

睡眠神话

在中世纪，睡眠这一奇怪的现象是许多神话和传说的主题。例如，亚当的堕落是导致人们不得不睡觉的罪魁祸首：据说人类因此变得虚弱，需要通过睡眠来恢复元气。

床越短越好

中世纪欧洲的睡眠文化史上出现了两次革命性的发展：一次，床变短了；另一次，夜晚的睡眠时间被分为两个阶段。

针对前者，早期的科学解释是，那时的人比现在矮小得多，自然不需要使用长床。不过，现今的研究人员认为，中世纪的床之所以这么短，是因为那时的人们并不是伸直身体躺卧在床，而是以半坐卧的姿势靠着睡觉。据说那时人们这样做是因为一种医学理论：人躺下会导致头部血液倒流，从而严重影响健康，甚至危及生命。因此，人们在头下塞了一大堆头枕来支撑身体，再以这种姿势进入梦乡。

然而，这种"床越短越有利于健康"的准则只适用于富人、中上层阶级的人和注重养生的人。下层阶级的人不采用这种不舒服的姿势睡觉——他们根本不睡在床上，而是在稻草或干草堆上过夜。

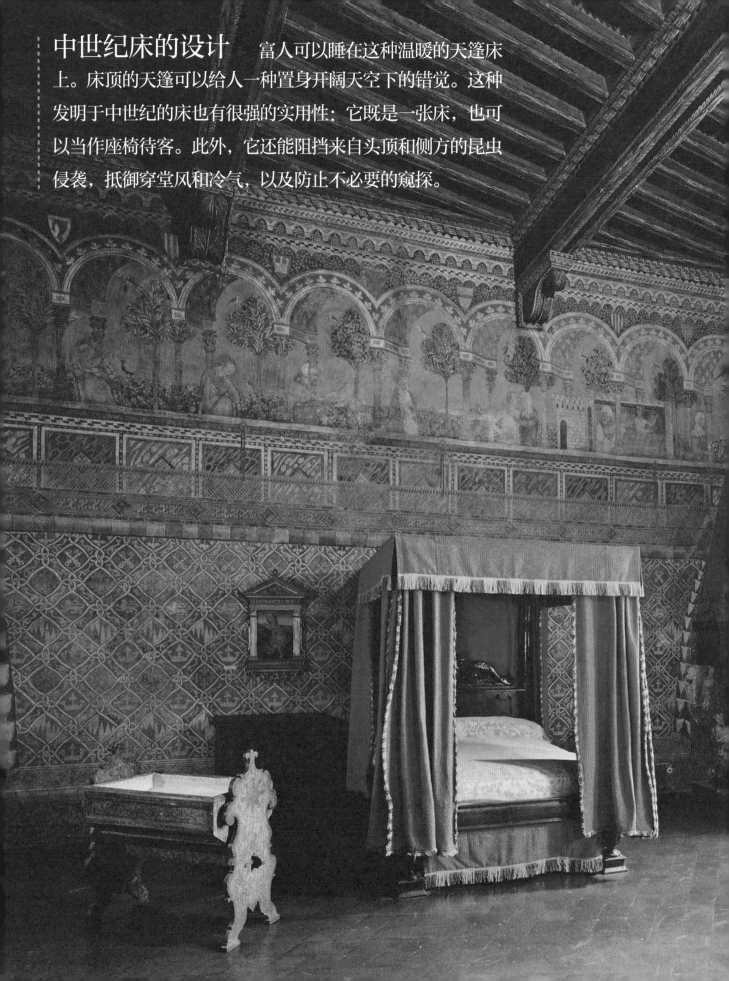

中世纪床的设计 富人可以睡在这种温暖的天篷床上。床顶的天篷可以给人一种置身开阔天空下的错觉。这种发明于中世纪的床也有很强的实用性：它既是一张床，也可以当作座椅待客。此外，它还能阻挡来自头顶和侧方的昆虫侵袭，抵御穿堂风和冷气，以及防止不必要的窥探。

高档的专属卧室：在中世纪的城堡中，这种内房是骑士和贵妇人的起居室和卧室。这种房间在意大利语中名为caminata，表示房间可以加热供暖。领主们或独自一人，或成双成对地在他们的房间里休息，而城堡中的其他人则挤在公共房间里睡觉。

夜晚的待办清单

中世纪睡眠文化的第二次革命与人们的睡眠节奏有关，现代研究人员称之为"双相睡眠"。中世纪的人很自觉地做了现代人不敢做的事情：他们半夜起床，参加丰富多彩的活动，例如与家人或同样醒着的朋友聊天，或者完成白天没有完成的任务：阅读、学习、打扫卫生……几个小时后，他们又进入第二轮睡眠，一直睡到清晨时分，日出鸡鸣，然后开始新一天的工作。

修道院里的僧侣和修女更是因为经常被召唤去祈祷而从睡梦中醒来。因此，修道会的创始人圣本笃建议他们不要不穿衣服睡觉，至少要穿一件衬衣，以便随时准备与上帝对话。

（中世纪）最佳睡眠时间

然而在中世纪，人们的睡眠时长并没有因为夜间活动而缩短，因为他们很早就上床睡觉了。但中世纪的学士告诫人们不要睡得太久，否则会发高烧，引发不适。此外，最好也不要在进食后立即入睡。贵族们在享用完丰盛的晚餐后，还会在睡前听音乐。音乐可用于治疗疾病。但是他们不会伴随音乐入睡，因为担心这样可能会在睡梦中坠入死亡的深渊。

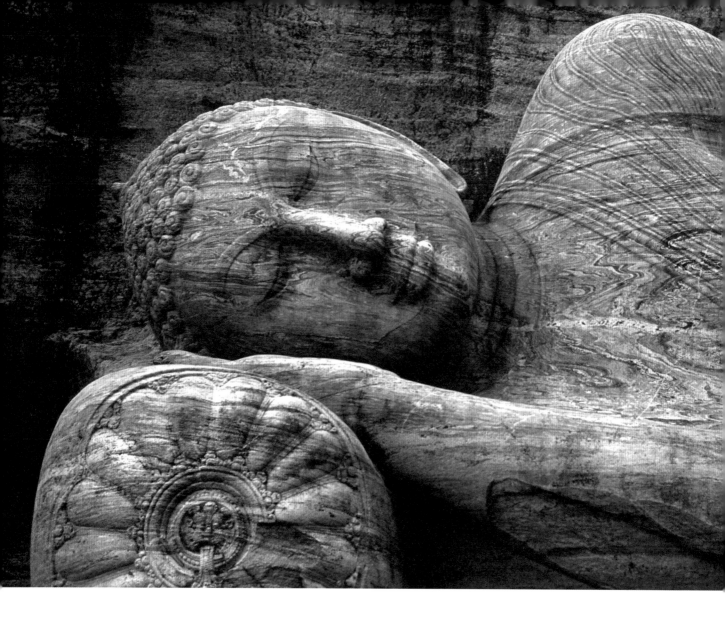

斯里兰卡 波隆纳鲁瓦古城的加尔维哈拉岩寺中的这尊卧佛像可追溯至 12 世纪。这尊 14 米长的岩刻佛像代表的究竟是沉睡的佛陀，还是已经进入涅槃的佛陀，目前尚不可知。值得注意的是，这尊佛像中的头枕设计得特别逼真和精妙，似乎把佛陀的头部重量也考虑在内了。

睡眠是最佳良药

　　中世纪的人就已经知道：睡觉本身有利于身体健康。博学的圣希尔德加德·冯·宾根是睡眠研究的先驱。她出生于 1098 年，直至 1179 年才过世，因此这位学者也因长寿而在健康领域树立了权威。这位圣本笃会的修女坚信，睡眠可以镇静神经，预防疾病，因此生病的人可以通过睡觉来治病。更重要的是：睡眠是人类生命的灵丹妙药。髓质是人体生命力的源泉，但人体会随着工作变得精疲力竭、虚弱不堪。在睡眠中，人失去

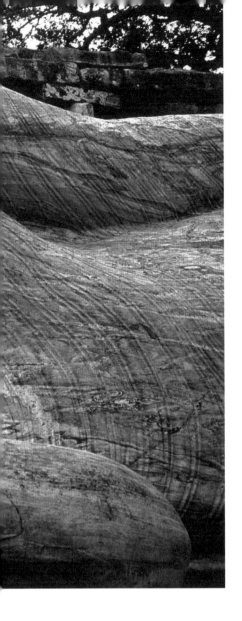

中世纪健康指南　《健康全书》是根据 11 世纪阿拉伯－基督教医生伊本·布特兰的著述改编的。该书介绍了食物、音乐等各种因素对人体健康的影响。书中道，睡眠和清醒之间的平衡对健康非常重要。

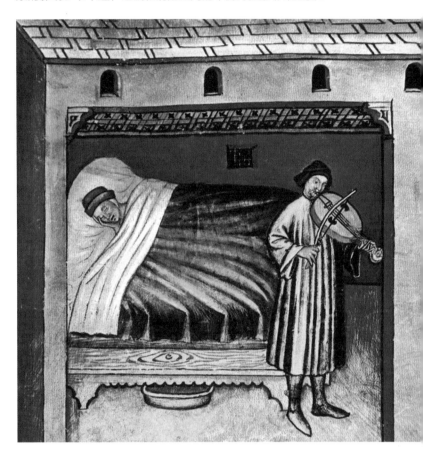

了对身体的控制，将自己完全交托给了髓质的治愈力量——髓质将在睡眠中被重新激活。

　　在修道院的草药园里，圣希尔德加德·冯·宾根还发现了一些用于治疗睡眠障碍或清除噩梦的药水。她建议人们在睡觉时随身携带槟榔草，这帮助了许多人安然入睡，进入甜蜜梦乡。此外，她还认为，用煮沸的茴香草热敷头部也有奇效。与此同时，其他医生则坚信，将紫罗兰油涂抹在手臂和腿脚上有利于改善失眠。

"啊，睡眠是多么吉祥的良药啊！沉沉的睡眠，平息悲伤痛苦的风暴。"

——出自中世纪著名世俗歌曲作品集
《卡尔米纳·布拉纳》

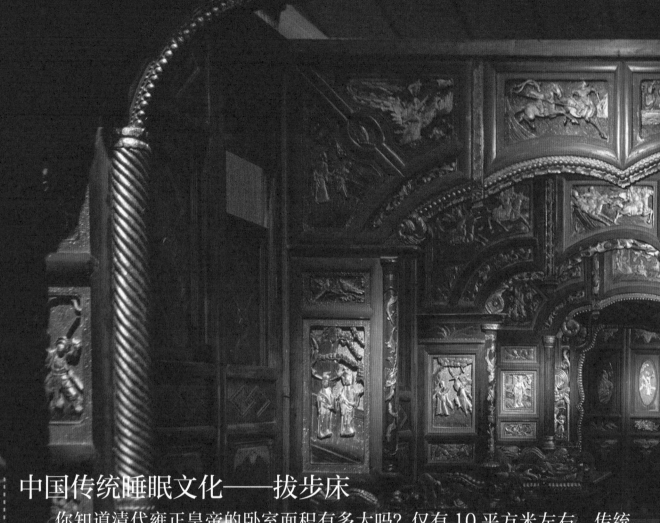

中国传统睡眠文化——拔步床

你知道清代雍正皇帝的卧室面积有多大吗？仅有 10 平方米左右。传统住宅风水学认为宅居能"藏风纳气"。空间小，利于保存体能，也就是保存人"气"；房间过大，则人的"气"会被分散出去，从而引发各种疾病。和也睡眠文化博物馆收藏的这张五进拔步床，作为清代高端卧室寝具的代表，每一进都比前面小，意为风水上所说的藏风聚气。一进、二进是用来摆放古董和丫鬟休息的地方，三进摆放字画，四进放洗漱用品，五进才是主人睡觉的地方。

拔步床在《鲁班经匠家境》中被分别列为"大床"和"凉床"两类，是中国明清时期流行的一种大型床。拔步床不仅是实用家具，也是一种反映当时社会文化和审美观念的建筑形式。拔步床在设计上注重私密性和实用性，同时也承载着丰富的历史文化内涵，体现了中国古人对私密性和舒适环境的追求，以及对于传统中式家居风格的坚持。

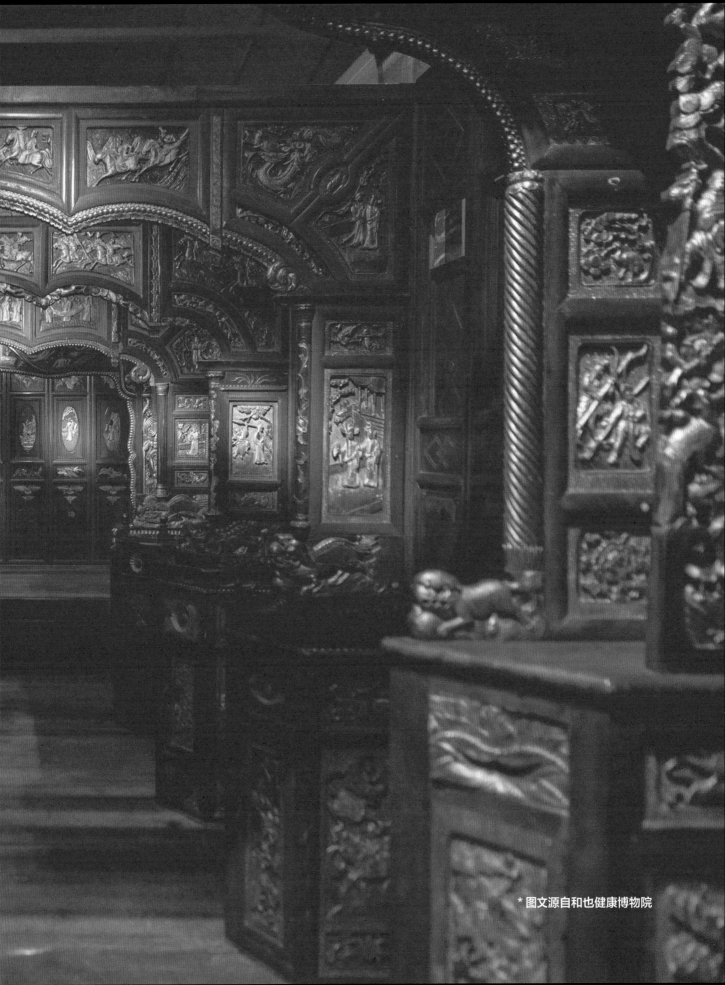

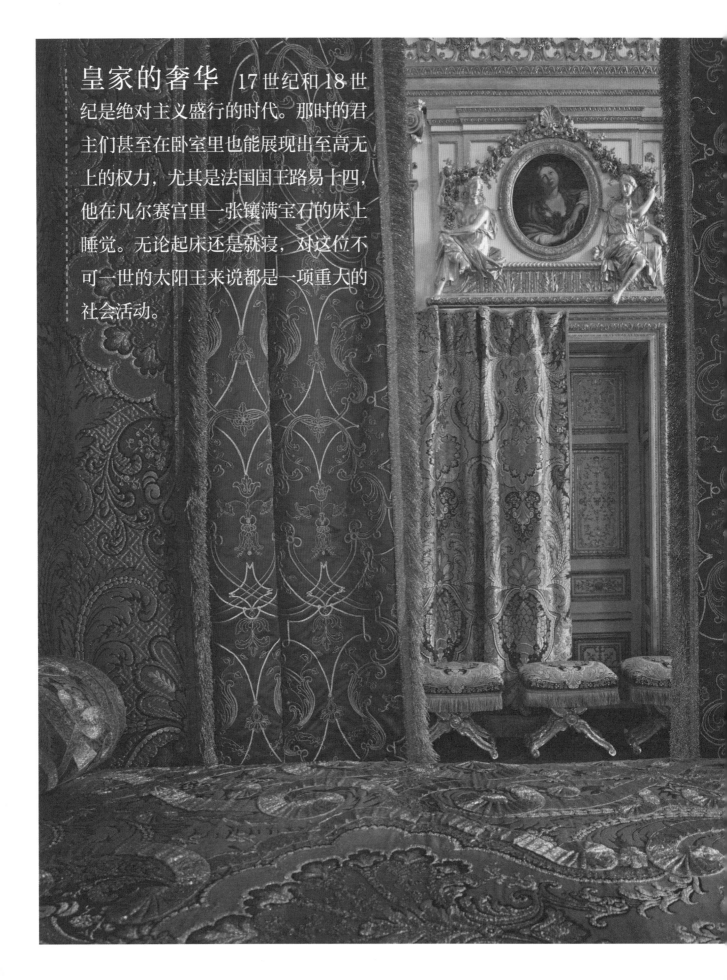

皇家的奢华 17世纪和18世纪是绝对主义盛行的时代。那时的君主们甚至在卧室里也能展现出至高无上的权力，尤其是法国国王路易十四，他在凡尔赛宫里一张镶满宝石的床上睡觉。无论起床还是就寝，对这位不可一世的太阳王来说都是一项重大的社会活动。

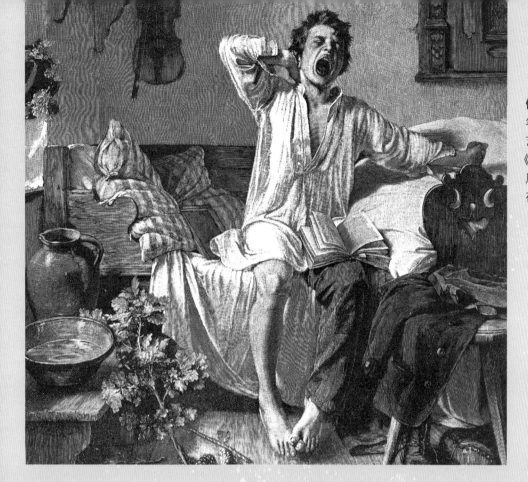

伸一伸懒腰，打一打哈欠……
年鉴《大师木刻版画中的现代艺术》中，有一幅插图名为《巴黎的一家德意志葡萄酒餐厅》，其中所表现出的疲惫感在如今的人看来似曾相识。

美好的新时代？

随着现代的到来，一方面，嘈杂的城市给人们带来了睡眠问题；另一方面，也给人们带来了全新的舒适生活——他们的卧室焕然一新。当然，随之而来的还有关于理想睡眠时长的争论。

生活设施和工作日

在古希腊、古罗马时期和中世纪，拥有自己的卧室和床绝对是贵族和富人的特权。但这种情况在 16 世纪以来的近代早期发生了变化。由于工作条件得到改善，赚钱机会相应增加，越来越多的人享受到了更舒适的生活。这一趋势在城市尤为明显。而在农村地区，只有富裕的农民才能负担得起这种奢侈的生活。当时人们称仆人为"下人"，"下人们"仍然睡在简单的营地和公共房间里，就算有床，也不得不与他人共用。

对于当时的大多数人来说，这样的情况也意味着每天要早起！手工业行会有严格的规定，人们要从早上 5 时一直工作到晚上 8 时。晚饭后，疲惫不堪的人们会立即回到卧室。他们揉揉惺忪的双眼，早早地进入梦乡。

在城市里——失眠

工业革命为人们改善睡眠环境再次创造了新的条件。19 世纪上半叶，工业革命始于英国，并影响了欧洲大部分地区。对于从农村涌入城市

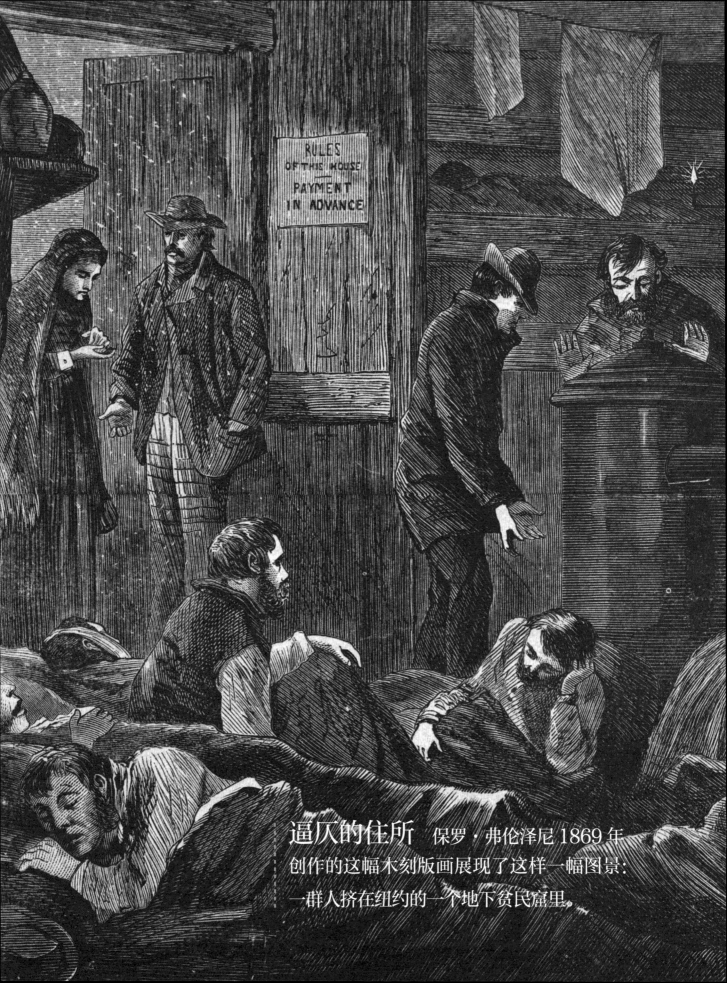

逼仄的住所 保罗·弗伦泽尼 1869 年创作的这幅木刻版画展现了这样一幅图景：一群人挤在纽约的一个地下贫民窟里。

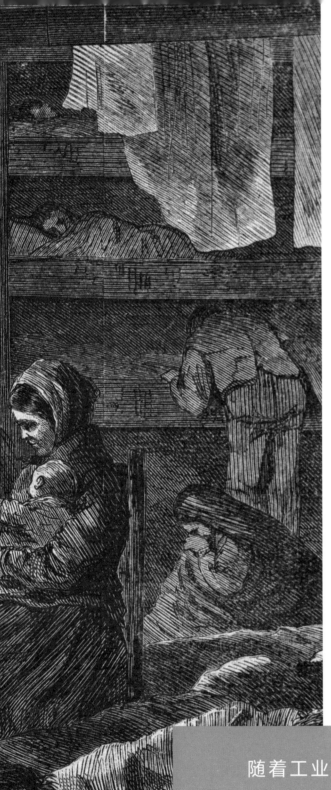

的工人来说，住房资源十分稀缺。许多人都住在逼仄的公寓里，床留给父母，软垫则留给孩子。要睡个好觉往往是痴心妄想：家里隔音很差，街上也太吵了，即使在晚上亦是如此。美国城市的情况也差不多。例如，许多资料都能证明，在纽约这座大都市的落后地区，生活条件和睡眠条件有多么艰苦。

寻求安眠药的帮助

自 19 世纪以来，除了在古希腊、古罗马时期和中世纪就已证明自身价值的传统草药，受到睡眠障碍困扰的人还有机会从现代化学的成就中获益。1831 年，德国化学家尤斯图斯·冯·李比希制成了史上第一种人工合成的安眠药——水合氯醛。然而，直到几十年后，水合氯醛用于麻醉和促进睡眠的效果才被明确证实。尽管科学在不断进步，但也并非所有人都愿意相信这些新奇的化学物质，他们还是宁愿坚持传统的家庭疗法。

睡午觉还是不睡午觉，这是个问题

在欧洲和美国的大部分地区——这些以伦理道德为指导的奋斗型社会——经常晚睡的人被认为一无是处，因为他们从上帝那里偷走了一天的时间。著名发明家本杰明·富兰克林在他的家谱

随着工业革命的到来，工人很难得到充足的睡眠：1840 年，工人每周的工作时间长达 83 小时。由于住房短缺，他们租用仍在工作的人的床铺，或者选择住在拥挤的宿舍里。

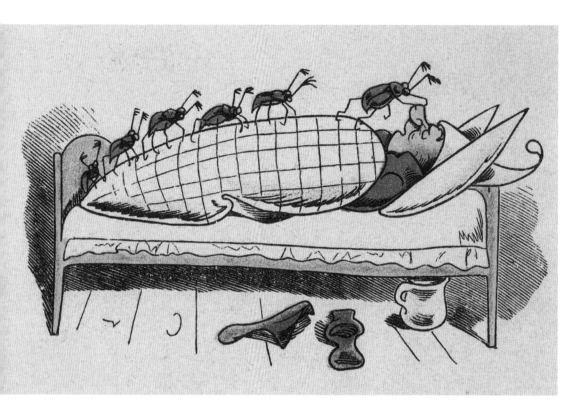

中写道："早睡早起使人健康、富有、聪慧。"在现代早期，人们就经常讨论午睡的意义和目的。许多南欧人（尤其是西班牙人）以及南美人对这一问题有着非常明确的看法：我们需要午睡。这一看法至今仍广泛流行。

"夜里想起德国，我便不能安睡。"德国诗人海因里希·海涅（1797—1856）患有一种特殊的睡眠障碍。鉴于德国的政治局势，他在1844年写下了这些名句。

严格来说，他们认为应该在中午休息。"午休"一词来自拉丁语，意思是"第6个小时"——从标志一天正式开始的早上6点算起。不过，午休爱好者要到下午1点或2点左右才会去休息，且午睡时长可以持续几个小时。白天午睡的原因显而易见：在最炎热的时候工作没有意义。因此，南欧人和南美人晚上睡觉的时间通常要比世界其他地方的人晚得多。

布置卧室

19世纪早期，欧洲进入毕德迈耶尔时期。资产阶级在自己的家里，在卧室和床上，充分享受舒适的环境。夜壶、睡帽和保暖袜子等睡眠用具已成为标准配置。热水瓶也早已问世：16世纪初，市场上就出现了第一批热水瓶——当时还是锡制的。在随后的几十年里，它们在欧洲人的卧室里成了绝对的畅销品。

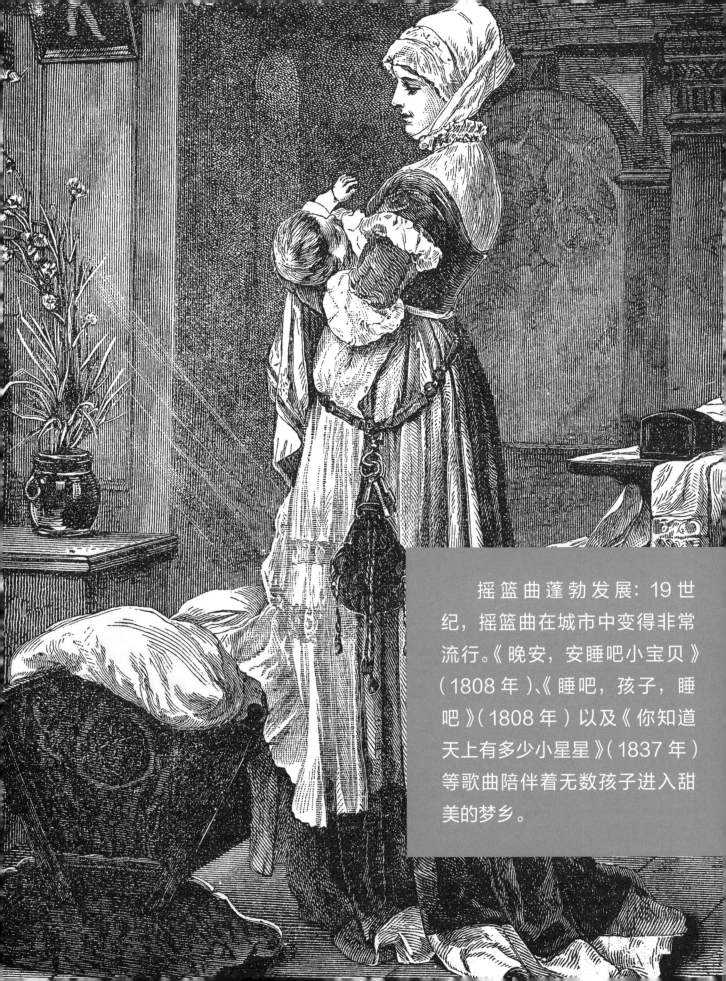

摇篮曲蓬勃发展：19世纪，摇篮曲在城市中变得非常流行。《晚安，安睡吧小宝贝》（1808年）、《睡吧，孩子，睡吧》（1808年）以及《你知道天上有多少小星星》（1837年）等歌曲陪伴着无数孩子进入甜美的梦乡。

促成完美睡眠的最佳发明

无论是睡眠眼罩、床垫还是闹钟，它们都改变了全世界的睡眠状况。下文中，你将看到更多伟大的发明。

> "大脑是一个神奇的器官：
> 它从你起床开始就不停地工作，
> 直到你走进办公室。"
>
> ——诗人罗伯特·李·弗罗斯特

精妙绝伦的设计

2011年有报道称，最古老的床垫距今已有7.7万年，是在南非的一个洞穴中发现的。此前人们只发现过2万~3万年前的床垫，例如以色列的一个垫子距今已有2.3万年。19世纪的床垫也许更舒适。那时，弹簧床垫开始流行；而泡沫床垫在第二次世界大战后出现，经济又实惠。1898年，床垫制造商塞缪尔·布朗开始生产盒式弹簧床垫——就连"泰坦尼克号"的乘客也睡在这种床垫上。

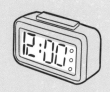

多睡一会儿

并不是每个人身边都有一只喔喔叫的公鸡在清晨打鸣，提供重要的叫醒服务。正因如此，闹钟的发明深受人们喜爱。第一批带有唤醒装置的时钟早在15世纪就诞生了。到了近代，更先进的闹钟面世了：19世纪，产自黑森林的闹钟特别受欢迎。但最具突破性的发明是带"贪睡按钮"的闹钟：自20世纪50年代起，这种闹钟每隔9分钟就会响一次，直到人们忍无可忍，最终决定起床。

> "在接下来的几周里，
> 我一次又一次地按着
> '贪睡按钮'，狂热地希望
> '早晨'能够自己卷铺盖走人，
> 让我一个人清净地待着。"
>
> ——布里特妮·卡瓦拉罗
> 《夏洛特的研究》

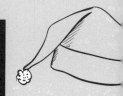

相当聪明

弗朗西斯科·桑托斯用自己现代的方式诠释了如何"把钱藏在床垫下"：2013年，这位西班牙人发明了一种内置保险箱的床垫。当时，许多西班牙人因金融危机而对银行失去信心，于是他萌生了这个想法。这款安全床垫显然大受欢迎。这样人们就能睡得更安稳吗？

让全世界只剩下自己

1930 年，第一副睡眠眼罩申请了专利：来自加利福尼亚的亨菲尔夫妇发明了一款可调节大小的眼罩，戴上它，人们就能迅速进入黑暗环境。随着时间的推移，睡眠眼罩变得越来越精致，越来越流行：航空公司会在飞机上分发眼罩，奥黛丽·赫本在电影《蒂凡尼的早餐》中使用的睡眠眼罩则一举成为万人追捧的商品。这种别致的眼罩成为人们旅行时隔绝外部世界、尽享清净的必备品。如今，有些眼罩可以安装制冷垫或加热垫，有些款式则稍重一些，可以让人平静下来。同时，睡眠眼罩不仅是一种实用的睡眠用具，也是时装秀上的配饰，甚至被大众上传到了社交平台"照片墙"（Instagram）上。

> "晚睡早起的人知道什么是'黎明'。"
>
> ——记者罗伯特·莱姆克

空间利用的奇迹

孩子们的卧室空间太小了？没问题！现代的双层床（也称"上下铺"）完美地解决了这个问题。现在，孩子们可以舒舒服服地一起睡觉了。

光源

电灯的发明对人们的睡眠习惯产生了重大影响：灯泡的出现改变了我们的睡眠节奏。夜里，我们不再遵循"双相睡眠"，而是连续睡上完整的一觉。人们在灯光下比在烛光下更容易保持清醒，因此直到深夜才上床睡觉。"双相睡眠"已经成为过去式。

消除噪声

古希腊诗人荷马在《奥德赛》中描述了如何制作耳塞：用蜂蜡制作小球，以便阻挡海妖的歌声。来自西里西亚的马克西米利安·内格弗也听过这个故事。在一连串实验后，他于 20 世纪初（1907 年）发明了"耳塞"——这个名字的含义是"耳朵的安宁"。

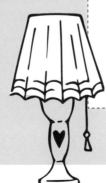

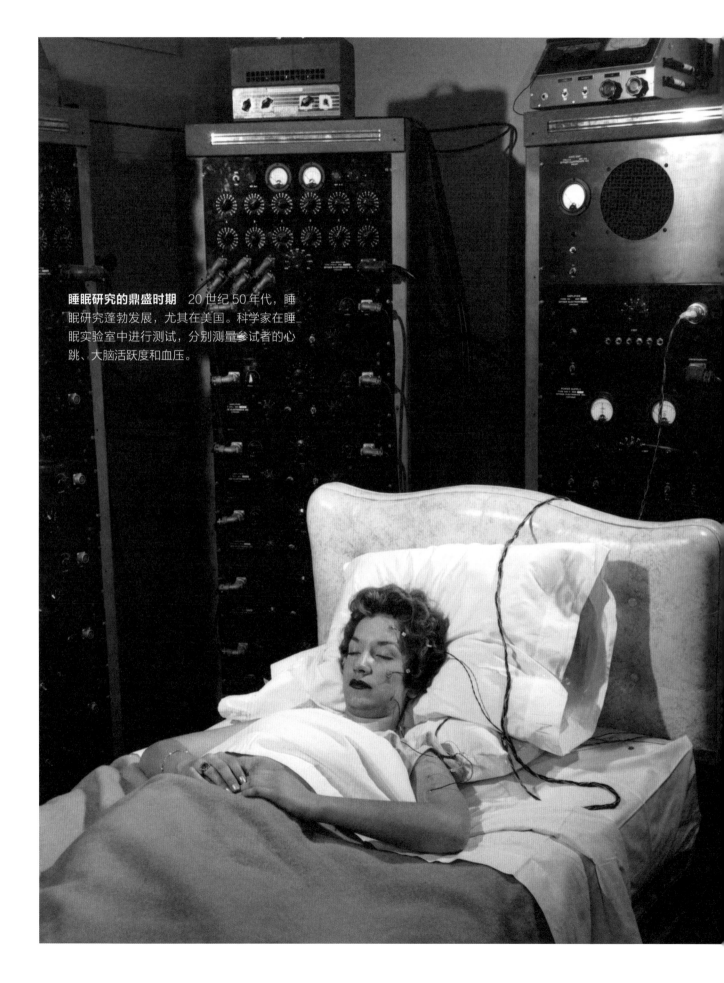

睡眠研究的鼎盛时期 20 世纪 50 年代，睡眠研究蓬勃发展，尤其在美国。科学家在睡眠实验室中进行测试，分别测量参试者的心跳、大脑活跃度和血压。

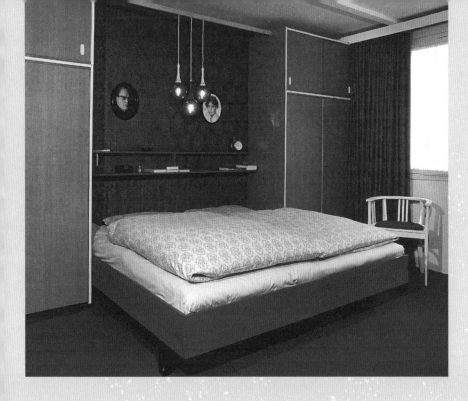

功能性　自 20 世纪 60—70 年代起，床变得越来越大。图中展示的是一间民主德国时期的卧室。

新的睡眠方式

从对睡眠进行深入研究开始，到发明新的睡眠辅助工具，再到床的变化：20 世纪的睡眠方式发生了许多改变！

为了改善睡眠而走过的弯路

20 世纪迎来了睡眠研究的高潮。来自美国的科学家在这一领域有着绝对的话语权。然而，他们主要关注的并不是如何帮助人们改善睡眠。在第二次世界大战和"冷战"期间，他们优先考虑的是军事和航天领域。不过，普通大众也能从中获益。

在此期间，人们了解到在什么时候以及什么条件下睡觉能产生最优效果，也认识到了睡眠当中哪一阶段做梦最密集。20 世纪 50 年代，来自美国的医生从年幼的实验对象身上发现了快速眼动期：根据科学家的研究，儿童在睡眠过程中会经历几次快速眼动期，以眼皮的跳动和抽搐为标志。在这些阶段，儿童睡得很沉，梦境特别生动。那些在快速眼动期被唤醒的孩子，醒来后仍能非常生动详细地描述梦的内容。

与大地亲密接触

20 世纪初，布团（Futon）在日本流行起来。这是一种直接放在地板上使用的睡眠用具，通常带有一个顶盖。

在德国，露营度假是在"黄金 20 年代"[①] 前后发展起来的：人们睡在森林里的土地上。在帐篷里，人们睡在折叠船先驱卡尔·约瑟夫·路德发明的现代羽绒睡袋里。此外，20 世纪还涌现出许多舒适的床型，如墨菲床、弹簧床等。

[①] 20 世纪 20 年代，德国处于魏玛共和国时期。这是一个充满活力和创造力的时代，德国在政治、经济、社会、文化等方面都取得了迅猛发展，因此这个时期也被称为德国的"黄金 20 年代"。

小睡风潮 20 世纪 50 年代的一天，邮局秘书芭芭拉·斯考伯正在办公桌前小憩。20 世纪，
小睡的习惯从日本传入欧洲和美国。

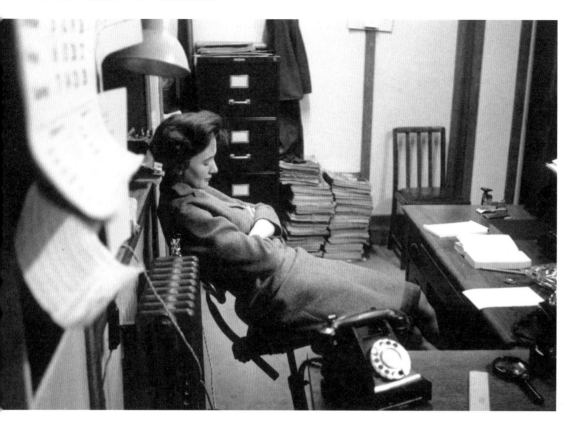

睡眠辅助药物

当人们难以入眠时，就必须服用药物。安眠
药越来越流行，使用化学药剂辅助睡眠变得越来
越容易。自 20 世纪 50—60 年代以来，尤其是在
现代工业化国家，压力过大的管理层往往会服用
五颜六色的药丸和药酒来放松身心，求得一夜安
眠。其中最受欢迎的是巴比妥酸盐。起初，人们
并不了解这些药物的副反应；到了 20 世纪 90 年
代，药店里就基本上买不到这些药了。

在睡梦中变美

有时候，镜子里刚起床的我们没那么赏心悦
目。因此，在美国，美容睡眠运动应运而生。如

何在睡眠中变美？广告上说得很简单：只要取适
量面霜涂抹在脸上即可。睡觉时，面霜会渗透至
深层皮下组织，从而起到修护作用。到了第二天
早上，我们的皮肤就会像广告中那些状态良好、
容光焕发的人一样如获新生。

多样化的睡眠方式

20 世纪，世界变得越来越像一个"地球村"。
无论是富人还是平民百姓，都有能力去遥远的国
家旅行。因此，越来越多的人开始接触外国的风
俗传统，也开始了解不同的睡眠习惯。欧洲人遵
循"夜间 8 小时睡眠法"，因此，当他们听说日
本人在工作时会通过小睡来恢复活力时，不禁大

20 世纪 30 年代的不眠之夜　麦芽饮料阿华田的广告宣传能让人自然入睡。

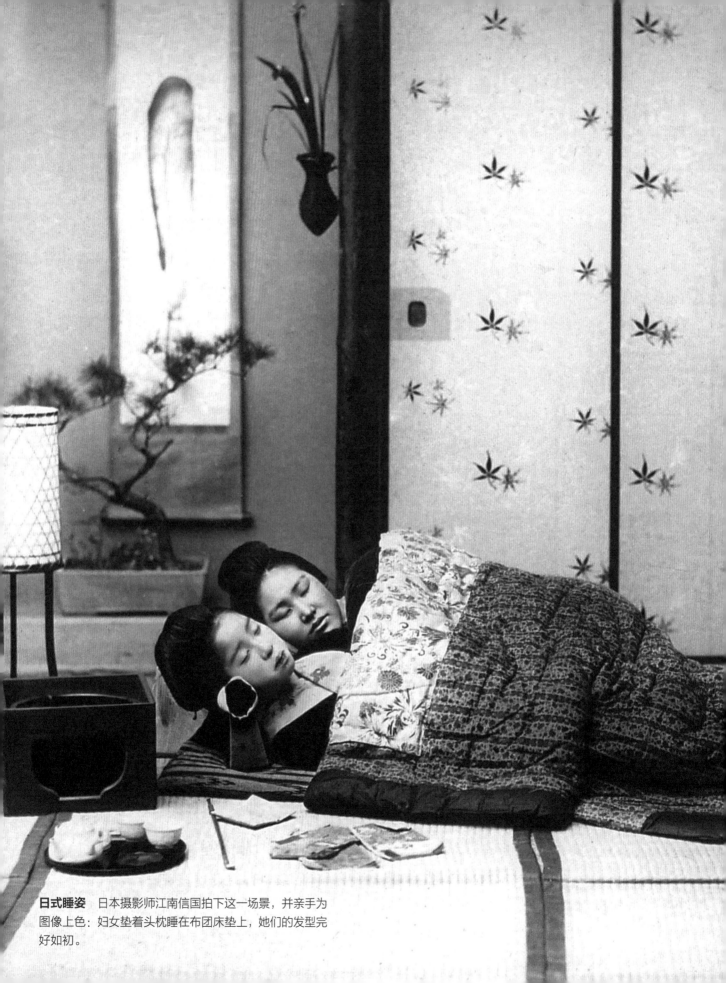

日式睡姿 日本摄影师江南信国拍下这一场景，并亲手为图像上色：妇女垫着头枕睡在布团床垫上，她们的发型完好如初。

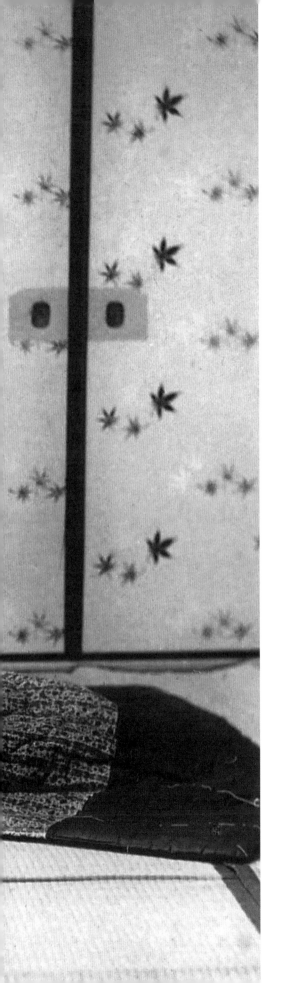

受震撼。在日本，这种睡眠叫作"在场时睡着"，指在工作、聚会和各种公共活动中睡着。这种睡眠时间很短，程度较浅，可以让睡觉的人继续感知周围的一切。不过，欧美人还需要相当一段时间才能适应自己的亚洲伙伴在会议上突然睡着的情况。

但日式的睡眠模式很快也在西方流行起来：人们逐渐习惯了在工作中小睡一下，以恢复精力。尽管有些老板对员工在办公室小睡的行为感到惊讶，但真实的数据让人不得不信服：根据美国国家航空航天局的计算，午睡 30 分钟过后，员工的反应能力提高了 16%。于是在欧洲，尤其是在美资企业中，小睡不再是一件羞耻的事。

体内的生物钟

自 1996 年起，欧盟的所有成员国都开始实行夏令时和冬令时。比如在德国，时钟在春季调快 1 小时，在秋季又调慢 1 小时。但是，有些医学专家对此敲响了警钟。他们认为，由于生物钟的作用，人体无法及时地对夏令时和冬令时的切换做出调整。事实上，许多人都表示无法改变自己的日常节奏，再三抱怨感到疲劳乏力，遭受睡眠障碍的困扰。但也有人对这种切换感到高兴，因为这意味着夏天的白天变得更长了，人们因此可以享受明亮的傍晚，晚一点再上床睡觉。

静卧在床　1969 年 3 月，英国摇滚乐队披头士的成员约翰·列侬和妻子小野洋子在阿姆斯特丹的一家酒店里卧床整整一个星期。对此，电视、报刊等媒体争相报道。人们在其他旅馆里纷纷效仿约翰·列侬。这次活动旨在传播和平之声，尽管它实际上并没有带来世界和平，但至少在一定范围内引起了轰动。

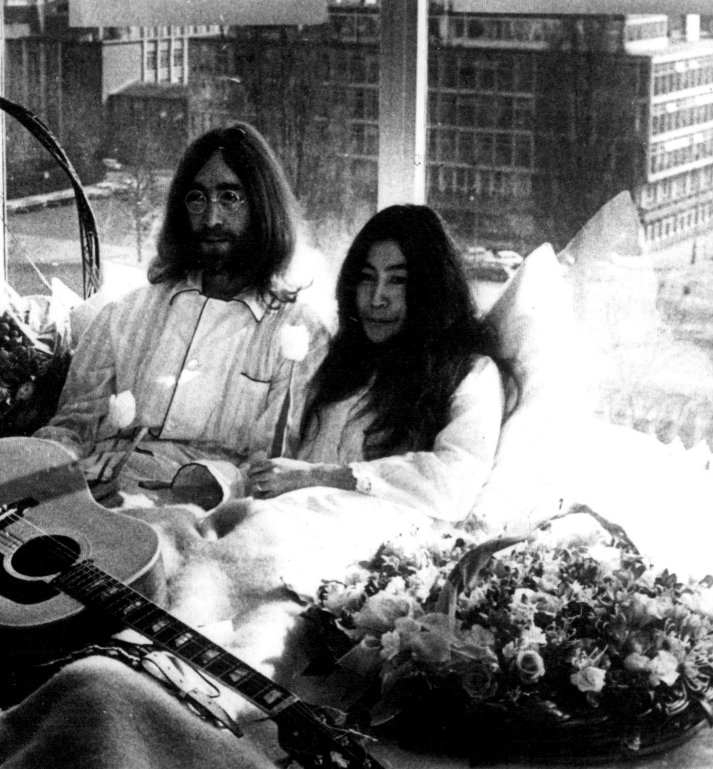

进阶的睡眠

先人已经发明了很多有用的东西来改善睡眠。如今，我们仍在努力提高睡眠质量：我们更进一步利用熟悉的睡眠用具，同时开发、引进新的小工具。至于它们是否真的能促进睡眠，让我们拭目以待吧。

> "发财靠的不是发明，
> 而是改进。"
> ——发明家亨利·福特

功能丰富的床垫

简易床垫不再流行，如今的床垫已经实现了数字化。例如，有些床垫可以识别和适应不同睡姿。一款由巴黎睡眠医师开发的智能型传感床垫可以放在普通床垫下，用于测量、分析和评估睡眠质量细节，如各睡眠阶段、心率、身体活动、呼吸等。同时，这款床垫也会记录打鼾情况，并通过一个应用程序生成温馨提示，将睡眠数据发送给医生。此外，还有一种置于床垫和床单之间的加热床垫，可以像电热毯一样预热床铺，确保温度适合入眠。这样的床垫有什么好处呢？它会设置合适的温度，使人放松肌肉，同时使室内保持适宜的温度和湿度。

新的拥抱伙伴

所有人都会感到孤独。荷兰的一个研究小组发明了一款会呼吸的助眠小机器人。它重约 2 千克，符合人体工程学。把它抱在怀里，我们能逐渐适应它的呼吸节奏，并减慢自己的呼吸。由于这个机器人内置集成扬声器，我们还可以聆听轻快的音乐。

玩转光线

用光线代替铃声：现在有一些闹钟可以让睡着的人在逐渐增强的光线中醒来。光不仅是起床的好帮手，还可以助眠，以及在半夜让人继续沉睡。光线节拍器将一个蓝色光锥投射到天花板上，光锥或膨胀，或收缩，根据它的形状变化，我们能调整呼吸节奏，放松身体，平静入睡。另外，有一款眼镜会吸收光线，尤其是使我们保持清醒的蓝光。在睡前戴上这款眼镜也有利于褪黑素的分泌。

> "所有伟大的事迹和思想都有
> 一个荒谬的开头。"
> ——发明家亨利·福特

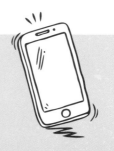

智能睡眠眼罩

如今的睡眠眼罩不仅仅是一块布，还添加了各种新式科技：有些具备综合的眼部保健功能（如眼部按摩或红外照射），有些配备了屏蔽外界的装备（如内置耳机），有利于缓解头痛，还有一些纯粹是为了放松。例如，有一种型号的眼罩可以通过内侧传感器检测大脑活动状态，播放相应的舒缓音乐，或者描述一段如梦如幻的旅程。如果没有遮光需求，也可以选择升级版的头带。有些眼罩还设置了模拟日出日落的光线，并在睡眠过程中收集睡眠质量数据。

> "怀有新想法的人会被当作天马行空的疯子，直到他的想法成为现实。"
>
> ——作家马克·吐温

300 亿～ 400 亿欧元

据估计，全世界每年在"睡眠经济"领域投入的资金高达 300 亿～ 400 亿欧元。智能手表或智能戒指这类分析、优化睡眠的技术装备正在蓬勃发展！

安全的睡眠

一位来自中国的发明家正在研发一种抗震床，帮助地震频发国家的居民提高生存机会。一旦传感器监测到地震活动，床就会下陷，床上的盖子会关闭，形成一个储存着食物、药品等生活必需品的小型庇护所。目前还有人在研究不同款式的抗震床，比如带活门的床。

四脚兽的睡眠追踪器

同样，在动物身上，人们也花重金开发了许多睡眠装备：一款专门为猫和狗设计的智能睡篮可以检测它们的体重，以及调节睡眠场所的温度。

还有什么呢？

除了手表之类的追踪设备，市面上还有其他睡眠小工具，比如数不胜数的睡眠应用程序：有的提供鲸的声音和蓝光过滤器，有的包含特殊声音素材库，有的则具备讲故事的功能。此外，还有负重毯和耳机（升级版耳塞）。这种耳机没有降噪的功能，不能播放音乐，只能播放特定的声音。

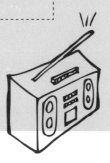

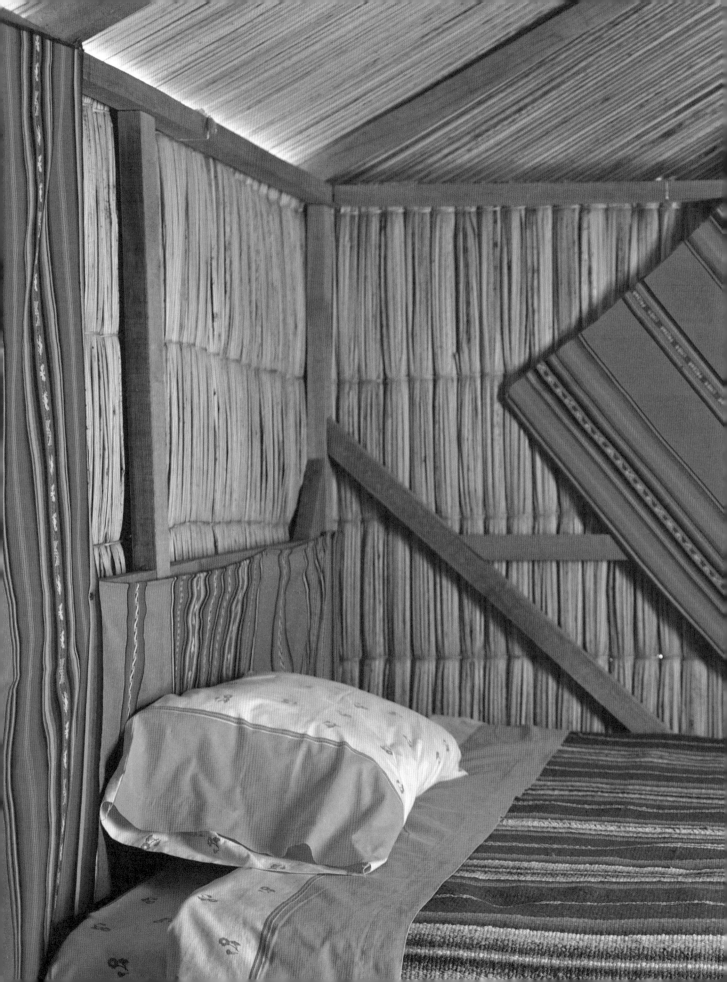

怎么睡？
在哪儿睡？

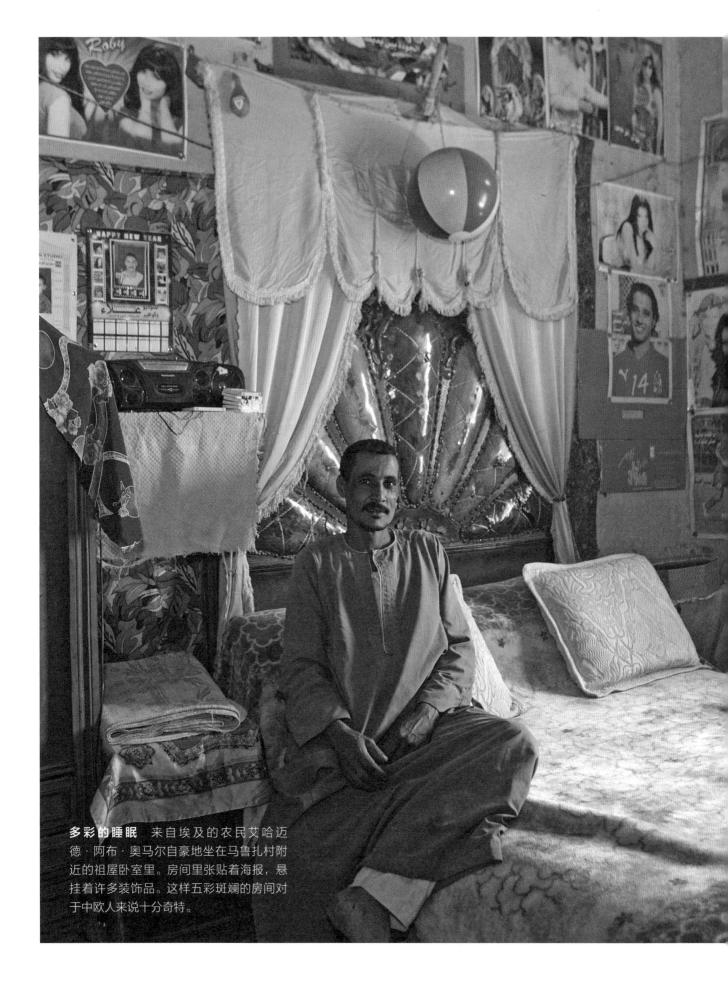

多彩的睡眠 来自埃及的农民艾哈迈德·阿布·奥马尔自豪地坐在马鲁扎村附近的祖屋卧室里。房间里张贴着海报，悬挂着许多装饰品。这样五彩斑斓的房间对于中欧人来说十分奇特。

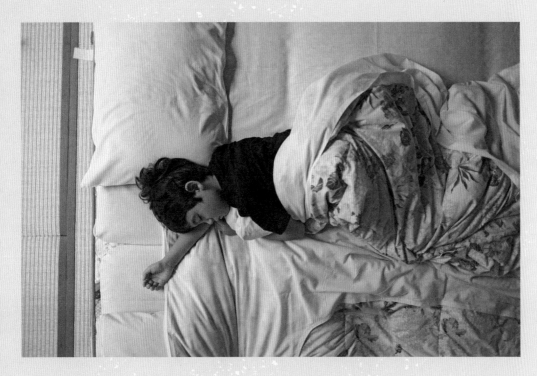

睡在地板上 日本人在睡眠文化方面总是创意十足。20 世纪初，日本人开始将布团和毯子一起铺在地板上睡觉。去日本旅行的游客也非常热衷于体验日本文化，学日本人在地板上睡觉。

欢迎参观世界各地的卧室

让我们舒舒服服地坐下来，开启一段多姿多彩的睡眠文化之旅吧！

不同的国家，不同的卧室……

当然，还有不同的习惯和要求。在美国，公寓住宅里不仅有设备齐全的厨房、洗衣机、烘干机，在卧室里还有储物用的步入式衣帽间（walk-in closets）。相比之下，在大洋彼岸的英国，衣帽间也可以当作卧室。英国人的想法是：即使一个房间放下一张床以后就没有多余的空间了，这个房间也能算得上是一个卧室。在德国，整房卧室的面积至少要有 10 平方米，半房卧室的面积也得有 6 ~ 10 平方米。[1] 而在英国，一个 5 平方米的房间就已经可以成为一个卧室了。这些迷你房间通常叫作"育儿室"（Nursery），有足够的空间放置婴儿床和襁褓抽屉板。

---

[1] 在德国，建筑面积在 10 平方米以上的房间为整间，6 ~ 10 平方米的小房间为半间。

想要感受幽闭恐惧症吗？　　胶囊旅馆在日本尤为普遍。与落地面积仅有 2 平方米的卧室相比，这个"房间"甚至可以说是相当宽敞舒适。众所周知，日本的大城市普遍面临空间不足的问题，这使得价格相对低廉的胶囊旅馆大获成功。它的出现在某种程度上也能改善住房资源紧缺的情况。

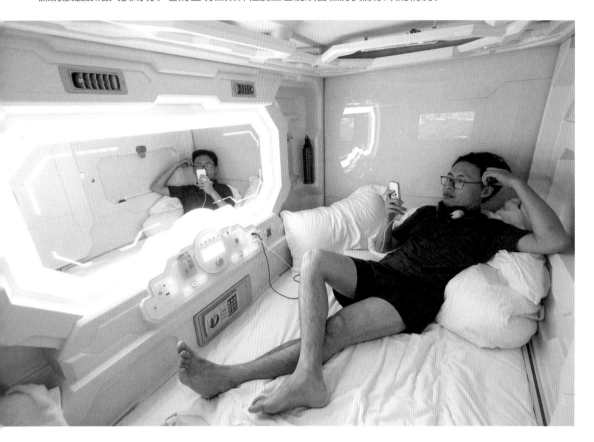

局促的大不列颠岛

　　英国的房间之所以有这种布局，是因为普通的公寓住宅相对狭小紧凑。原因很简单：大不列颠毕竟是一个岛屿，建筑空间十分有限。

　　因此在英国，虽说人们也喜欢使用步入式衣帽间，但尺寸要比美国小。此外，床的尺寸也和美国不一样，这个我们稍后再讨论。

　　作为一个岛国，日本的情况有过之而无不及。日本的住房空间也相当有限，因此显得弥足珍贵。经典日式风格的卧室基于简约的几何线条、低调的自然图案，并结合书法，打造出一种和谐效果，这就对卧室面积提出了要求。因此，

即使在较小的房子里，日式的卧室也会占据相当一部分面积。不过，这在现代公寓楼中却不适用。

　　大都市的单身人士通常住在多功能小公寓里。这些公寓往往不到 20 平方米，卧室里只有一张折叠床或一套布团。日本人以榻榻米为床底，只需将布团铺在上面，一张床就做好了。对于夫妇或家庭来说，如果经济允许，他们可以选择约 50 平方米的房间。

变小的房屋

　　在德国，我们也可以观察到这些差异：首

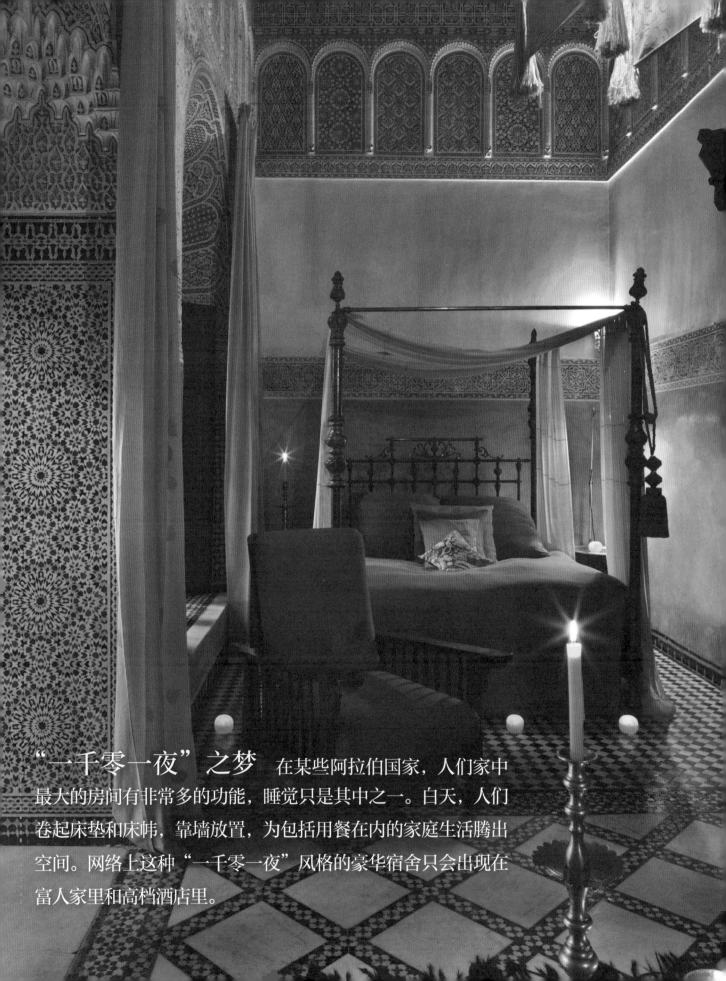

"一千零一夜"之梦 　在某些阿拉伯国家，人们家中最大的房间有非常多的功能，睡觉只是其中之一。白天，人们卷起床垫和床帏，靠墙放置，为包括用餐在内的家庭生活腾出空间。网络上这种"一千零一夜"风格的豪华宿舍只会出现在富人家里和高档酒店里。

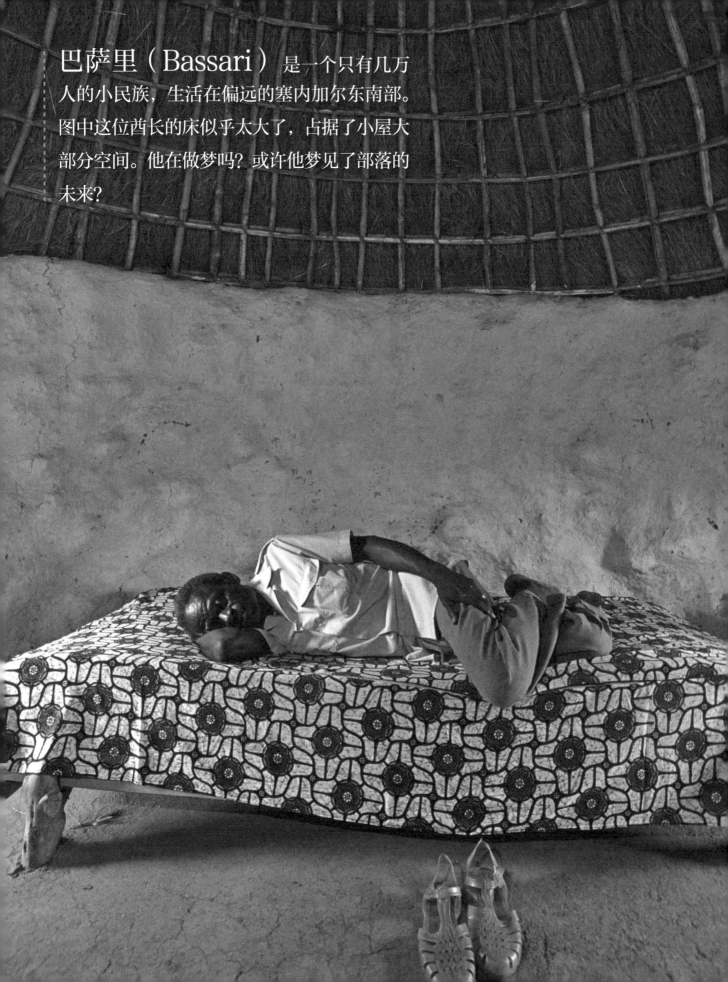

巴萨里（Bassari）是一个只有几万人的小民族，生活在偏远的塞内加尔东南部。图中这位酋长的床似乎太大了，占据了小屋大部分空间。他在做梦吗？或许他梦见了部落的未来？

漫画女孩　鲜艳的色彩、拥挤的空间和激情的告白——这间卧室就像主人的衣服一样，充满了日本少女漫画（Shojo-Manga）的风格。这些漫画面向年轻女性，常常能激发她们的热情。"扮装游戏"（Cosplay）开始风靡：粉丝们竭尽所能地模仿着自己喜欢的角色。

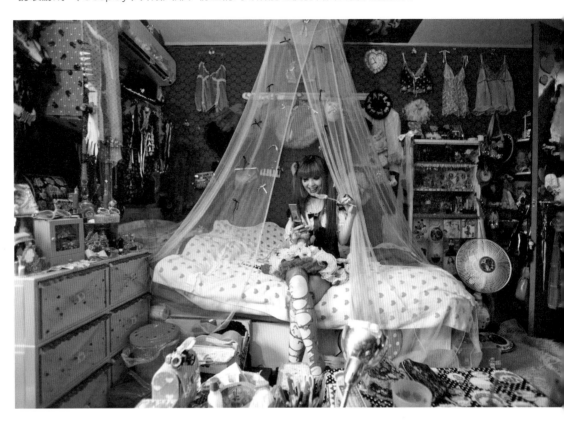

先，城市生活和乡村生活面临着不同的机遇和挑战；其次，社会上存在各种亚文化现象，不同群体对于打造个人生活空间的可能性、积极性和必要性各不相同。例如，学生宿舍符合功能主义，其布局与日本的单身公寓非常相似。然而在20世纪末，美国兴起了"小房子运动"（The Tiny-House Movement）①，逐渐形成了一种批判消费主义的生活方式：深思熟虑过后，人们提出简化房屋功能的想法，并创造性地将这个想法发展成为一种宣传口号和艺术形式。

虽然上述两种情况看起来截然相反，但实际上它们关注的焦点是一致的，都是利用家庭来表达自我，尤其是家庭中最私密的地方——卧室。唯一不同的是，两者针对的目标群体不同。如果卧室家具的功能主要是反映主人的自我形象、地位和期望，而不是确保主人获得最佳的睡眠，那么卧室的实用功能就发生了转移；但这种卧室仍然是一种功能性空间。

尽情展示你们的房子吧！

不过，人们早已对卧室家具的独特性提出了要求。过去，在那些装饰华丽的结婚柜子或陈列柜里，人们可以欣赏到数量不一的精美床品。而现在，这些柜子或许早就被名牌家具所取代。正如美国社会学家、经济学家托斯丹·凡勃

———————————————

① 源自美国的"小房子运动"是一场社会性的建筑运动，提倡缩小、简化生活空间。

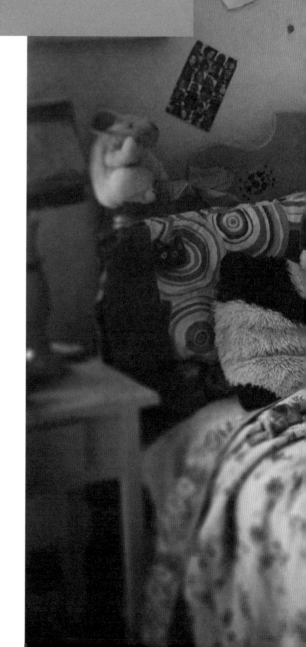

是玩具情结还是心灵慰藉？孩子们收到的第一份礼物往往是一个可爱的抱枕，它可以陪伴和保护他们——但只是暂时的！至少我们已经达成共识：抱枕玩具不是给成年人准备的。不过，在成年人舒适的卧室里还是能找到玩具的身影。人们将它们放在枕边，也许是出于一种睡眠习惯，又或许只是为了握个东西在手里，总之它们能给人带来安全感，助人入眠。我们在有需要的时候可以捏一捏这些玩具来放松心情。这样一种心灵慰藉有什么不好吗？

仑（1857—1929）在 1899 年出版的《有闲阶级论》（*Theory of the Leisure Class*）一书中所描述的，两者都是炫耀性消费的表现形式，展现了资产阶级在工业化进程中不断累积财富，增加权力，以及扩大影响力的特征。

专属的睡眠空间

这一历史进程不仅影响了经济发展，也改变了我们对生活的态度。我们不再认为工作是一生中最重要的事情。这种观点将功能性原则与效率原则放在同等重要的位置。长期以来，人们一直否认睡眠的效率性，可能还有人怀疑睡眠的重要性。因此，当了解到人们有可能且有条件为睡觉专门设计一个房间，并且这个房间必须具备额外的用途时，也就没什么好大惊小怪的了。由于工业化发展，卧室成为家中必有的空间，人们也越来越离不开卧室。同时，卧室是一个专属的睡眠空间，人们自然也会在那里进行交媾活动——这是人类最原始的生产方式。

卧室就像沙漠绿洲

一个温馨舒适的卧室可以同时具备更多的功

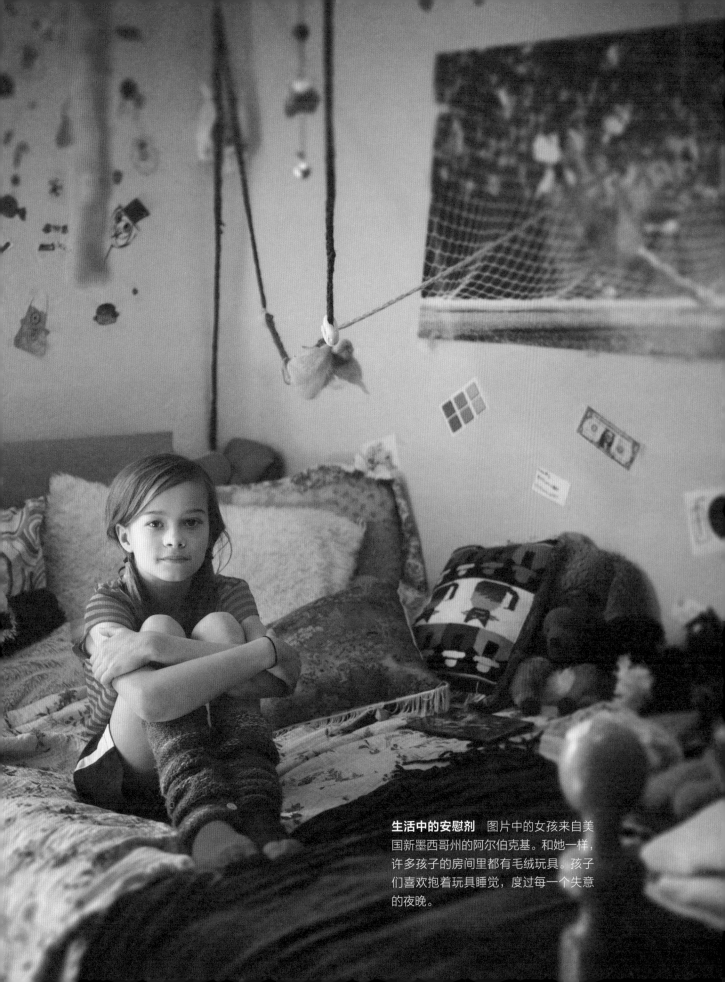

生活中的安慰剂　图片中的女孩来自美国新墨西哥州的阿尔伯克基。和她一样，许多孩子的房间里都有毛绒玩具。孩子们喜欢抱着玩具睡觉，度过每一个失意的夜晚。

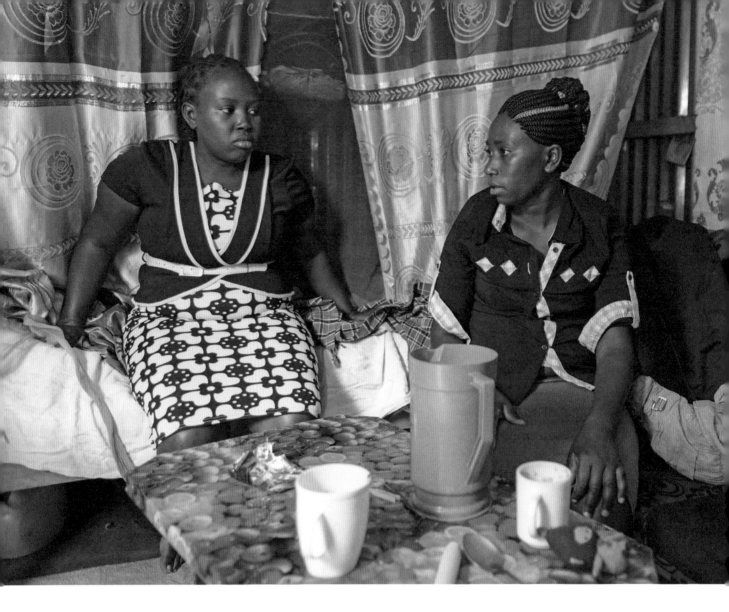

能，变得更加别致。如今，那些有意识地将卧室设计成起居空间，并赋予卧室闺房魅力的人，往往是在无意识地反叛卧室的简约性和功能性。与工作空间不同，卧室的功能主要是放松，兼具其他用途，如阅读、看电视、网络社交、在床上饮食等。但归根结底，卧室的存在也只是为了让人们更轻松地应对日常生活中的工作。

新冠病毒打破了平静

新冠病毒大流行改变了许多人的工作环境。人们不得不居家办公，卧室往往是最合适的工作地点。由此，人们再也不能像以前一样在工作结束后躲进舒适的卧室，得到身心放松。如果临睡前的最后一眼和起床后的第一眼都在关注工作，那么人们就要时时刻刻与工作及工作中的挑战保持紧密联系，几乎不能完全"下线"。在这种情况下，人们可以使用屏风将工作区域和生活区域隔离开来，这样既不占多少空间，也不费多少成本。

实现起居、睡觉、工作一体化的空间

在以农业为主、工业化程度较低的社会中，卧室的作用截然不同。人们的工作与生活，甚至与整个家庭的联系都更为紧密。欧洲人习惯在空

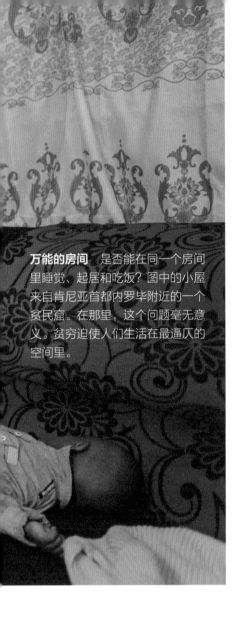

万能的房间 是否能在同一个房间里睡觉、起居和吃饭？图中的小屋来自肯尼亚首都内罗毕附近的一个贫民窟。在那里，这个问题毫无意义。贫穷迫使人们生活在最逼仄的空间里。

20 世纪 50 年代流行用洋娃娃装饰婚床。这可能是对生物繁殖的无意识暗示。同时，这些洋娃娃也可以表明这个房间属于家庭主妇。房间里的装饰体现出她们童年时代形成的对美好家园的想象。

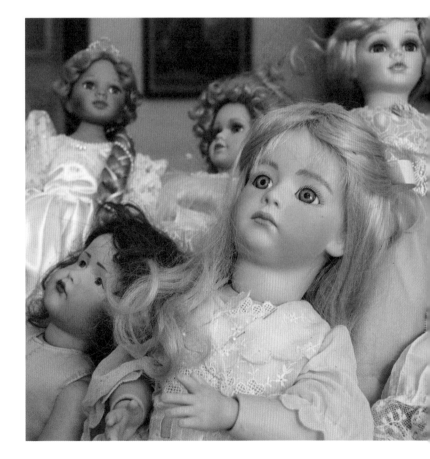

间布局上实行劳逸分离和代际分离，但在亚洲、非洲和南美洲国家的一些农村地区，人们习惯了所有家庭成员睡在一个房间里，甚至小型农畜也可以进入起居室。这种集体生活方式可以追溯到人类文化的历史进程。这是一种保护家庭和财产的理想形式：人们紧挨在一起生活，在必要时就可以互相照顾，轮换看守，从而确保安全。此外，几个孩子常常会共用一个卧室。如果房间非常狭窄，有些孩子就要睡到床尾。

无论以什么方式与他人共享睡眠空间，这些做法背后可能都隐藏着许多含义。这个问题我们稍后再讨论。

在美国，在私人家庭中生活的动物也许比动物园里的还要多。根据某些德国动物保护组织的说法，在德国也可能有几百万只动物在私人家庭中生活。至于老虎、蛇之类的动物是否真的愿意与人类同居，就是另外的问题了。不过，失明的白尾鹿迪利的确爱在饲养员妈妈的床上闲庭漫步，美洲狮梅西也喜欢在睡前和人类拥抱。

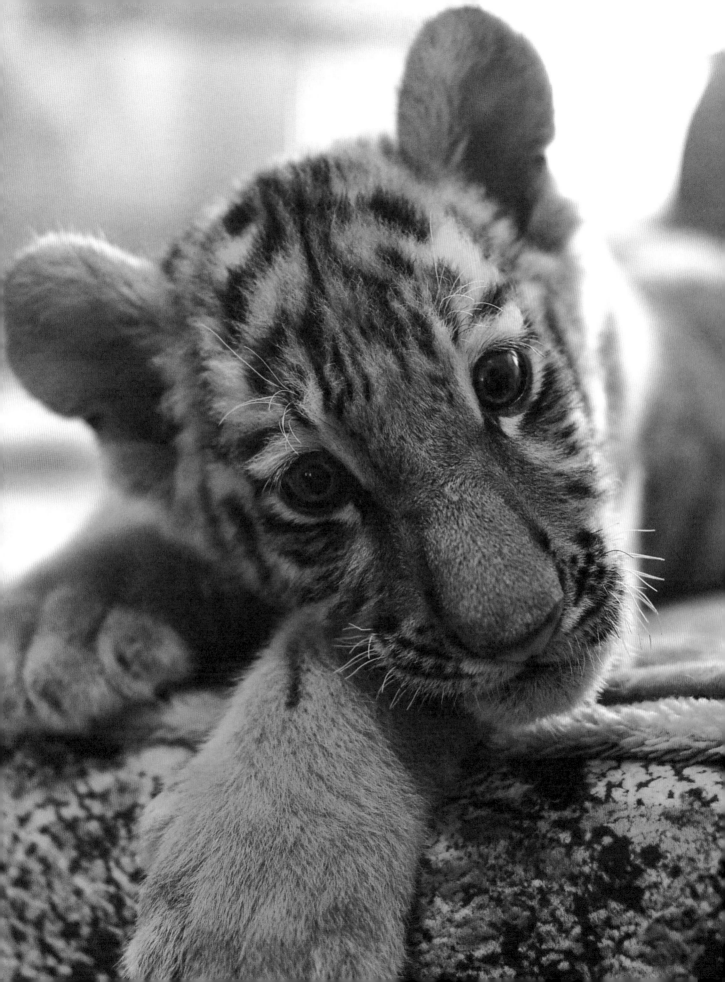

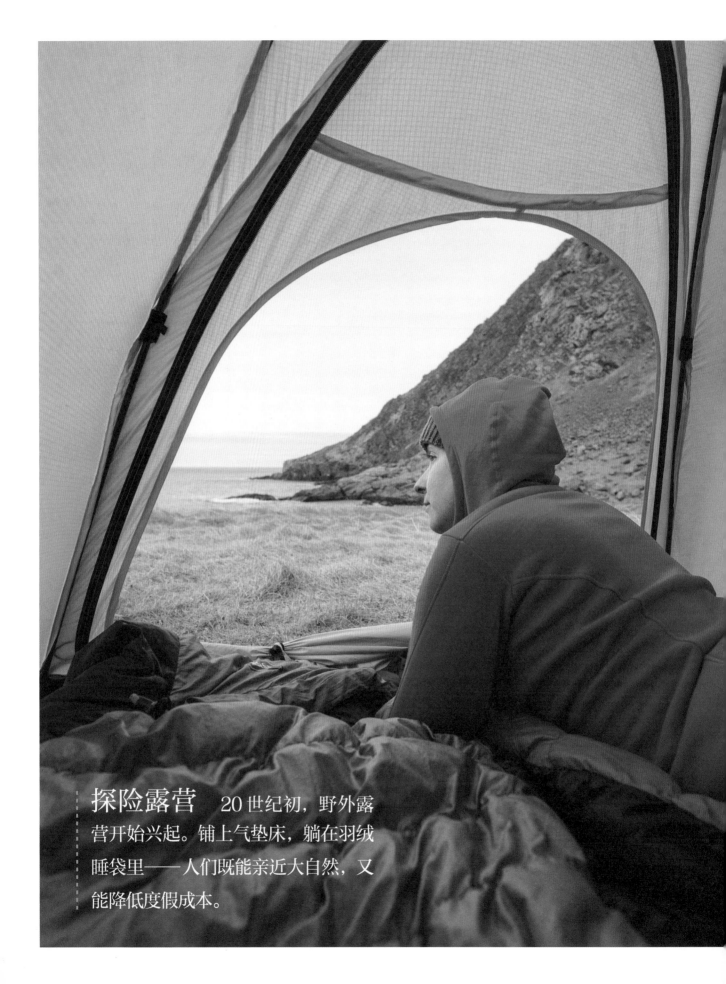

探险露营　20 世纪初，野外露营开始兴起。铺上气垫床，躺在羽绒睡袋里——人们既能亲近大自然，又能降低度假成本。

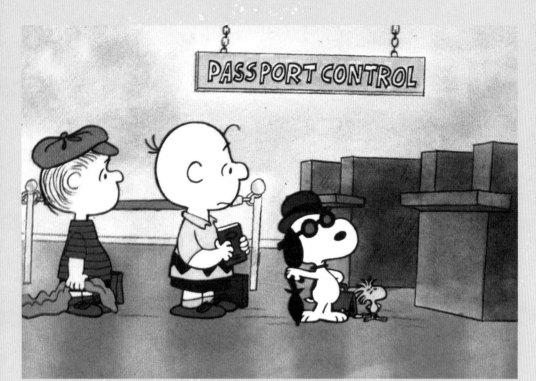

必须带着"安全毯"！《花生漫画》里的莱纳斯总是盖着一条蓝色毯子，就连度假时也不例外。在日常生活中，这条毯子就像定海神针，给他带来安全感，确保他晚上能睡得舒适且放松。莱纳斯和小猎犬史努比之间的"毯子争夺战"令人印象深刻。《花生漫画》是一部富有内涵的长篇连载漫画，史努比的知名度也许仅次于主角查理·布朗。

旅途中陌生的床

在一张陌生的床上，我们也能像婴儿一样熟睡吗？只有少数幸运儿能做到这一点。

莱纳斯的"安全毯"

在假期的头几天里，无论下榻的地方有多舒适，我们通常都会睡不安稳。科学研究表明，在这种情况下，人们的大脑会进入一种"待机模式"，以便及时感知异国他乡潜在的危险，并做出适当的反应。因此，入睡后只有右半脑进入深度睡眠，左半脑则保持警觉。据推测，夜间左右半脑会交替工作。大多数人在适应了新环境以后很快就能完全放松下来。不过，如果希望晚上尽可能睡得安稳，最好在出行时带上自己的枕头，或者像查理·布朗著名的朋友莱纳斯那样，带着他的毛毯到处旅行。只有自己才能体会到熟悉的感觉，无意识地感知自身的气味——它们会让人产生一种家的感觉，有助于缓解紧张情绪。

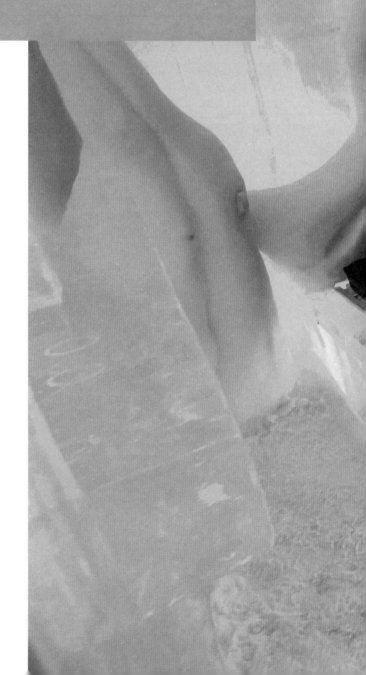

1989 年，人们在瑞典北部的尤卡斯耶尔维小镇建成了世界上第一家冰屋酒店。这个酒店有一部分会在春季融化，到了冬季又会重建，只有少数套房全年开放。除了标准的冰雪客房，酒店还设有艺术套房，这些套房每年冬天都会由艺术家重新设计建造。不过，在零摄氏度以下的环境中睡觉其实并不健康——人类的最佳睡眠温度为 15 ~ 18 摄氏度。

无论是豪华的露营棚屋，还是实用的单人帐篷，所有需要"住宿"的人都得提前做好准备。当然，在野外过夜一般不会带枕头，而是睡袋。睡习惯了以后，便携式睡袋也能给予人们居家般的温暖。不过，如果睡酒店也会面临上述睡眠问题，那么在露营前最好三思，这种休闲方式是否真的适合你。对于土生土长的城里人来说，在大自然中过夜固然是一种全新的体验，但是前几天里往往也会因为保持警惕而产生压力。即使是睡在坚固的大篷车或露营车里，悬着的心也未必能轻易放下。

移动的床

"旅行中的睡眠"这个话题还包含"在旅途中睡觉"这一行为。无论是乘坐私人还是公共交通工具，我们都有可能在旅行途中睡着。在从甲地到乙地的过程中，压力越大，打盹儿的可能性也就越大。

无论是在私家车里，还是在公交车、火车或飞机上，当旅途正式开启，交通工具开始向目的地移动，我们就会产生这样一种感觉：启

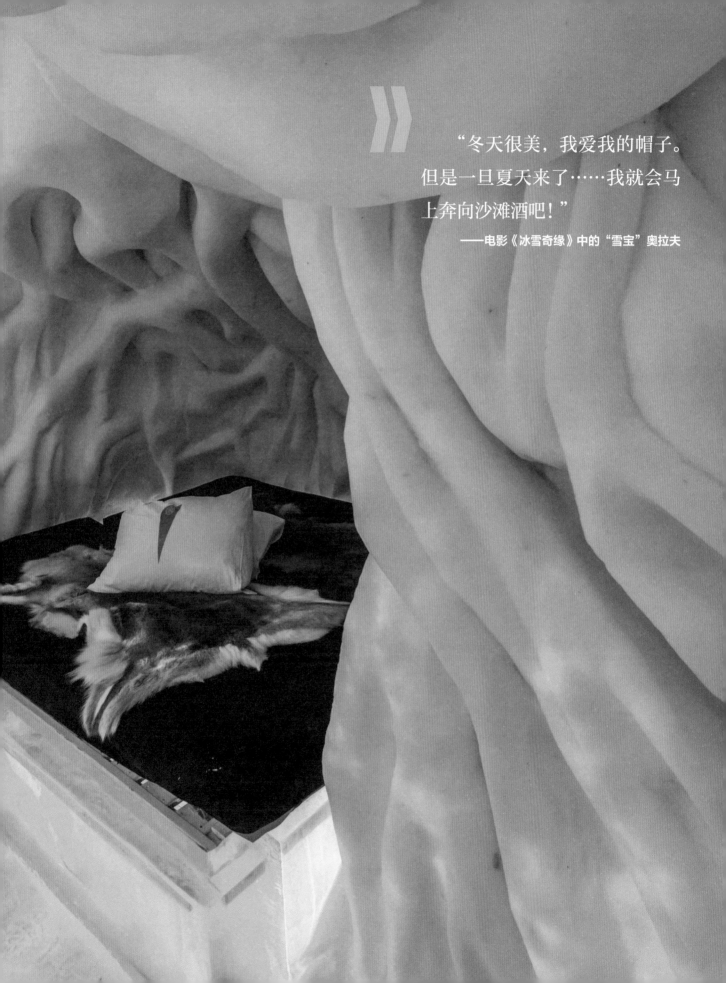

"冬天很美，我爱我的帽子。但是一旦夏天来了……我就会马上奔向沙滩酒吧！"

——电影《冰雪奇缘》中的"雪宝"奥拉夫

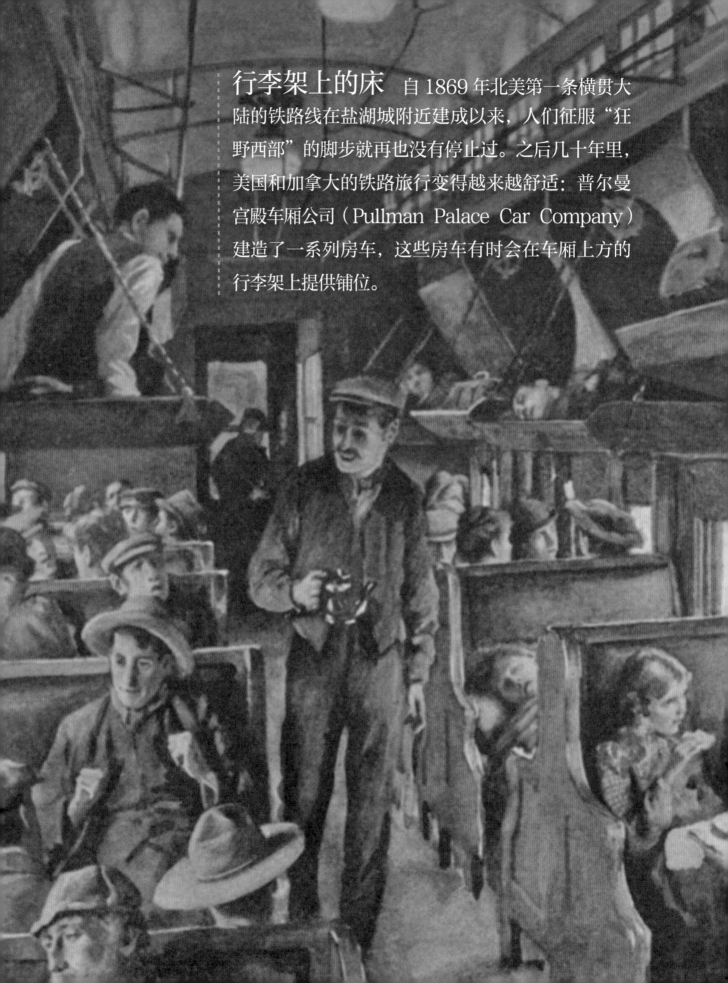

行李架上的床 自 1869 年北美第一条横贯大陆的铁路线在盐湖城附近建成以来，人们征服"狂野西部"的脚步就再也没有停止过。之后几十年里，美国和加拿大的铁路旅行变得越来越舒适：普尔曼宫殿车厢公司（Pullman Palace Car Company）建造了一系列房车，这些房车有时会在车厢上方的行李架上提供铺位。

小小休息区 越南胡志明市的巴士司机在汽车的行李箱里找到了一个可以睡觉的地方。在巴士上睡觉通常不太舒服，卧铺巴士则不然：这种巴士提供躺椅，甚至装配了床铺代替普通座椅。在有些地方，旅游团可以将卧铺巴士连同司机一起包下。

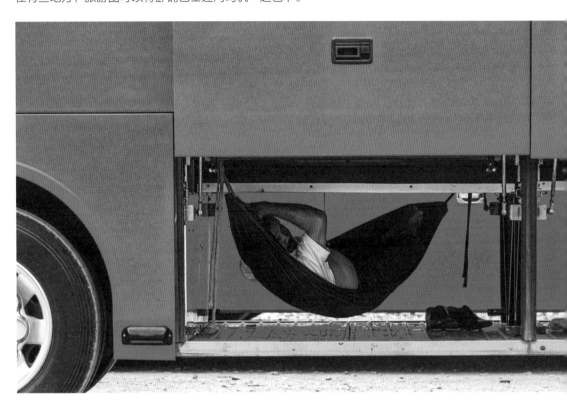

程的时刻到了。无论我现在忘记了什么事情，一切都回天乏力了。我已经出发了，再也不用担心迟到。只要不是自驾游，那么现在我们已经做好了所有准备工作。终于可以放下一切了！身心得到舒展，压力随之消失，同时我们也产生了想要补偿自己的欲望：让自己全身心"下线"。如此一来，我们会感到疲倦，产生睡意。

在私家车里，我们知道自己处在一个安全的环境中，因此更容易放松下来。公共交通则恰恰相反，尤其是在满员的情况下。我们最不希望听

到的就是最经典的"嘿，你看什么呢？"这类问题。因此，我们可以看向地板或望向窗外，总之就是尽可能不与任何人产生视线交集，避免产生新的压力。这样有利于集中注意力并专注于自身的疲惫感。

但是，如果周围没什么人，就完全没有必要这样做。我们只需要顺从自己的睡意就很容易睡着：车轮在铁轨上发出的单调的哐当声，发动机的嗡嗡声以及客舱轻微的摇晃声，这些都有助于阻隔环境中其他的杂音，使人放松下来。

在旅行中睡觉或在不太舒适的卧铺中旅行都很有意思：可以放心地从一个地方移动到另一个地方。20 世纪 60 年代，在美国大北方铁路（Great Northern Railway）的"帝国建设者"号列车的卧铺车厢中，这个家庭就有这样的体验。说到美国，大家都会立马想到那些伟大的电影场景吧？老瑞和哈迪① 手忙脚乱、笑料不断，玛丽莲·梦露在《热情似火》中抢走杰克·莱蒙的风头：导演们巧妙地设计了这些有趣的旅行场景。

① 来自美国的老瑞和哈迪两位演员长期搭档演出滑稽片。

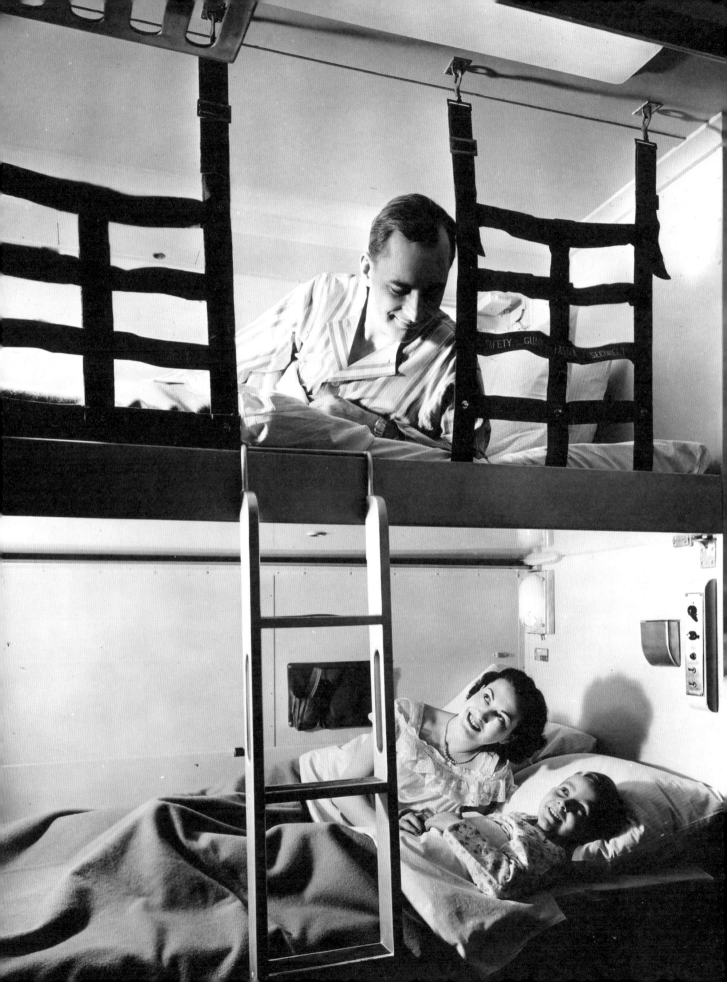

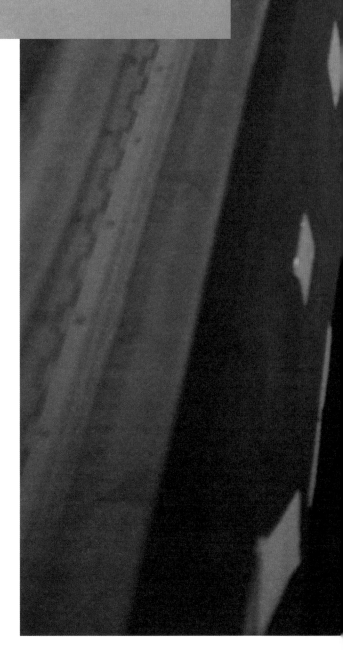

如果想睡觉，却因为失重在飞船里团团转，那肯定会睡不着。所以，航天员必须把睡袋绑在墙上；但他们不需要床垫，因为想要平躺几乎是不可能的。国际空间站里有为航天员特制的床。不过，在太空中睡觉确实有一个好处：人们不会像在地球上那样鼾声如雷。由于失重，人的呼吸道不会堵塞。通常情况下，打鼾是因为重力会使舌头松弛，但在太空中不会发生这样的事。

在浴缸里睡觉

当然，除了睡在床上、睡袋和交通工具里，在浴缸里睡觉也很流行——有水没水都是如此。如果有一个大小合适的浴缸，那么夏天就可以把它当作睡觉的地方，不过得让它保持干燥。白天，热气充斥着房间的每个角落，而铺有瓷砖的浴室往往相对凉爽，让人感觉更加舒适。只要浴缸的水龙头不滴水，就可以尽情享受浴缸里的惬意生活。不过，这个睡眠之地也有一个大问题：浴缸是用来盛水的，所以它的边缘很高，活动起来非常不方便。在浴缸里安然入睡的人，醒来时一定会感到浑身酸痛，因为肌肉始终处于紧张状态。尤其是对那些睡觉很不老实的人来说，在浴缸里睡觉实在不是明智的选择。

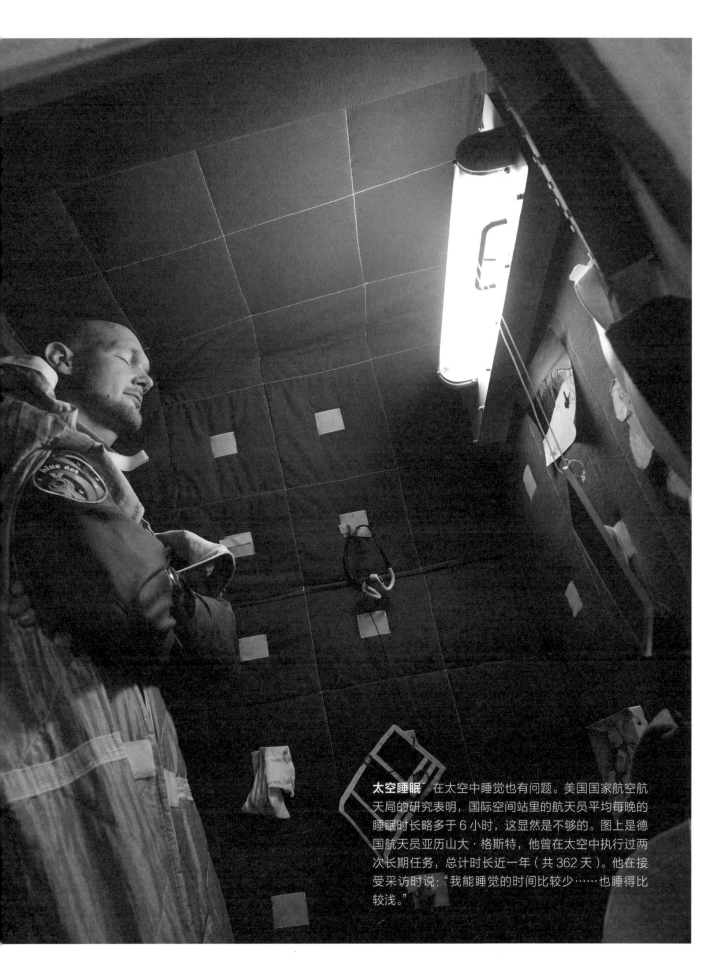

太空睡眠 在太空中睡觉也有问题。美国国家航空航天局的研究表明，国际空间站里的航天员平均每晚的睡眠时长略多于 6 小时，这显然是不够的。图上是德国航天员亚历山大·格斯特，他曾在太空中执行过两次长期任务，总计时长近一年（共 362 天）。他在接受采访时说："我能睡觉的时间比较少……也睡得比较浅。"

全部关门 在南欧国家，可能会遇到这种情况：度假时，购物兴致正浓，想在午餐时间去买东西，却发现所有的商店都关门了。尽管这会让人有点失望，但在炎热的天气里，午休不失为一个好主意。

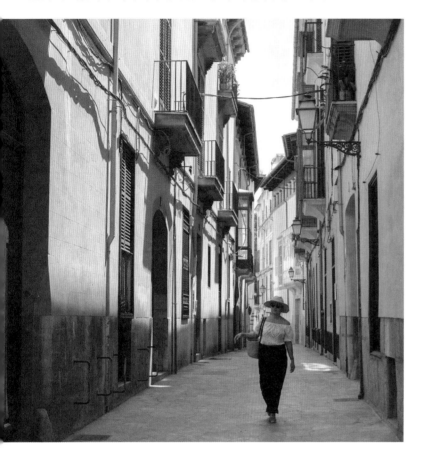

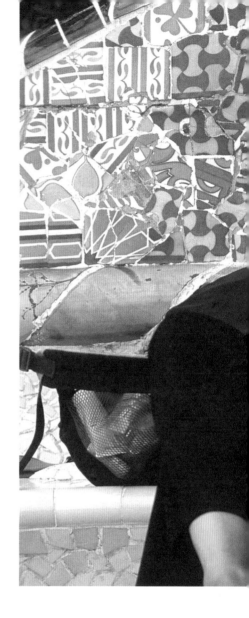

当然，在浴缸里泡澡的时候也有可能睡着。水越热，血液循环就越快，会让人昏昏欲睡。对于没有受到酒精或药物影响的健康成年人来说，这并不危险。但服用过药物的人在这种状态下洗澡要多加小心。人体感到压力时会产生疲劳反应，同时正常的感知功能也会受到干扰，导致反应能力大大降低。

反之，在寒冷的户外睡觉也极其危险。冬夜，如果人们在酒精或药物的作用下躺在公共汽车站的长椅上睡着，就很有可能会冻死。这也是流浪汉面临的众多危险之一。露宿街头与浪漫主义无关。许多流浪汉失去了家，也丧失了一切稳定的社会关系。其中的原因有很多，但与个人成败的关系并不大。如果生活和睡眠文化的发展与经济条件确有紧密关联，那么私人空间的丧失则揭示了这种关系的另一面。这种想法把我们引向了另一个睡眠场所——办公室。

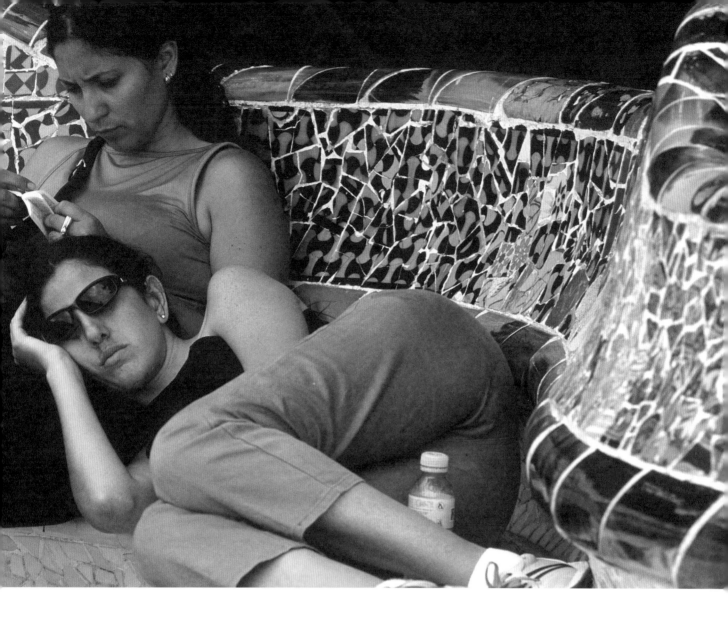

南欧的午睡时间

  当德国人大力宣扬小睡新潮，羡慕中国人的午睡习惯时，南欧国家的人早就在工作生活中设置了类似的午休制度，专门为消除正午酷热设立了休息时间。人们往往会因为南欧国家的午睡习惯而错误地认为这些国家经济效率低。然而统计数字表明，在退出欧盟之前，英国是工作时间最长、经济最缺乏活力的欧盟成员国。

"休息艺术是工作艺术的一部分。"

——作家约翰·斯坦贝克

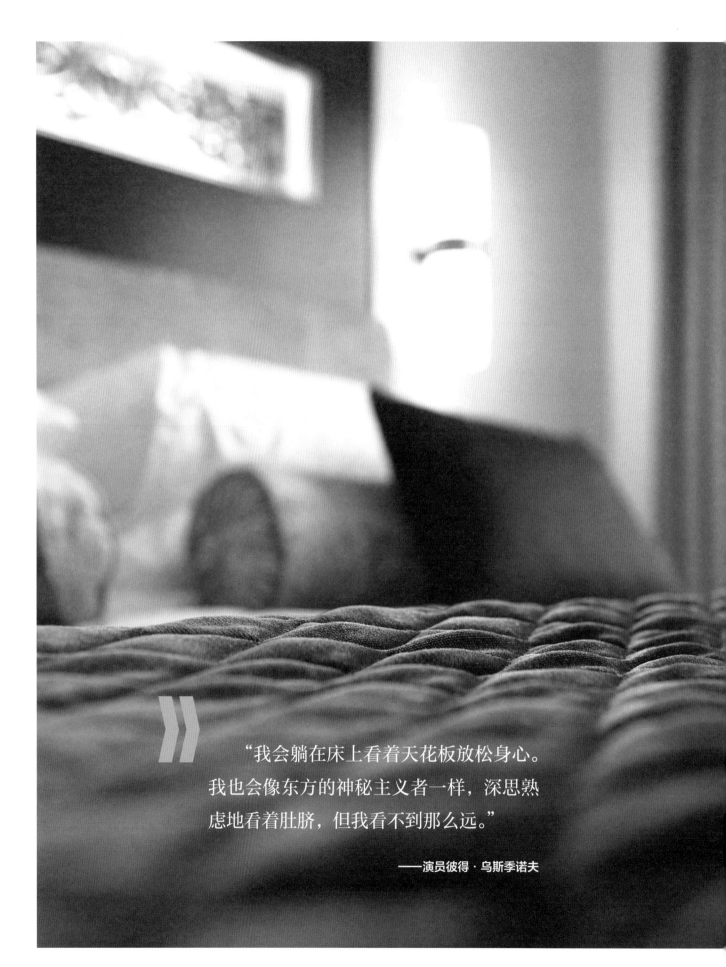

> "我会躺在床上看着天花板放松身心。
> 我也会像东方的神秘主义者一样，深思熟
> 虑地看着肚脐，但我看不到那么远。"

——演员彼得·乌斯季诺夫

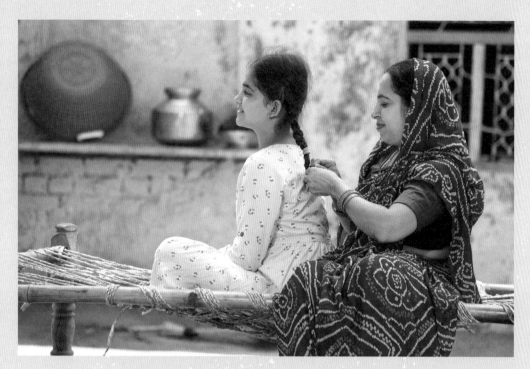

传统编织床 在亚洲，尤其是在印度和巴基斯坦，人们常常睡在一种编织床上。他们在简单的木架上用绳编织出不同的图案，形成床面。如今，除了传统的天然纤维绳，人工合成带也备受欢迎。

怎么铺床，就怎么睡觉

我们在床上度过一生：出生、相爱、受苦、死去。无论在哪里，床的重要性都不言而喻。

世界各地的床

只要稍微观察一下不同国家床的大小，就会发现其中的差异：在德国，单人床的标准尺寸为 1 米 × 2 米，而双人床通常可以放下两个同等大小的单人床垫；在法国和英国，双人床一般宽 1.5 ~ 1.6 米，使用的床垫也是这种规格；美国单人床的尺寸与德国大致相同，但双人床的尺寸不同，宽度也不同，通常为 137 ~ 193 厘米。

日本人睡在布团上。这是一种厚约 10 厘米的床垫，通常铺在榻榻米上，或者放在地板或低矮的床架上。如今的日本面临着前所未有的空间紧缺问题，因此腾出一个房间专门用来睡觉的做法显得格外浪费。

滑稽的床垫测试 幽默大师维科·冯·彪罗又名罗里奥特。他喜欢通过荒诞的方式，夸张地演绎日常生活情景。在他最著名的一个喜剧小品中，两对夫妇同时去买床，从中产生了许多令人捧腹大笑的经典台词："你们是并排着睡的还是成'直角'睡的？""你现在就是在让我老婆跟你睡觉！""我老婆想在哪儿蹦就在哪儿蹦！"

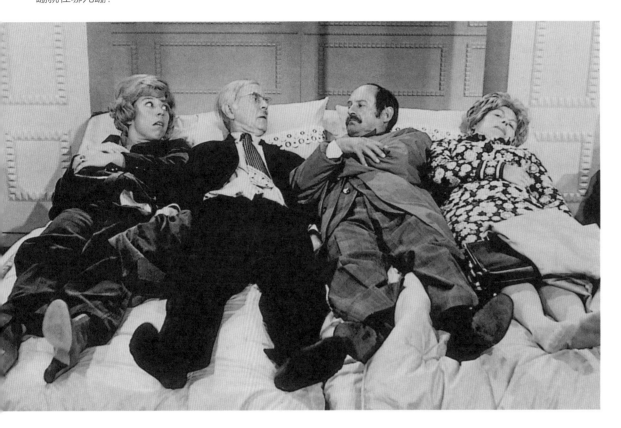

无论是过去还是现在，中国人一般都会在经济能力范围内尽可能选择华丽的床榻或设计巧妙的炕。

印度的传统编织床叫作 Charpai。它是一种轻型木架床，上面铺有编织物。在几千年前的中国和埃及，人们也使用过类似的床。

各式各样的床垫

如今，每一个去买床垫的人都会发现，床垫的款式和类型简直令人眼花缭乱：有简单的实心泡沫块，也有弹簧床垫，还有混合型床垫……混合型床垫中填充特殊形状的塑料圆锥，

它们的弯曲程度各不相同，支撑身体的重量，从而使脊柱在侧卧时始终保持水平。水床也是同样的道理。过去，在一些与德国同纬度的地区，人们使用稻草一类的植物、碎布或动物毛发来填充床垫。

无论如何，在购买床垫之前，我们最好能好好咨询一番。人的一生大约有 1/3 的时间是在睡眠中度过的，大部分时间都待在床上，因此床的质量不仅会影响我们的睡眠，还会影响身体健康。

此外，我们也应该根据实际情况选择枕头和被子。羽绒被仍然广泛流行，非常适合没有暖

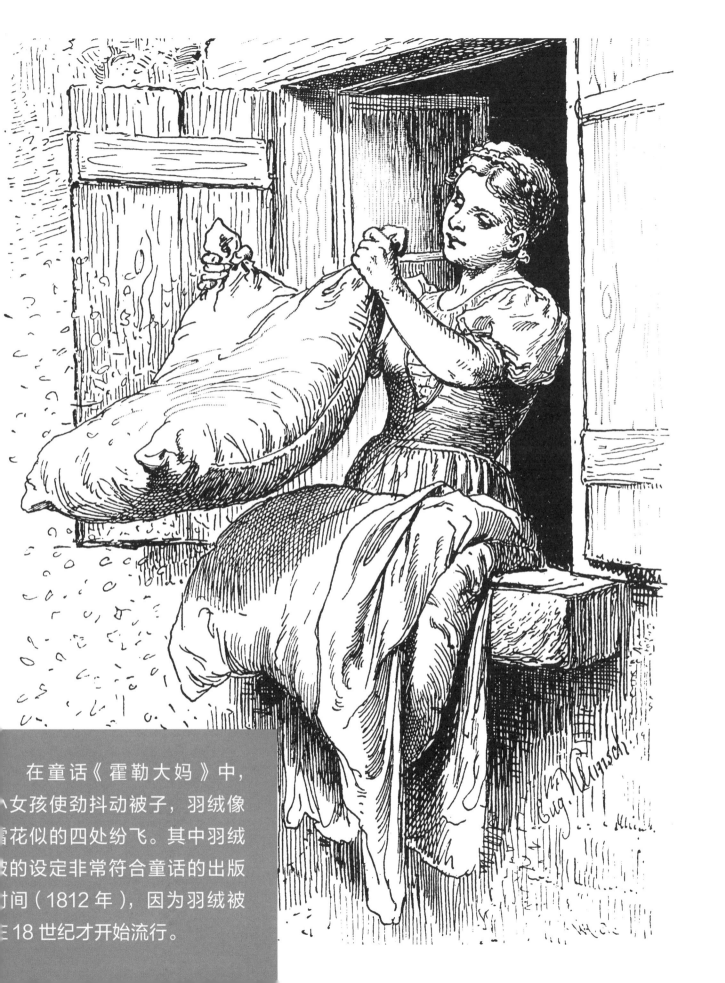

在童话《霍勒大妈》中，
小女孩使劲抖动被子，羽绒像
雪花似的四处纷飞。其中羽绒
被的设定非常符合童话的出版
时间（1812 年），因为羽绒被
在 18 世纪才开始流行。

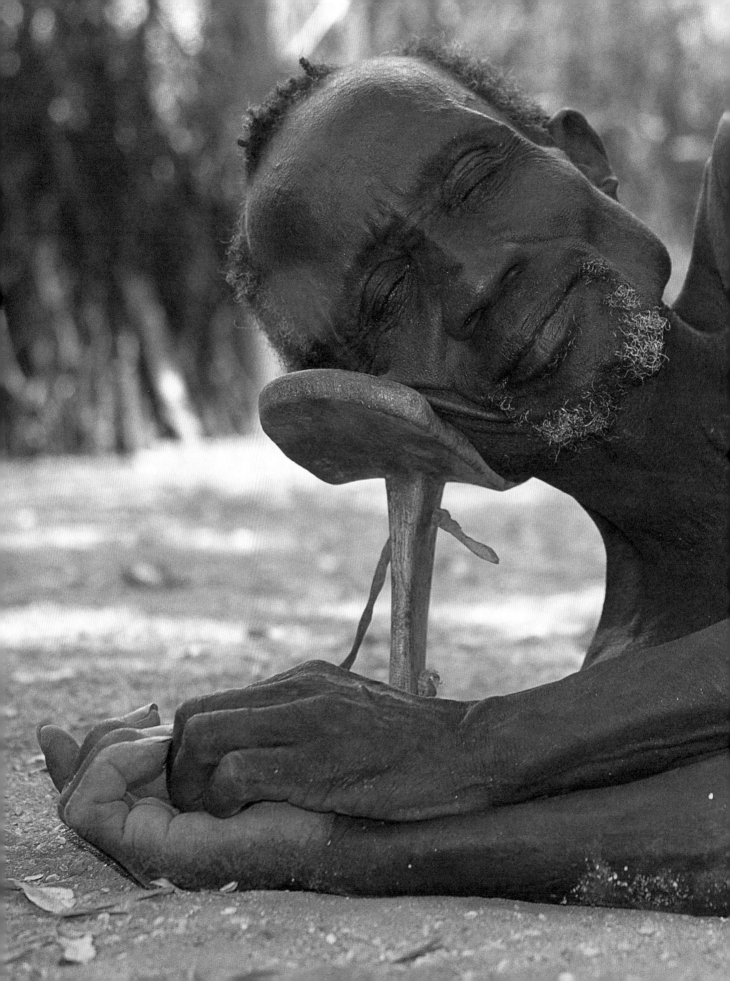

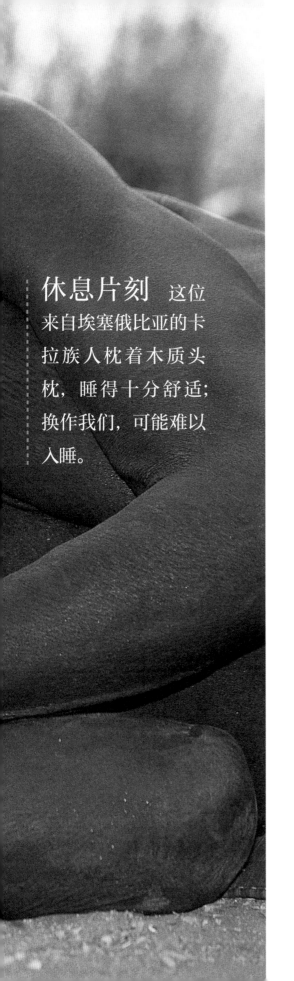

休息片刻 这位来自埃塞俄比亚的卡拉族人枕着木质头枕，睡得十分舒适；换作我们，可能难以入睡。

气的卧室，不过羽绒也许会给灰尘过敏的人造成麻烦。棉花是羽绒的天然替代品，此外还有多种合成纤维可供选择。

或轻如鸿毛，或重如磐石

枕头的数量、大小和填充物也完全取决于个人需求。由于个体之间存在差异性，选择枕头时没有固定的规则。有些人喜欢平躺着睡觉，头部甚至根本不需要任何支撑；有些人喜欢坐在床上看书或吃早餐，这就需要在背部和颈部垫更多、更大的枕头。据统计，大多数德国人、英国人、北美人和墨西哥人都喜欢在床上垫两个枕头。

有些人喜欢把头埋在枕头里睡觉，他们也许会认为垫着一块坚硬的木头或陶瓷睡觉简直是无稽之谈。然而，我们的祖先却完全适应这样的睡觉方式。特别是在中国，这种材质的枕头曾流行了数百年。睡在这样的枕头上，妇女精心设计的发型，以及男人打成结或编成辫子的头发，都可以保持长久不乱，人们便无须在睡觉时提心吊胆。

好莱坞的电影制片人也采用了这种理念来保护演员的发型，更重要的是保护女明星们华丽、不定型的礼服。为了让她们在拍摄间歇（比如在重建布景和调整新拍摄角度的时间里）能够稍做放松，同时又不需要耗时耗力地脱衣、换衣或做造型，人们打造出一款站立床。这种床看起来有点像带扶手的熨衣板，微微向后倾斜，让人有机会靠在上面小睡几分钟。这对那些刚刚结束长达十几个小时拍摄的女演员来说非常有用，有利于她们提高注意力。

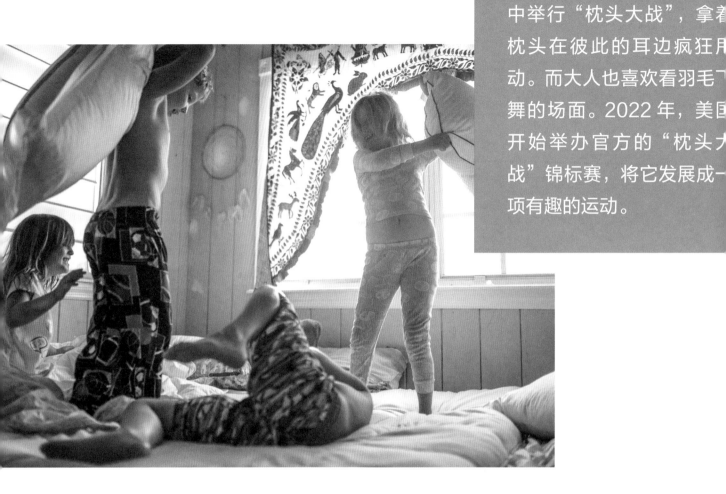

孩子们喜欢在过夜派对中举行"枕头大战",拿着枕头在彼此的耳边疯狂甩动。而大人也喜欢看羽毛飞舞的场面。2022年,美国开始举办官方的"枕头大战"锦标赛,将它发展成一项有趣的运动。

拥抱宠物还是拥抱伴侣?

睡眠质量的高低还取决于人是否独自躺在床上,取决于他与谁同床共枕。

就"睡眠气质"而言,我们人类有着自己的个性。有的人在睡眠中几乎一动不动,有的人则会首尾颠倒、坐卧不安、说话、唱歌甚至梦游。很容易就能想象,夫妻之间可能会存在很大的潜在冲突。理论上讲,使用两张床垫和两床被子可以避免产生不必要的麻烦。在可能的情况下,分床睡肯定比睡在一张床上更健康。相关统计数据表明,独自睡觉对大多数人都有益。当然,除非睡在一旁的是宠物。虽然听起来很不近人情,但很多人都觉得自己的睡眠受到了伴侣的干扰,而与宠物同床共枕则非常幸福。狗、猫或兔子的陪伴会令人放松,给予人一种安全感。众所周知,猫咪的呼噜声具有治疗失眠的效果,这一点已得到科学证实。只要不会过敏,科学家就不反对人们养猫。

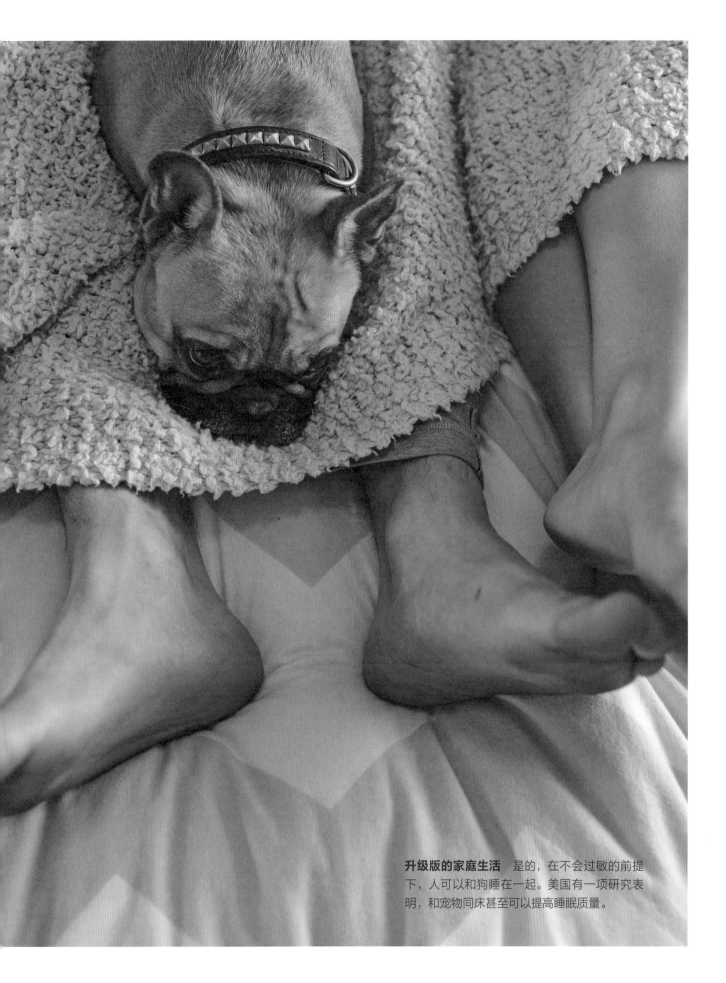

升级版的家庭生活 是的，在不会过敏的前提下，人可以和狗睡在一起。美国有一项研究表明，和宠物同床甚至可以提高睡眠质量。

坐着？躺着？
还是睡得歪七扭八？

据说，睡眠方式可以揭示人的性格。在西方世界，
垫着什么东西睡决定了睡得舒不舒服。

"睡眠是最美妙
的发明。"

——作家海因里希·海涅

海星式睡姿与火烈鸟式睡姿

像海星一样四仰八叉地伸展身体，或者像火烈鸟一样弯曲腿部——不同的睡姿都有独特的名称。据说睡姿也能反映人的性格。例如，人们认为习惯海星式睡姿的人开放而友好，因为他们张开双臂睡觉；而采取火烈鸟式睡姿的人好奇心强且脾气急躁。不过，与黄道十二宫类似，人们在每一种睡姿中都能找到适合自己的解读。

缓解背部疼痛的睡姿

侧卧是背部疼痛患者的最佳睡姿。将膝盖微微向胸前弯曲，并在两膝之间放一个枕头为腰部提供额外的支撑，这样做最能缓解背部疼痛。如果习惯仰卧，一旦侧卧就难以入睡，那么可以在膝盖下放一个枕头，使下背部保持自然弯曲，从而避免疼痛。

不要朝北睡觉！

在日本，死者下葬时头部朝北。这就是为什么日本的迷信观点认为，人们不能朝北睡觉。

昆虫警告！

侧躺着，肘部支撑在床上，头靠在肩膀上——据说有些非洲人就是这样睡觉的，从而保护自己免受昆虫侵害。

世界上最古老的床垫

人们在南非发现了世界上最古老的床垫，距今已有 7.7 万年。它由植物纤维编织而成，内里的月桂树叶或许可以用来防虫。

最佳床垫

不同的床垫适配不同的睡姿。例如，硬床垫更适合喜欢仰卧或俯卧的人。非常硬的床垫最适合仰卧者，中等硬度的床垫适合所有人，软床垫只适合喜欢侧睡且体重较轻的人。

> "老实说，我对生活的要求并不高。给我一张床垫或一套铺在地板上的布团，我就是最快乐的野营者。"
>
> ——演员瑞奇·马丁

站着睡觉

在日本可以买到专门的下巴托，帮助人们站着睡觉。这样就可以放松颈椎了！

采取自由落体式睡姿的人更容易成功吗？

自由落体式睡姿是指人们在睡觉时采取俯卧姿势，双腿分开，双手伸直。研究表明，以自由落体姿势睡觉的职场人士更容易取得成功，甚至有 29% 的高收入者都是这样睡觉的。

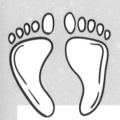

最受欢迎的睡姿

一项研究显示，69% 的人喜欢侧卧，13% 的人喜欢仰卧，还有 7% 的人喜欢俯卧。

> "我只能接受两种姿势：一种是仰卧，脚尖朝上，双手交叉；还有一种是仰卧，脚尖朝上，手放身侧。"
>
> ——《神烦警探》中的警长霍尔特

床垫爱好者

德国人更喜欢使用冷泡棉床垫，乳胶床垫和弹簧床垫在德国并不常见。美国人通常使用一款由 3 种不同材料组成的盒式弹簧床垫。而在日本，人们喜欢将布团铺在地板上睡觉。如今，日本人研发出了所谓的"布团床垫"，虽然也是放在地板上，但比原来的款式要舒适得多。

蝙蝠问："想悬挂着睡觉吗？"

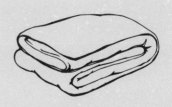

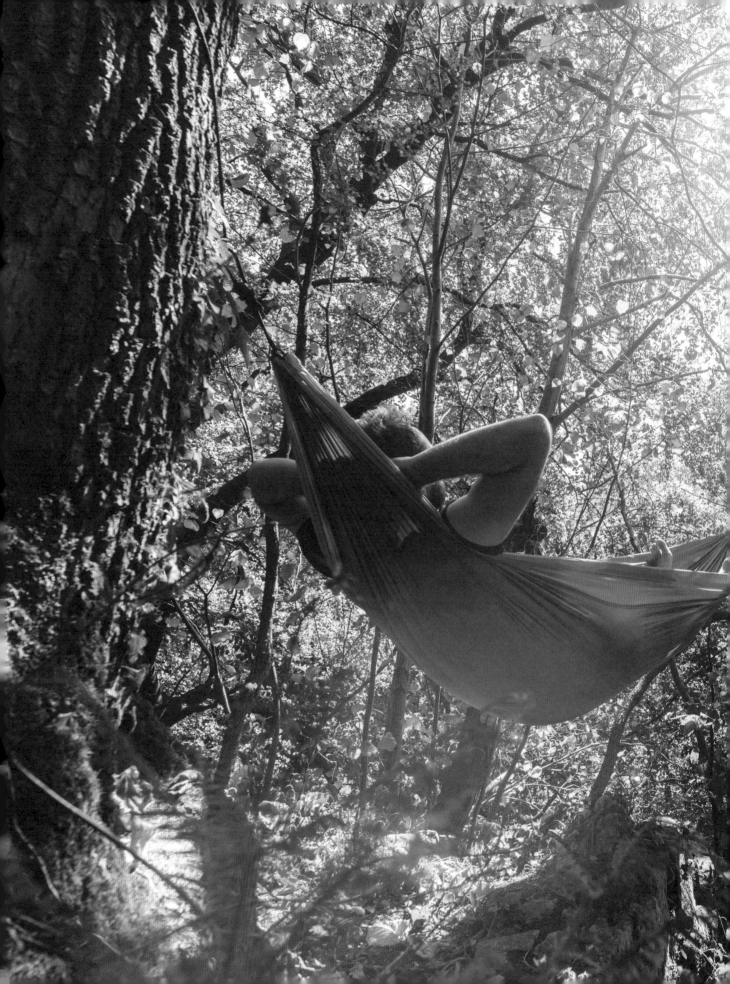

人们最喜欢的吊床

躺在吊床上，舒舒服服地晃着入睡……吊床是谁发明的呢？这一点不得而知。是 500 年前的南美人吗？因为早在欧洲人去南美之前，他们就已经睡在吊床上了。还是说，这种用网和布做成的床可以追溯到印加人或玛雅人？或者，它有没有可能起源于欧洲？无论如何，时至今日，吊床仍然是一个绝佳的休闲之处！

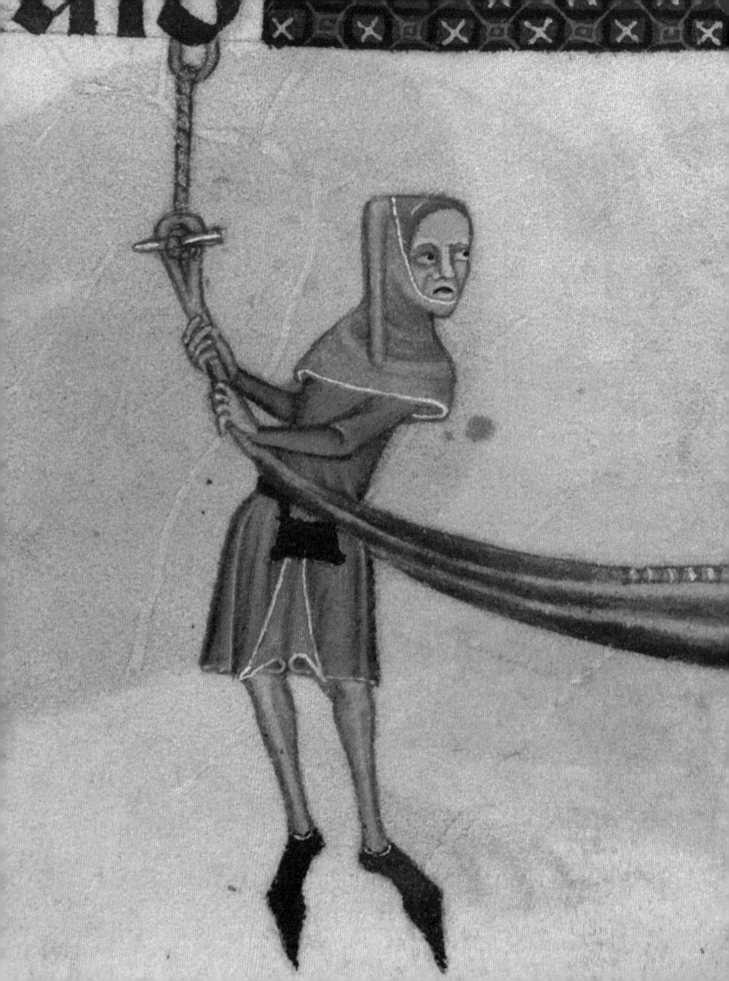

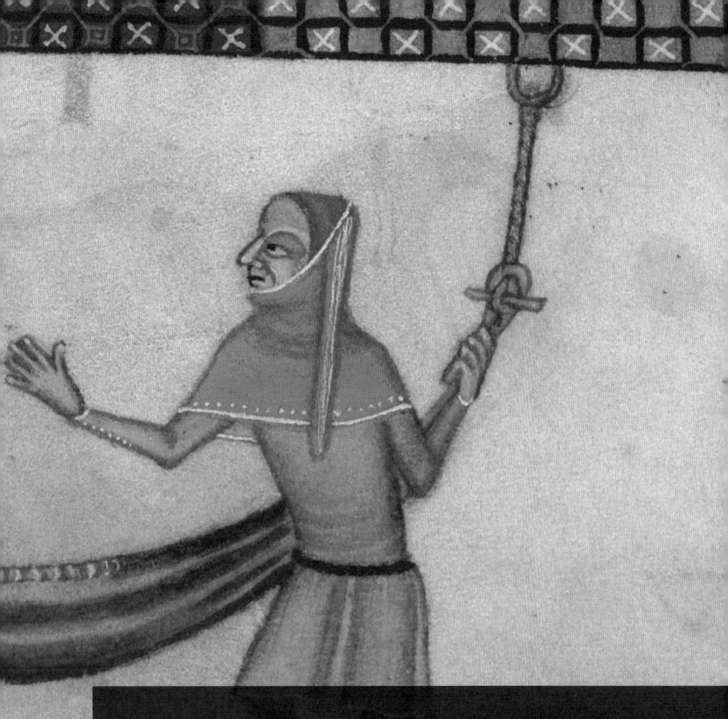

中世纪的吊床

相似的发明在不同文化中同时出现，这不足为奇。吊床是否也是如此呢？有一些中世纪的插图表明，吊床并不仅仅起源于南美洲。例如，英国的《勒特雷尔圣诗集》（约 1330 年）里就有一幅实木吊床的插图。

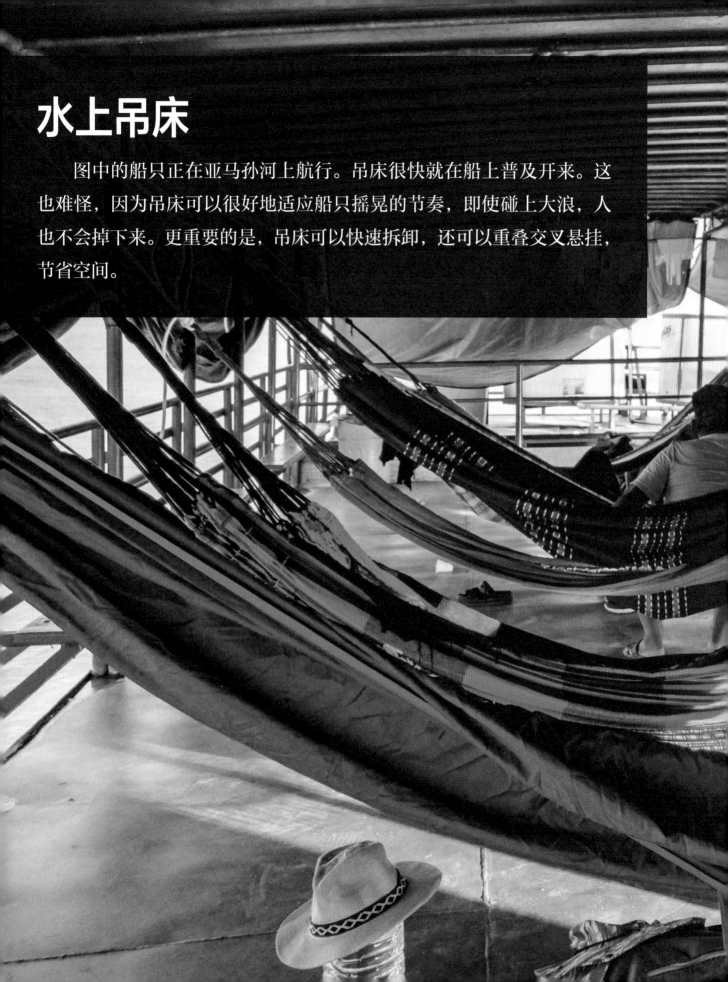

水上吊床

　　图中的船只正在亚马孙河上航行。吊床很快就在船上普及开来。这也难怪，因为吊床可以很好地适应船只摇晃的节奏，即使碰上大浪，人也不会掉下来。更重要的是，吊床可以快速拆卸，还可以重叠交叉悬挂，节省空间。

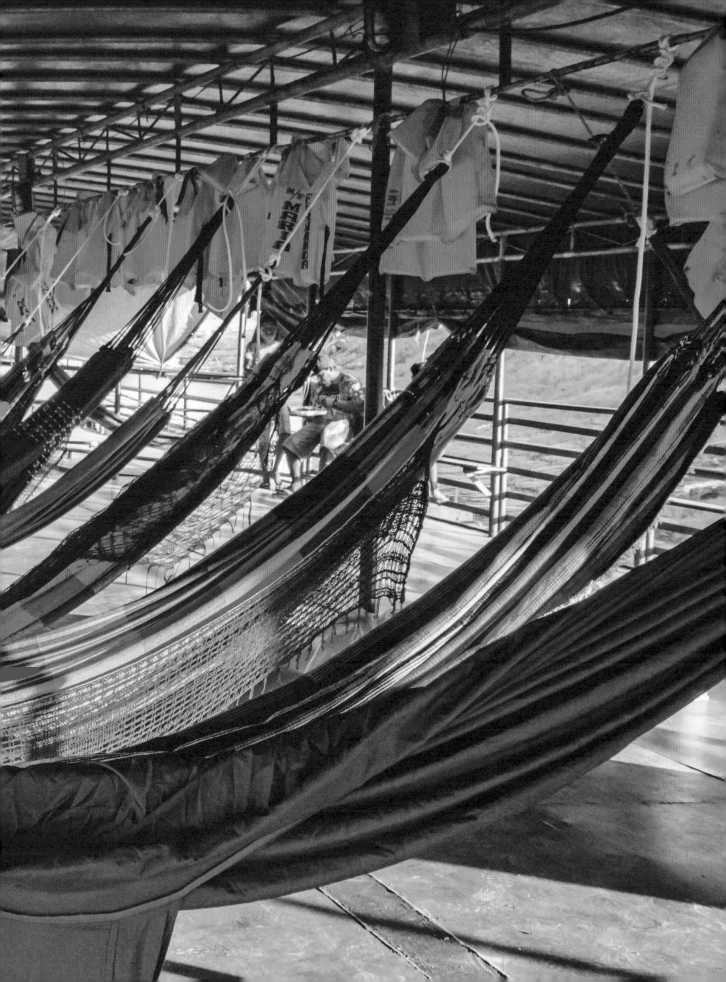

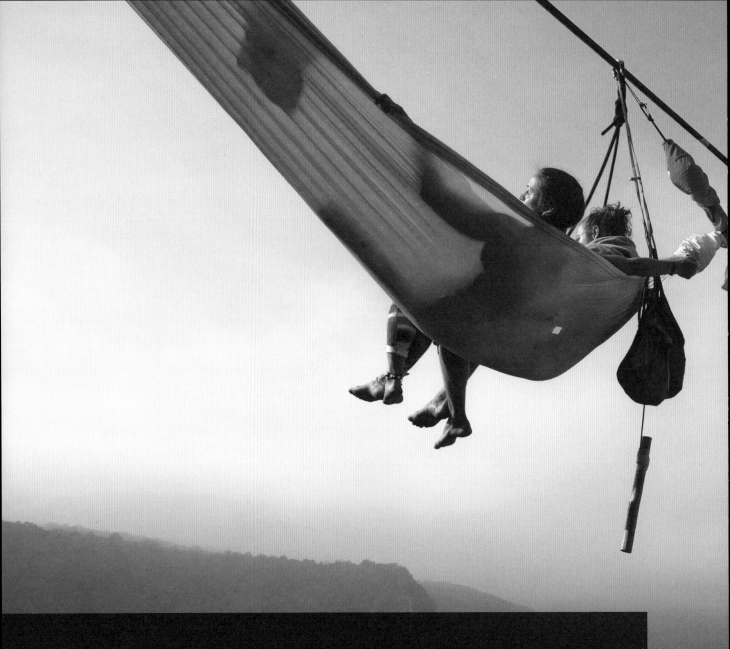

高处的吊床

　　这张图片证明，吊床也非常适合爱冒险的人。这是 2016 年的"钻孔攀岩和高空走绳活动节"（Drill & Chill Climbing and Highlining Festival）。在波黑的蒂耶斯诺峡谷上空约 200 米处，19 名参赛者共同将 17 个吊床串在一条 80 米长的滑索上。他们做好了安全保障措施，花费约 4 小时完成了这项壮举。

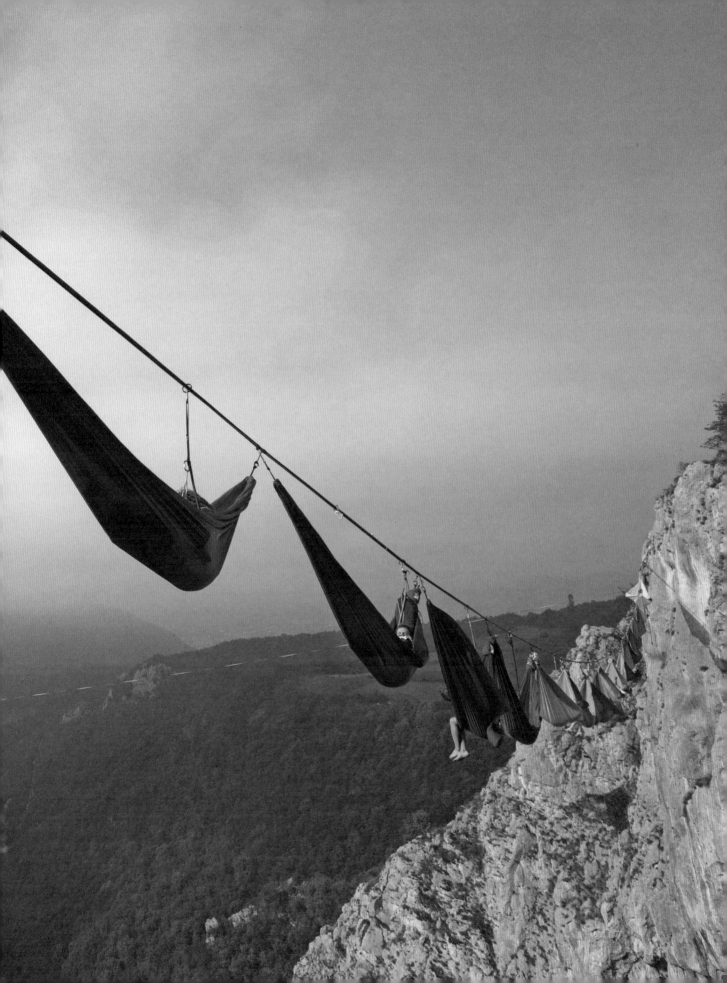

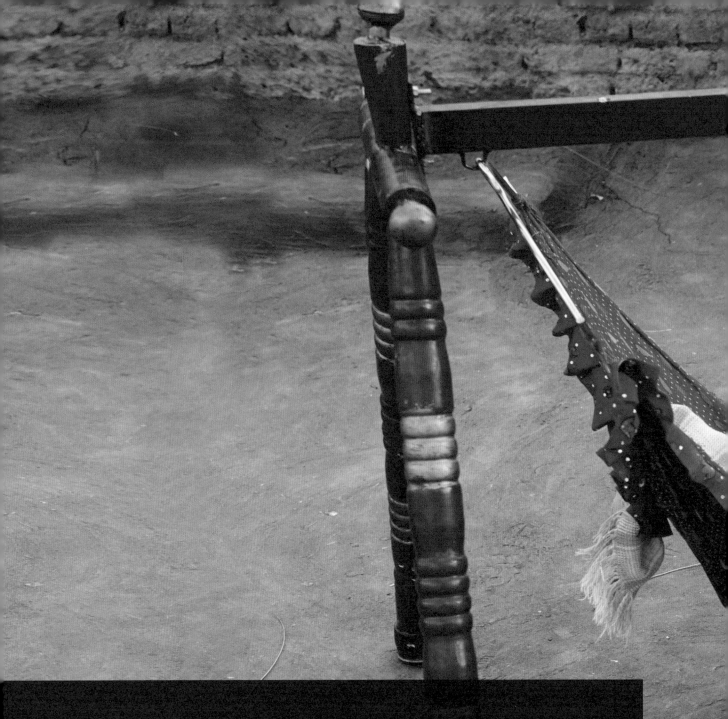

吊床摇篮

　　在印度拉贾斯坦邦的一个村庄里，小孩睡在传统的小床——一张舒适的吊床上。对于婴幼儿来说，睡在吊床上不仅舒服，还有利于脊椎发育。吊床总是轻微摇摆着，孩子们很快就能进入梦乡。

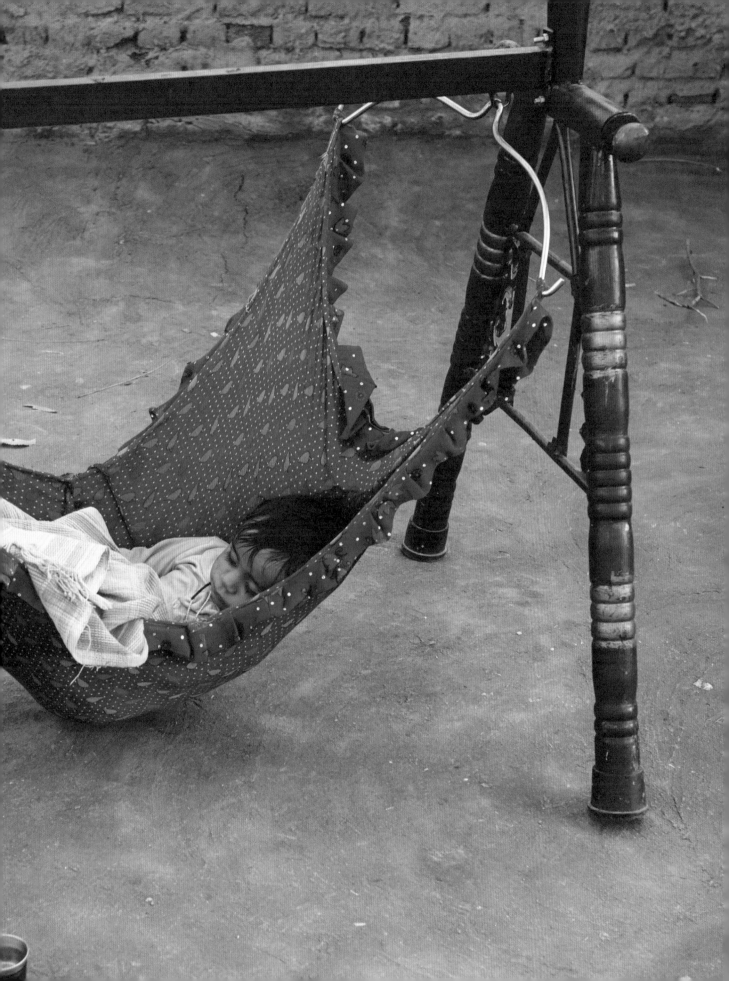

睡眠中的
阴暗面

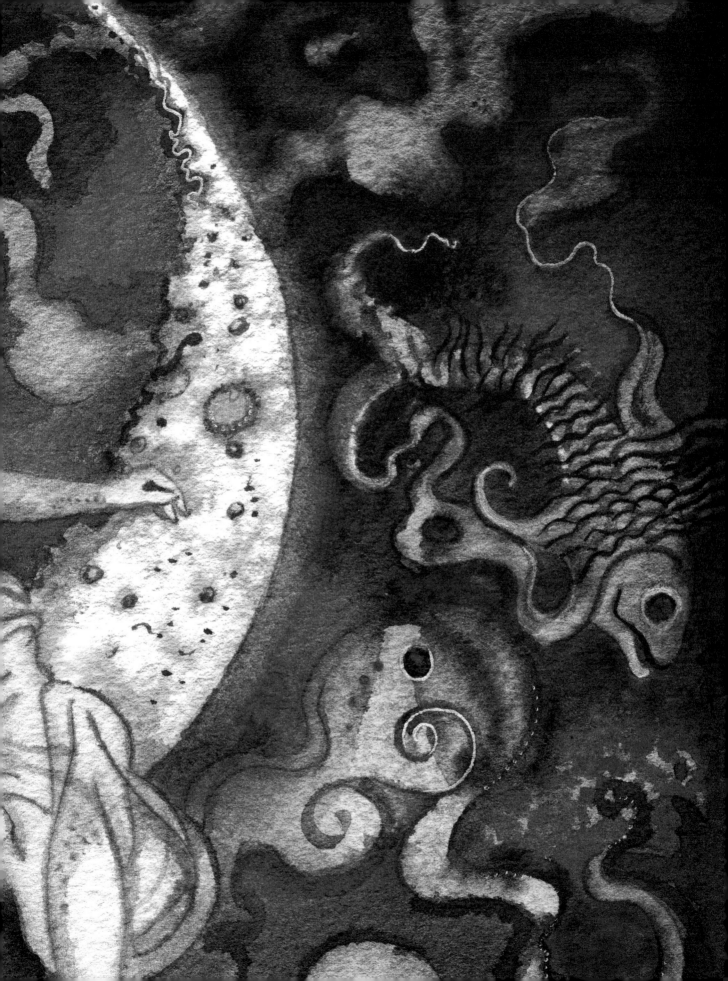

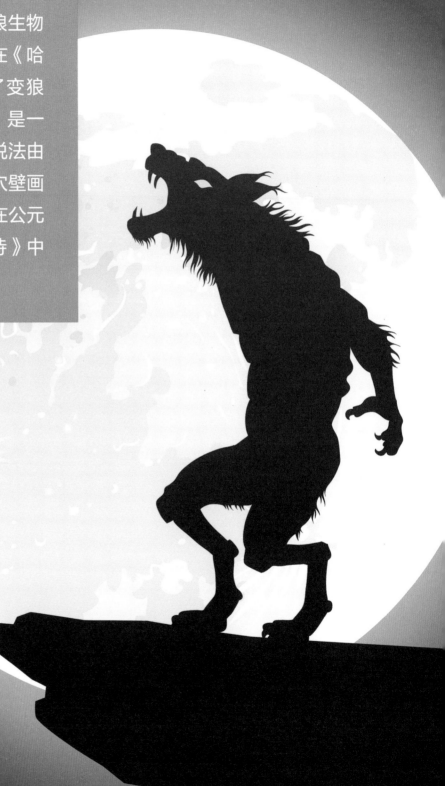

在广为流传的神话传说中，狼人是一种在月圆之夜变成半人半狼生物的怪物，在黑夜里制造恐怖。在《哈利·波特》中，卢平教授中了变狼术，变得神志不清。"变狼术"是一种能将人变成狼的妖术。这种说法由来已久：人们不仅在古老的洞穴壁画中发现了狼人的身影，而且还在公元前18世纪的《吉尔伽美什史诗》中看到了关于狼人的文字记载。

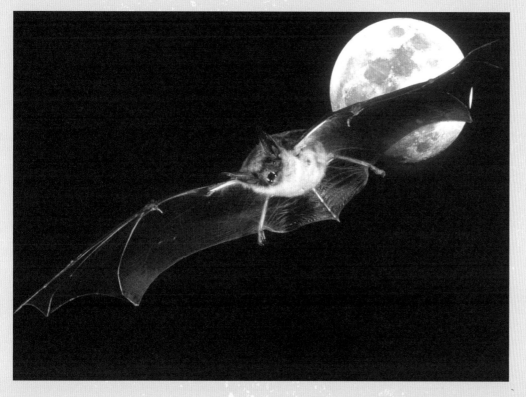

无情的吸血蝙蝠？ 蝙蝠在黑夜中悄无声息地飞舞，让许多人不寒而栗。从古到今，它们都是邪恶的象征。恶魔和魔鬼常常长着蝙蝠般的翅膀，更加深了蝙蝠的邪恶形象。

满月传说

超级月亮、满月、新月……这个又大又亮的球体照得我们彻夜难眠。事实真是如此吗？

为什么月圆之夜总是睡不好？

很快就要到月圆之夜了，我们坐卧难安，翻来覆去，始终睡不着觉。为什么会这样呢？对此，科学界并没有统一的说法：有些人认为这没有科学依据，有些人则进行了科学研究。一种可能的解释是，月圆之夜影响褪黑素的分泌。褪黑素调节我们的睡眠－觉醒节律。天黑时，人体开始分泌褪黑素，天亮后，褪黑素的分泌量又会慢慢减少。满月比平时更亮，因此可能抑制褪黑素的分泌。人们常常认为满月是夜游症的诱因，因为梦游者会顺着月光的方向移动。然而，科学界认为，满月和梦游之间并无关联。

不过，满月确实会对动物的活动产生影响。例如，蝙蝠会在洞穴中停留更长时间，以免在明亮的夜晚被捕食者发现。此外，地月之间的吸引力带来潮汐，鱼类会根据潮汐的牵引来确定方向，因此月相的变化也会直接影响鱼类的活动。

传说还是真相?

满月真的会影响我们的生活吗? 你怎么看?

1 情绪变得低落

自古以来，邪恶总是与月亮联系在一起。满月时，我们经常睡不好觉，因此也会变得更加烦躁。

2 头发长得更快

据说在月亮渐盈的过程中，不仅植物发芽更早，我们的头发也会生长得更快。这也许是因为这个阶段的月亮可以增强身体素质，而渐亏的月亮则会帮助身体起到自然的清理废物的作用。

3 变成狼人

狼人传说经久流传。人们相信，被"感染"的人会在月圆之夜变成狼人，大兴破坏。每当我们看到有人在满月的光辉下做出奇怪举动，"月圆之夜，怪物出现"的说法就会像烙印一般留存在我们的脑海里。

4 更多孩子出生

19 世纪的人们相信，在月圆之夜出生的孩子比在平日里更多。这一观点可能基于以下事实：女性的月经周期和月相周期一致，约为 28 天。那么，月亮既然能让植物生长，为什么就不能提高人们的生育能力呢？

5 在满月下晾干的衣服会更白

月亮有漂白作用吗？如果太阳直射会使洗过的衣服发白，那么月光肯定也有同样的效果吧？如果阳光能漂白衣物，造成不良后果，那么月光很有可能也会损坏衣物。

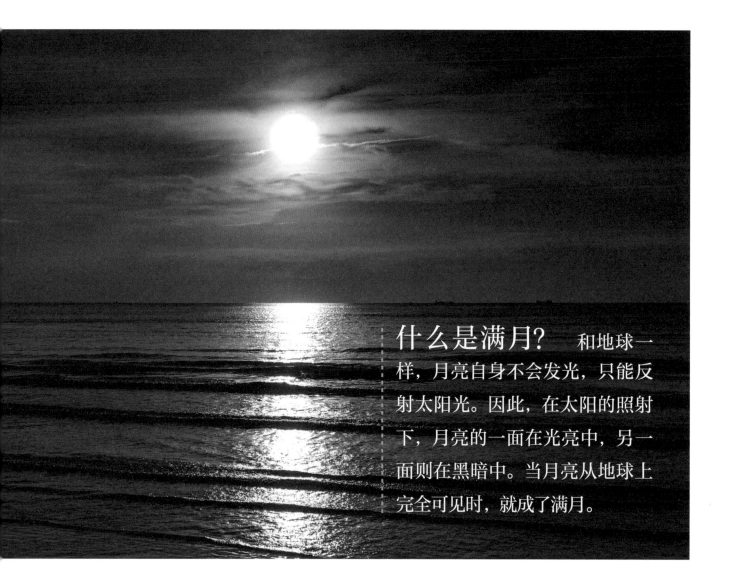

什么是满月？ 和地球一样，月亮自身不会发光，只能反射太阳光。因此，在太阳的照射下，月亮的一面在光亮中，另一面则在黑暗中。当月亮从地球上完全可见时，就成了满月。

我们可以感知月亮吗？

一项调查显示，40% 的德国人对月亮很"敏感"。从心理学角度出发，这意味着他们会将发生的倒霉事归因于满月：或遭遇了一场事故，或度过了糟糕的一天，还可能是睡不好觉……个人态度在其中起着关键作用。这就是所谓的"自我实现预言"。如果一个人认定他在满月时会睡不好，那么这个预言大概率就会成真。

害怕睡不着的情况同理。担心自己睡不着或睡不好的人患有睡眠恐惧症。如果一个人晚上总是做噩梦或莫名其妙地惊醒，并且不想再经历这样的痛苦，那么他就会形成这种恐惧症，最终睡得更差。

午夜传说

据说，人应该在午夜之前上床睡觉，因为这段睡眠时间对人最有好处。这是真的吗？不，这是无稽之谈。原因有二：第一，睡眠－觉醒节律因人而异。上文已经讨论过猫头鹰型和云雀型。第二，时间性午夜和生理性午夜是两个不同的概念。后者指的是生产力的低谷，通常出现在时间性午夜之后的 3 ~ 4 小时。因此，就算凌晨 1 点或 2 点才入睡，这在生物学上也属于有利的睡眠时间。

因此，可以得出结论：晚上熬夜的人不一定睡不好，早睡的人也未必睡得香。

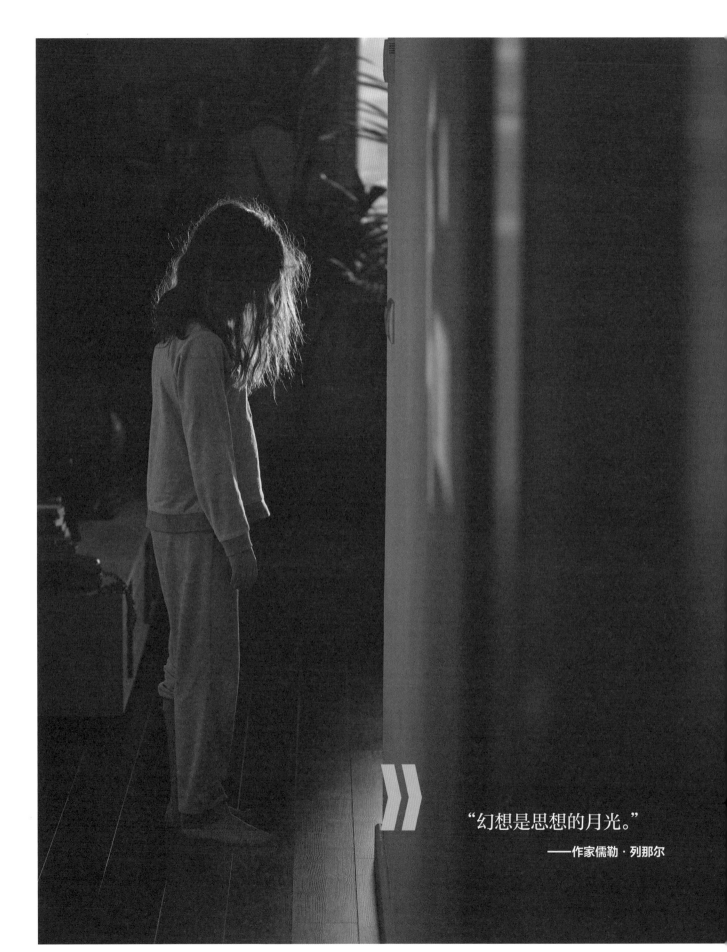

"幻想是思想的月光。"

——作家儒勒·列那尔

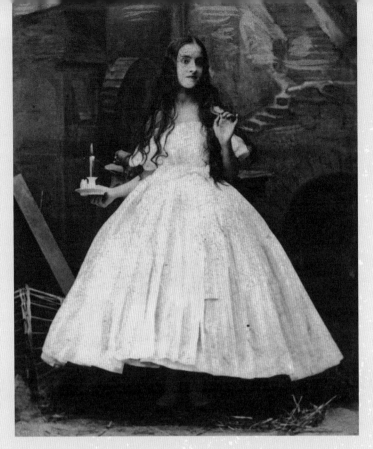

《梦游女》，又名《梦游病者》，是文森佐·贝里尼创作的歌剧，其中孤儿阿米娜晚上睡着了以后会梦游。心生妒忌的女房东无耻地利用了她。

梦游

半夜起来，在沉睡中四处游荡，眼睛微微睁开，但不作任何反应，然后不知什么时候又回到床上。第二天早上，这段记忆就被忘得一干二净了。

危险的游荡

医学上将这种睡梦中的游荡称为"梦游症"（Somnambulism），译自拉丁语。儿童罹患这种睡眠障碍的概率高于成年人。据估计，多达 15% ~ 30% 的儿童都或多或少有过梦游经历。随着青春期的到来，情况才会逐渐改善，最终只有 7% 的成年人仍然会梦游。而过了 60 岁，就基本不再梦游。

我们为什么会梦游？

梦游的诱因有很多。儿童长大成人的过程中，中枢神经系统也逐渐成熟。在梦游时，大脑中负责运动的区域会被唤醒，并像清醒时一样活跃；而其他区域，例如负责感知能力的区域，则会继续安然沉睡。因此，梦游的人醒来后往往什么都不记得。尤其是在成年人身上，压力大、精神紧张、过度饮酒、服用抗抑郁药物等都可能会导致梦游。此外，还需考虑家族遗传因素：如果父亲梦游，后代很可能也会梦游。

不要叫醒他！

叫醒一个梦游的人可不是件好事，因为他会受到惊吓，并且在不明所以的状态里，很可能发

麦克白夫人的梦游场景 在莎士比亚的悲剧《麦克白》（1606 年）中，麦克白夫人的梦游场景是她在剧中最后一次亮相。她因充满负罪感而饱受痛苦。

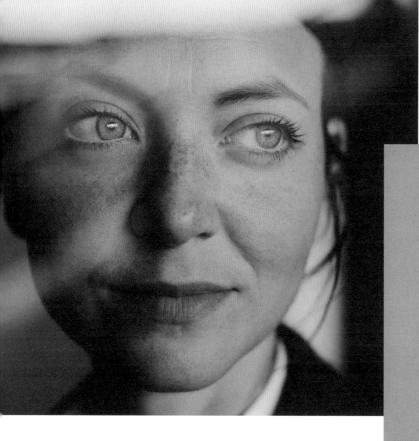

与夜里的梦游者不同，白日梦者在白天游走思绪。无论是在公园的长椅上，还是在枯燥的演讲中，我们都会做白日梦，让思绪徜徉，以此逃避单调的生活。白日梦能使人放松，带我们进入宁静祥和的场景当中，如开阔的沙滩或林间空地……这让大脑充满活力。例如，J. K. 罗琳就曾在漫长单调的火车旅途中萌生了创作《哈利·波特》的想法。

生意外。因此，千万不要摇晃或大声呵斥梦游的人，而是要谨慎、冷静地引导他回到床上，关好门窗后再去睡觉。

梦游者记录

也许大家都知道这一桩可怕、著名的梦游事件：1987 年，加拿大人肯尼斯·帕克斯驱车 22 千米到达岳母家，将其杀害。然而，他最终被无罪释放，因为医生证明他患有梦游症。由此可见，"梦游"这种睡眠障碍实际上是一种严重的疾病。不过在大多数时候，情况不会如此糟糕：来自苏格兰的罗伯特·伍德曾是一名厨师，他在睡梦中研发出了自己的食谱——这完全是字面意思：晚上他梦游进了厨房，一直在做饭。然而第二天早上，他却什么也记不起来了；一位来自伦敦的 15 岁女孩在睡梦中爬上了 40 米高的起重机。幸运的是，周围恰好有细心的"夜猫子"路人发现了她并迅速报了警。小女孩在醒来之前安全落地。

梦游不仅是现实行为，也常常出现在书籍、电影和戏剧中。例如，《唐老鸭》中就有梦游的情节；贝里尼的著名歌剧《梦游女》的主角阿米娜也是一个梦游者，她的一生都受到梦游症的影响；在德国表现主义默片《卡里加利博士的小屋》中，一个疯癫的医生试图利用善良的梦游者凯撒；根据斯蒂芬·金的小说改编而成的恐怖电影《梦游者》中，有一对母子像吸血鬼一样在夜里四处游荡，杀害处女，并吸取精气。

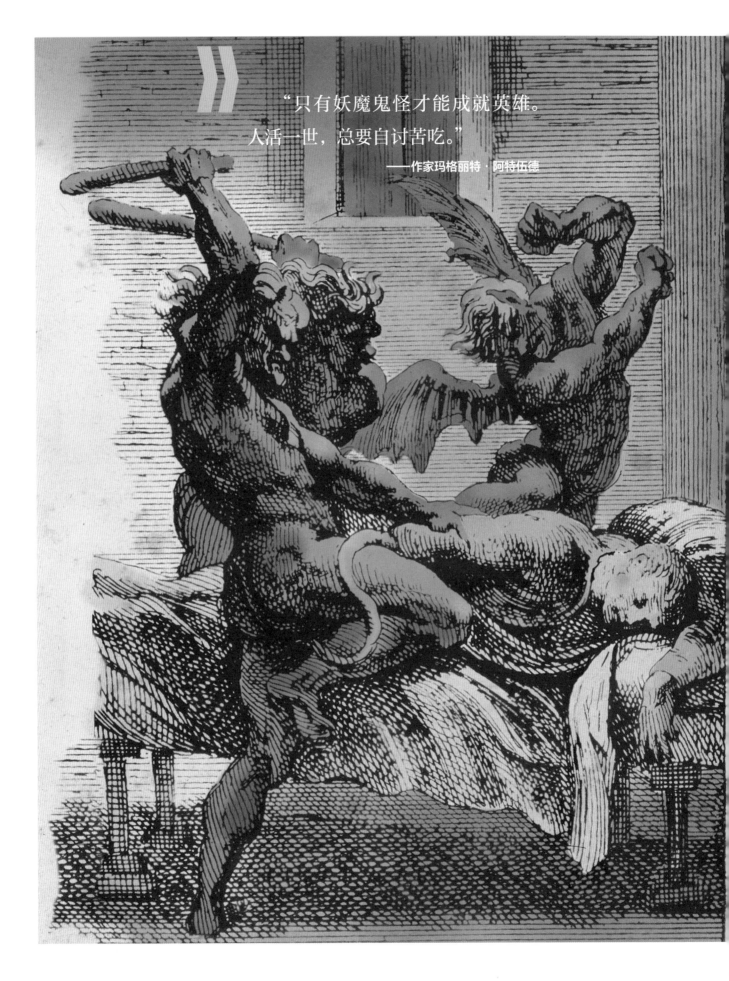

"只有妖魔鬼怪才能成就英雄。
人活一世，总要自讨苦吃。"
——作家玛格丽特·阿特伍德

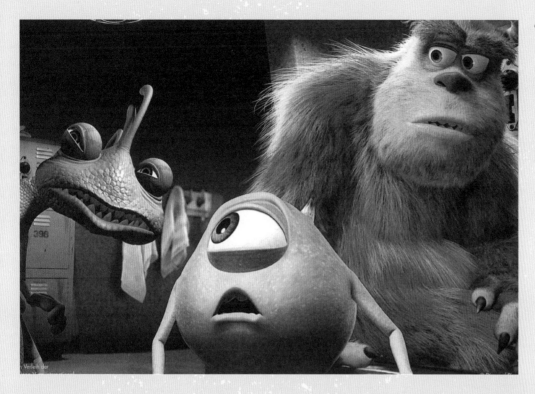

《怪兽电力公司》是这部电影的名字，也是影片中两位怪物主角所在公司的名字。它们的工作是在夜间吓唬孩子，从孩子们的尖叫声中获取能量，为怪兽城供电。后来，有一个怪物在遭遇了一连串不幸事件之后，和一个人类小女孩建立了深厚的友谊。

床底的怪物

很多人小时候都相信床底下有怪物，于是晚上躺在床上一动不动，这样怪物就不会醒来——这种迷信究竟从何而来？

最原始的恐惧

许多图书和电影中都有夜间出没的诡异人物。对未知和黑暗的恐惧是人类最原始的恐惧，因为我们毫无防备，不知道接下来会发生什么。此外，我们在夜里会回忆白天的经历，因此，尤其对儿童来说，恐怖的海报、电影和图书都会引发他们对床下怪物的恐惧。

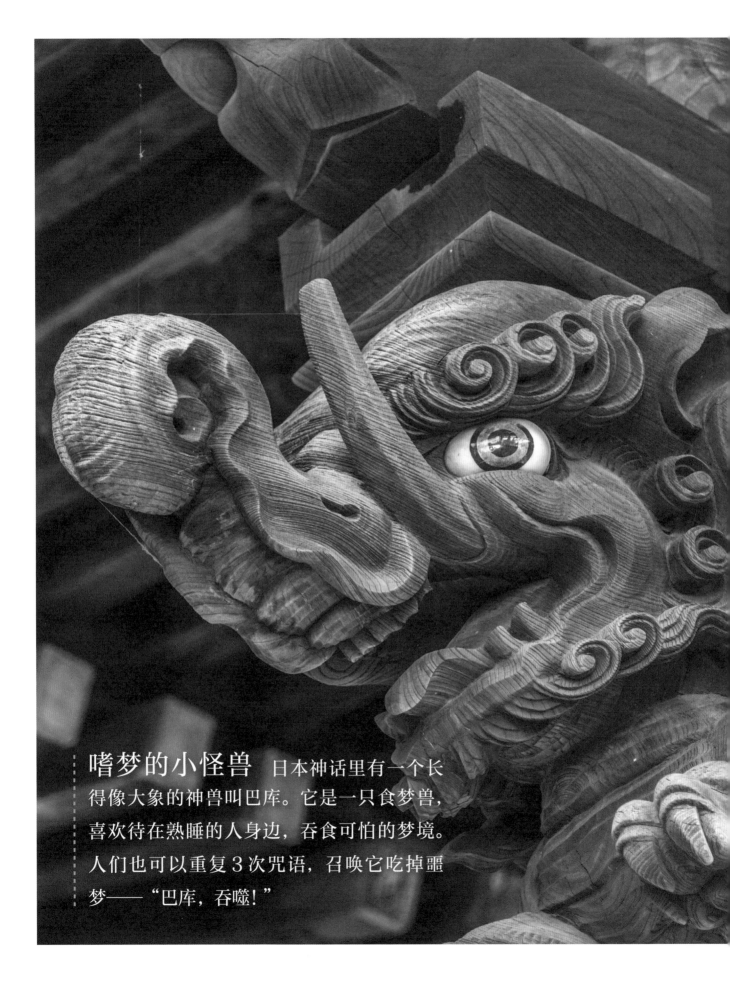

嗜梦的小怪兽 日本神话里有一个长得像大象的神兽叫巴库。它是一只食梦兽，喜欢待在熟睡的人身边，吞食可怕的梦境。人们也可以重复3次咒语，召唤它吃掉噩梦——"巴库，吞噬！"

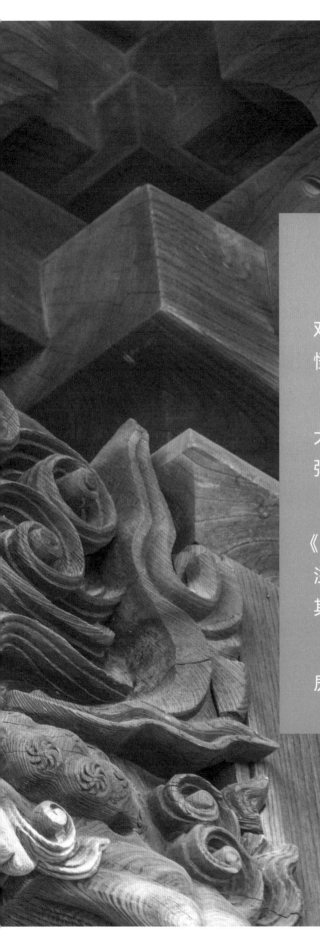

赶走床下怪物的四大神器

1. 毛绒守护神：最简单的方法就是用怪物对付怪物。只需要把可爱的玩具放在卧室门口，怪物就再也进不来了。

2. 怪物喷雾：一瓶喷雾和几滴香水便万事大吉！怪物闻了香水就会打喷嚏，"阿嚏"一声弹出屋子。

3. 怪物吸尘器：如果怪物很难缠，就学着《捉鬼敢死队》那样把它吸进吸尘器里。不过要注意，吸尘器只能吸走灰尘和床底下的怪物，其他的一概不吸。

4. 小夜灯：怪物对光线很敏感，因此如果房间里有一盏柔和的小夜灯，它就会远离。

逃出失眠困境

今天又失眠了吗？有时，失眠是一个大问题；
有时，也许一两片安眠药就能搞定一切。

"每个人都是月亮，总有一个从不让人看见的阴暗面。"

——作家马克·吐温

《母亲的小帮手》

苯二氮䓬类药物是一类镇静剂、安眠药。滚石乐队以这种药物为题创作了歌曲《母亲的小帮手》。这个标题反映了一个严肃的事实：对安眠药上瘾的主要是女性。有 1/4 的女性服药是为了保持体力。

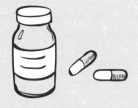

镁元素

研究证明，镁元素有利于提高睡眠质量。这种矿物质能抑制皮质醇的分泌，从而对睡眠产生积极影响。

一喷即睡

含有褪黑素的安眠药是否真能助眠呢？这个问题备受争议。研究人员指出，安眠药使用不当会产生头痛、恶心等副反应。不过，许多人十分青睐褪黑素喷雾，因为它能让人更快入睡。此外，含褪黑素的小熊软糖或许也能让人睡得更好，而且看起来也很可爱！

安眠药片

人工合成的安眠药和草本安眠药是有区别的。常见的合成安眠药有苯二氮䓬类药物、Z 类药物[1]、抗抑郁药和抗组胺药。这些药物通常需要处方，须在医生的指导下服用。

---

[1] 指唑吡坦、扎来普隆、佐匹克隆等。

止鼾良方

为了避免在夜里发出"伐木"般的鼾声，我们睡前不能服用安眠药，不能饮酒，也不要仰卧睡觉。如果这样仍无法防止打鼾，还有其他办法：用鼻喷剂缓解鼻塞，用鼻夹撑开鼻中隔，或使用咬合板，防止舌头向喉咙缩得太近。

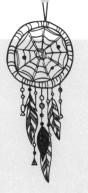

捕梦网

好梦会从网中通过，而噩梦则会被网兜住，无法接近我们；太阳升起，网中的噩梦就会消失。捕梦网源于北美原住民阿尼西纳比族（通常称为奥吉布韦人）。将捕梦网挂在睡觉的地方可以提高睡眠质量，防止做噩梦。

一项研究表明，
25% 的德国人患有睡眠障碍，
低于全球 37% 的平均水平。

"你追逐梦想，噩梦就不会追逐你。"

——作家马修纳·德利瓦约

薰衣草风潮

在华盛顿岛上，7 月和 8 月是薰衣草盛放的时节。不过，美国人没有打开卧室窗户的习惯，德国人才喜欢开窗通风。在美国，人们用薰衣草来净化空气，据说它也有安神助眠的作用。一举两得！

针灸

传统中医的针灸技术传入了德国。将针刺入身体的特定部位可以疏通郁结，让"气"重新流动起来。针灸还有助于解决入睡问题，舒缓紧张情绪，调整身体的呼吸节奏。

Z-Z-Z

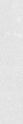

"鼾声可以赶走怪物！"

——朱迪·布鲁姆的小说
《福吉闹翻天》

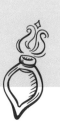

睡吧，缬草，睡吧！

缬草的根是一种有效的助眠药物，能与大脑中的神经递质相结合，帮助我们平静入睡。在面临诸如考试的重大压力时，缬草还可以缓解焦虑情绪。

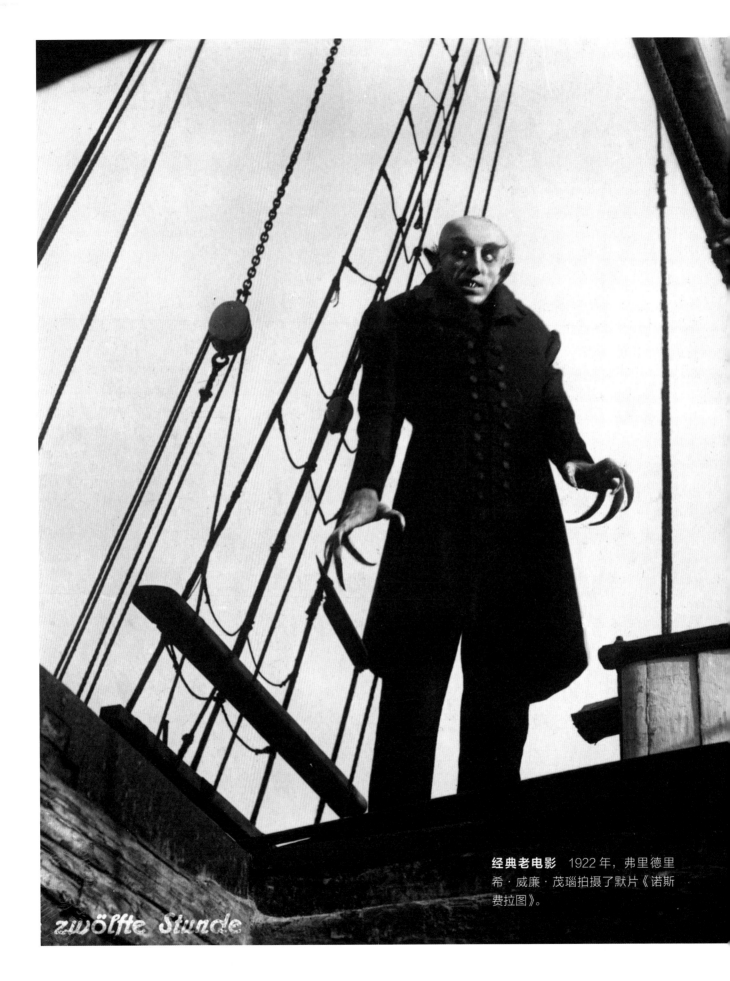

zwölfte Stunde

经典老电影 1922 年，弗里德里希·威廉·茂瑙拍摄了默片《诺斯费拉图》。

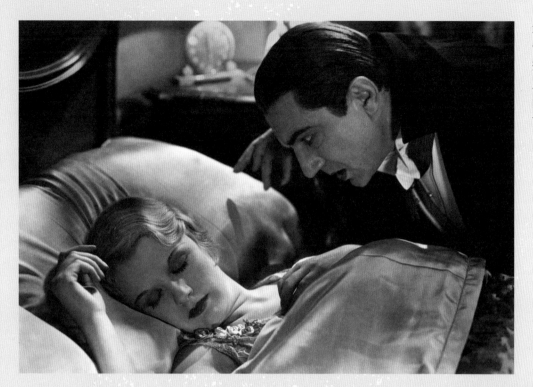

这是贝拉·卢戈西与海伦·钱德勒在电影《德古拉》（1931年）中的剧照。卢戈西因扮演德古拉伯爵而闻名于世。他下葬时穿着德古拉的全套服装，包括斗篷。

吸血鬼——黑夜里的恐惧

迷人又恐怖：无论在亚洲、非洲、南美洲还是欧洲，我们都能听到吸血鬼的故事。

吸血鬼从何而来？

人种学家对此有着共识：我们今天所知的吸血鬼传说起源于东南欧。至于是特兰西瓦尼亚、希腊、保加利亚还是其他国家，目前尚不得而知。就像对待巫师一样，那里的人将农作物歉收、瘟疫流行病盛行的现象都归因于吸血鬼。人们迷信至极，甚至还会将那些尚未完全腐烂的尸体挖掘出来，并真正"处死"，防止它们成为夜间苏醒的吸血鬼，给人们带来悲伤和痛苦。

在棺材里安然入睡——吸血鬼如何睡觉？

吸血鬼白天睡觉，晚上活动。在一些传说中，它们不能接触阳光，只要有一丝光线照到身上，就会立马化为灰烬。那么吸血鬼白天是如何睡觉的呢？多年来，传说变得越来越夸张，各种各样的观点层出不穷。好莱坞认为吸血鬼是在棺材里睡觉的。这种说法可能源自掘墓人和殡葬业者。他们曾报告，尸体在腐烂的过程中突然坐了起来，十分诡异。到墓地再次"处死"死者的做法没有科学依据，只会使迷信观念更加根深蒂固。

菲律宾食尸鬼阿斯旺 黑暗的最深处居住着这种可怕的生物。每当夜幕降临，它便会在房屋的阴影中跟踪猎物，吸食人血。

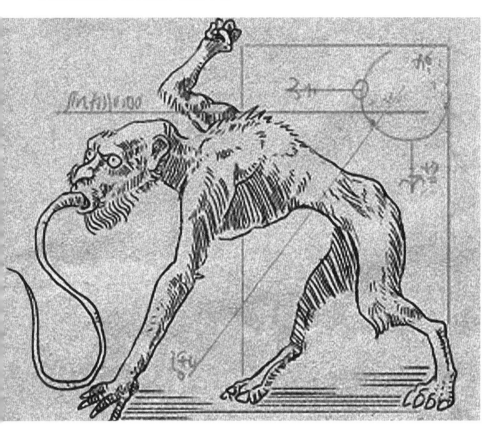

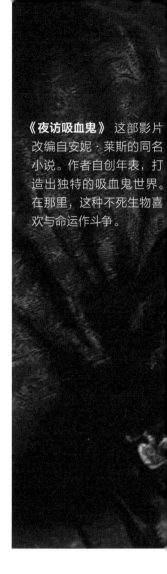

《夜访吸血鬼》 这部影片改编自安妮·莱斯的同名小说。作者自创年表，打造出独特的吸血鬼世界。在那里，这种不死生物喜欢与命运作斗争。

许多关于吸血鬼睡眠的假设都基于这个事实：一旦暴露在阳光下，吸血鬼就会化为灰烬。因此，它们白天要在没有光线照射的地方睡觉。这就使"棺材理论"和电影里幻想的黑暗地穴变得合理起来。棺材格外富有诗意，因为它象征着死亡对不朽生命的讽刺。

据说吸血鬼睡觉时会陷入一种深沉、近乎恍惚的睡眠状态。这就是人们相信还有其他生物会保护他们的原因。因为在深度睡眠期间，吸血鬼无法醒来，很容易受到攻击。吸血鬼体内似乎也有生物钟，因为他们清楚地知道太阳何时消失，自己何时起来。年龄越大的吸血鬼需要的睡眠就越少。他们还可以进入另一种睡眠状态——有意识的小睡。在这种情况下，他们就像某些动物一样，仍能感知周围的环境，面对突然袭击仍然可以及时做出反应。如果在吸血鬼打盹儿时打开棺材，他们很可能会醒来，然后你就成了他们的早餐。根据德国南部的民间故事，吸血鬼睡觉时只闭上一只眼睛。

吸血亡灵？世界文化中的漫游者？

吸血鬼传说在所有文化中广为流传。约公元前4000年，巴比伦和苏美尔神话中诞生了最古老的吸血鬼传说：爱奇慕无法入土为安，成为复仇恶魔重返人间，试图吸干人们的精血。

古埃及的《亡灵书》里也记载了有关吸血鬼

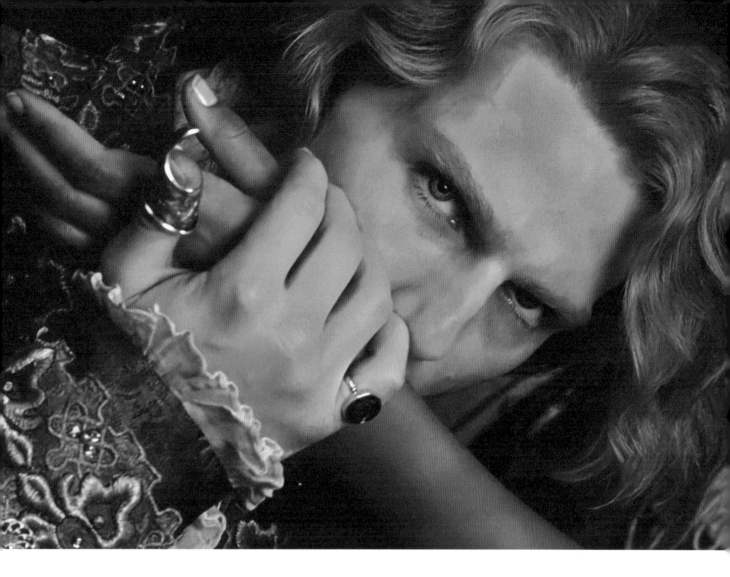

的传说：如果人们不给它供奉"卡"（Ka）①，它就会饥渴地滑出坟墓，吸食人们的鲜血。此外，神话传说中也有不少嗜血的神，如古埃及的"母狮神"塞赫美特以及印度的迦梨女神。

在古希腊神话中，人们对不死怪物拉弥亚充满恐惧。它们对人类的鲜血欲求不满，常常以迷人的女性形象出现，勾引年轻男子，吸干他们的鲜血。同样，在希腊也有一种名叫维克拉卡斯的活尸作祟。在一些斯拉夫国家，这种怪物与狼人相似，但在希腊民间传说中，它因夜间出现而声名狼藉。它会在黑暗中敲打房屋的门。如果第一次敲门没有任何动静，它就会继续前进；但如果

门被打开，开门的人就会像亡灵一样死去，苏醒后变成维克拉卡斯。因此，在希腊的某些地区，人们只有听到两次敲门声才会把门打开。今天，人们认为，除非收到邀请，否则吸血鬼就不能随意进屋。

中国的民间故事里有一种名为"僵尸"的怪物。顾名思义，这种不死生物已经尸僵，行动

"吸血鬼的故事充满诱惑，总是以某种方式吸引着人们。"

——演员科林·法瑞尔

---

① 古埃及人所说的"卡"指人潜在的生命力。

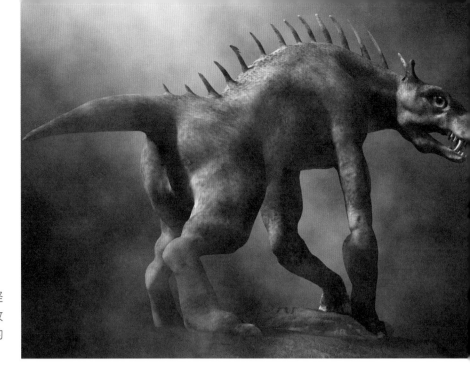

卓柏卡布拉 据说这是一种凶恶的怪物，常常在中美洲地区出没。它会攻击动物，尤其是山羊，并吸食它们的鲜血。

起来像丧尸一样。它们会吸走人类的生命力，也就是所谓的"气"。

根据地域的不同，菲律宾的怪物阿斯旺或以尸体为食，或吞食孕妇尸体中的遗腹子。肆虐苏格兰的芭万·希是一种女吸血鬼，专门勾引年轻男子，吸食他们的血液，将他们榨成干尸。芭万·希身着绿色衣服，如自然精灵般出没在森林里。

非洲也有类似的神话传说。在加纳、科特迪瓦、多哥等阿散蒂地区，人们时常听到关于铁牙懒（Asanbosam）的报道。这些像吸血鬼一样的神秘类人生物居住在丛林深处，长着铁牙和6只手臂。如果人类离它们栖居的树木太近，就会遭到攻击。此外，生活在同一地区的埃维人认为，吸血鬼像萤火虫一样在世间飞舞，但也能幻化成人。它们最喜欢吸食儿童的鲜血，也可以控制受害者。

来自中美洲的特立尼达和多巴哥共和国的索考耶特令人印象深刻。它白天是个女人，晚上脱下皮囊就变成一个发光的火球。它在黑暗中出没，吸食人们的鲜血。不过，窗户上的基督教十字架能叫它退避三舍。而居住在拉丁美洲的神秘生物"卓柏卡布拉"更像一种动物。它不吸食人血，而是以山羊血和鸡血为食。

著名吸血鬼德古拉

我们最熟悉的吸血鬼是德古拉伯爵，有关他的传说起源于吸血鬼之乡特兰西瓦尼亚。"德古拉之父"是英国作家布拉姆·斯托克，他于1897年发表著名小说《德古拉》。后来，托德·布朗宁将其改编成电影，由贝拉·卢戈西主演，使德古拉的故事闻名于世，为今天的好莱坞吸血鬼提供了原型。

这部小说的灵感可能源自弗拉德三世（约1431—1477）。他生活在如今的罗马尼亚——更确切地说，是特兰西瓦尼亚。然而，原作中有些前后矛盾的地方让学者产生怀疑：德古拉所谓的居所——布兰城堡（如今仍可参观），更像是一个聪明的旅游管理人开发出来的，因为弗拉德三世从未成为那座宏伟建筑的主人，不过据说他曾在那里被囚禁了几个月。德古拉伯爵就像他的历史原型一样，永远是一个谜团重重的传说。各种各样的恐怖故事充斥其中，至今仍让人深深着迷。

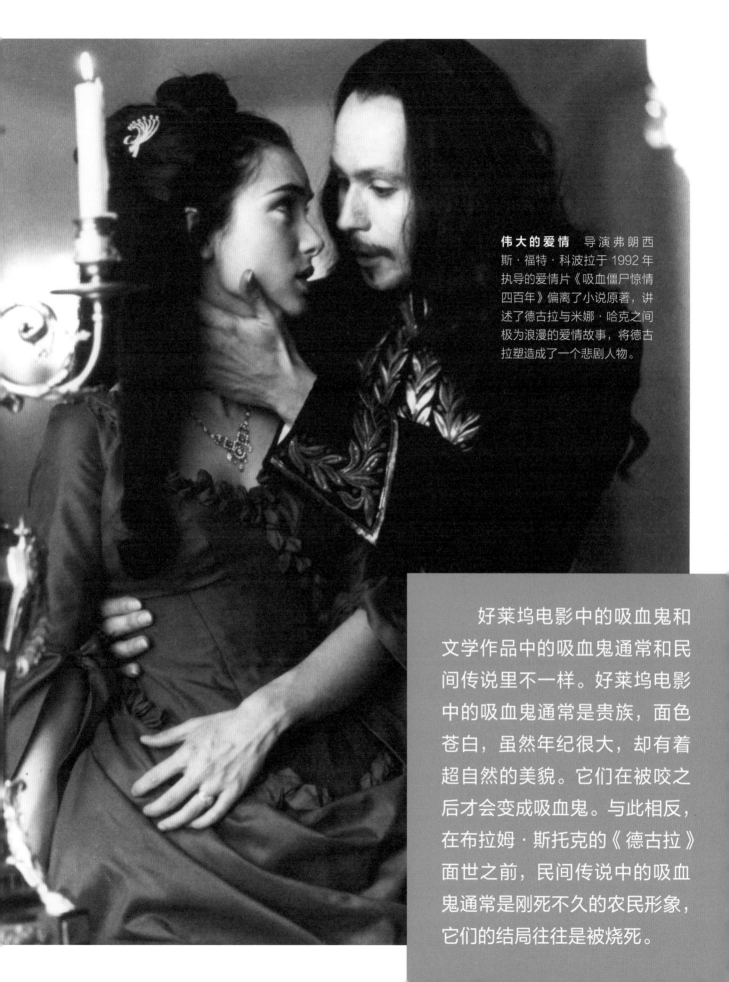

伟大的爱情 导演弗朗西斯·福特·科波拉于1992年执导的爱情片《吸血僵尸惊情四百年》偏离了小说原著，讲述了德古拉与米娜·哈克之间极为浪漫的爱情故事，将德古拉塑造成了一个悲剧人物。

好莱坞电影中的吸血鬼和文学作品中的吸血鬼通常和民间传说里不一样。好莱坞电影中的吸血鬼通常是贵族，面色苍白，虽然年纪很大，却有着超自然的美貌。它们在被咬之后才会变成吸血鬼。与此相反，在布拉姆·斯托克的《德古拉》面世之前，民间传说中的吸血鬼通常是刚死不久的农民形象，它们的结局往往是被烧死。

血腥、残暴、会咬人的怪物

吸血鬼既让人着迷，也让人不寒而栗，同时也唤醒了我们的
爱欲幻想。我们要掌握哪些有关吸血鬼的知识呢？

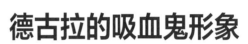

> "当其他小女孩梦想成
> 为芭蕾舞者时，
> 我只想成为吸血鬼。"
>
> ——演员安吉丽娜·朱莉

德古拉的吸血鬼形象

尽管贝拉·卢戈西创造了世上最经典的吸血鬼形象，但第一部吸血鬼电影很可能是 1912 年的《五号房的秘密》。到了 1922 年，茂瑙的黑白默片《诺斯费拉图》上映。直到 1931 年，由贝拉·卢戈西扮演的披着斗篷、穿着晚礼服的性感迷人贵族才真正成为吸血鬼作品的经典形象。这部电影根据布拉姆·斯托克的小说改编，将文学史上最著名的吸血鬼形象展现在观众面前，使其从此深入人心。

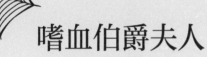

嗜血伯爵夫人

据说，著名的伊丽莎白·巴托里伯爵夫人（1560—1614）是真正的吸血鬼。相传，她为了保持青春美貌，常常啃食少女的肉、折磨她们并用她们的血沐浴。结合所有已知信息，我们可以推测巴托里伯爵夫人是一个魅力四射的女人。

如何对付吸血鬼

最著名的武器也许是大蒜，相传圣水和十字架也能杀死吸血鬼。教堂或许是个安全场所，因为传说中吸血鬼是从地狱里爬出来的，无法进入教堂。要想杀死吸血鬼，就必须在它的心脏上插入一根木桩，当然也可以烧死它。罗马尼亚人认为，消灭吸血鬼的最佳时间是星期六，因为那时它们正在坟墓中沉睡。

"吸血鬼"面部提拉术

这是一种利用患者自身血液祛除皱纹的美容方法：人们首先使用剥脱术进行换肤，然后将面部的部分血液提取出来，经过特殊处理再注入皮下。

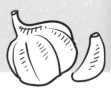

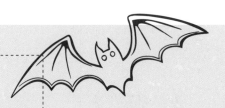

翩翩起舞的吸血鬼

　　蝙蝠可以在黑夜里穿梭。人们花了很长时间才弄明白，这与它们的超声波定位有关。在这之前，人们认为蝙蝠具有某种神奇的能力。德古拉身披斗篷形似蝙蝠翅膀，不过这并没有给人们带来多少美好幻想，因为魔鬼和恶魔也是以这种形象出现的。自从人们在南美洲发现了一种吸食动物血液的蝙蝠以后，吸血鬼和蝙蝠就永远联系在了一起。

今日需饮血

　　吸血鬼症①或伦菲尔德综合征是一种心理疾病，这种疾病会使人们产生饮血欲望。

────────

① 医学上称为卟啉症，患有该病症的人就像吸血鬼一样惧怕阳光，暴露在阳光下会使皮肤过敏，从而感到灼热、疼痛。

　　《芝麻街》里的布偶吸血鬼"数数伯爵"的原型是贝拉·卢戈西演绎的德古拉伯爵。

欧洲第一个有名的吸血鬼

　　1656 年，在克罗地亚一个名叫克林加的小村里，有一位名为尤雷·格兰多的农民去世了。据说 16 年后，他从坟墓中复活，在村里跟踪妇女，引起轩然大波。文学作品中的首个吸血鬼出现在约翰·魏查德·冯·瓦尔瓦索尔的一篇文章中。后来，约翰·约瑟夫·冯·戈雷斯将文中的故事发扬光大，使吸血鬼声名鹊起。

咬人的葫芦科植物

　　在巴尔干半岛的一些地区，人们相信，南瓜或西瓜等水果如果放置超过 10 天或没有在圣诞节前吃掉，就会变成吸血鬼。人们一般不害怕南瓜怪和西瓜怪，因为它们没有牙齿。他们还认为，如果瓜皮沾上血滴，那么这个瓜就会变成吸血鬼。

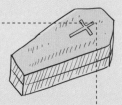

从好莱坞吸血鬼身上悟出的五条人生经验

1. 有弱点并不意味着软弱。

2. 有时候，人饿了就会做出卑鄙的事情。

3. 人应该谨慎邀请别人到家里做客。

4. 应该根据他的所作所为评判一个人，而不是他的年龄。

5. 真爱永恒。

"吸血鬼，你喜欢玩弄你的食物。"

——动画剧集《恶魔城》
第 3 季第 3 集

著名的沉睡者

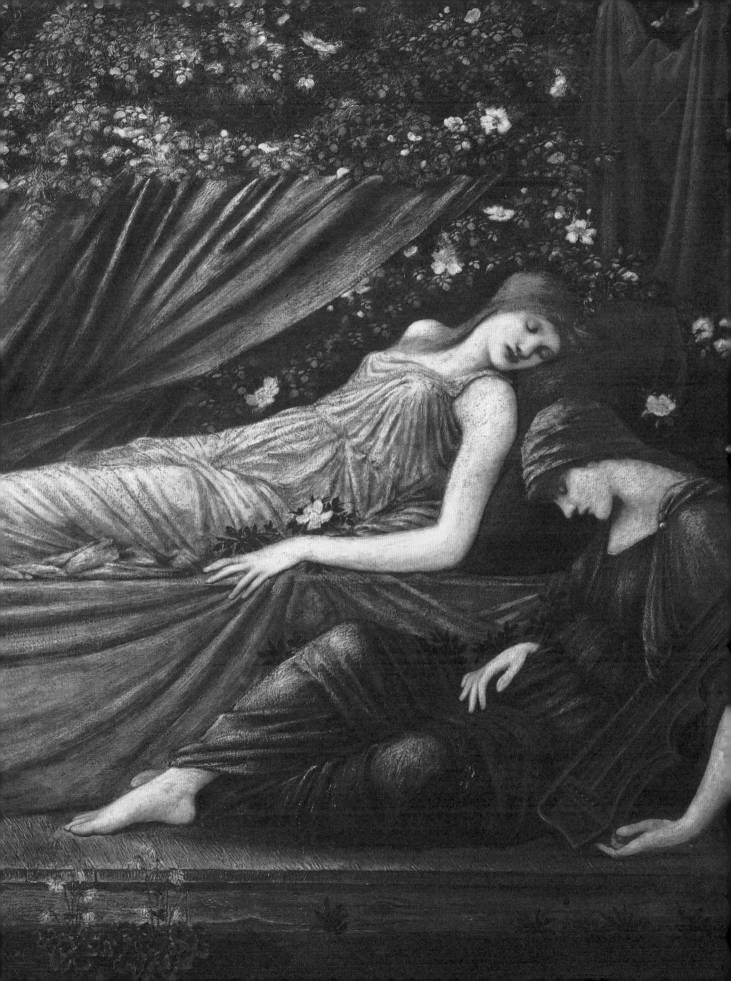

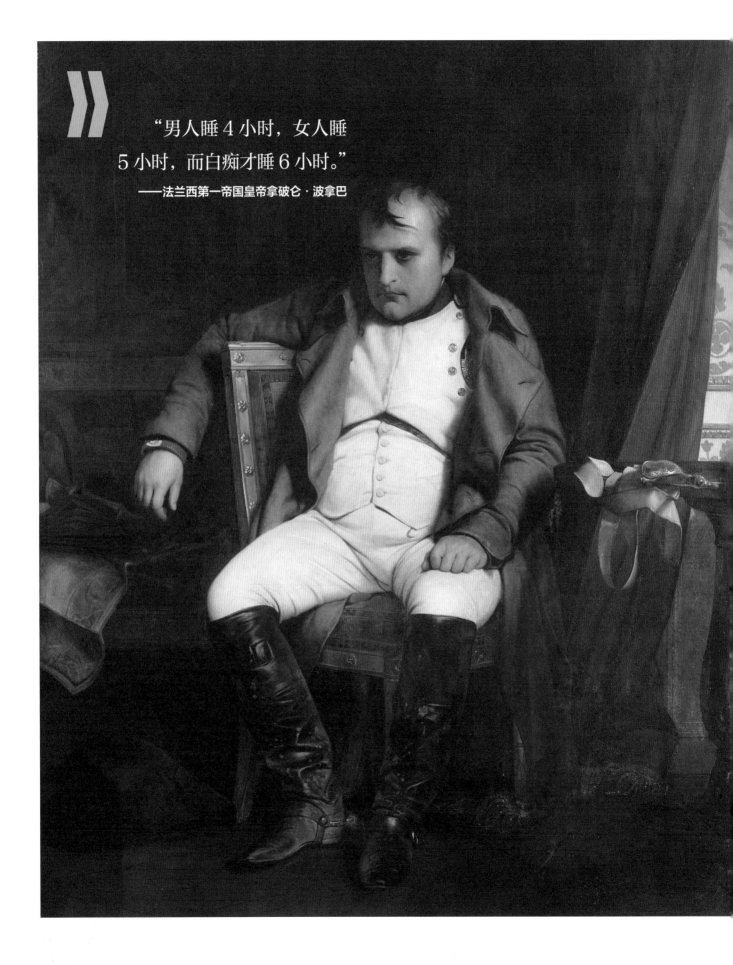

"男人睡 4 小时，女人睡 5 小时，而白痴才睡 6 小时。"

——法兰西第一帝国皇帝拿破仑·波拿巴

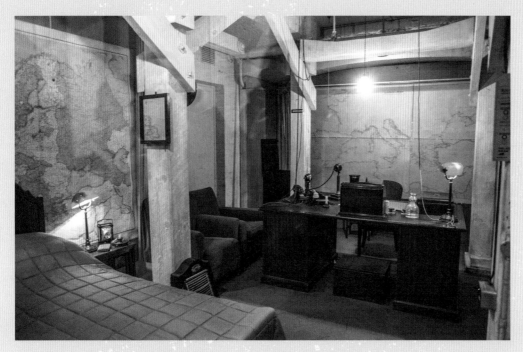

丘吉尔的地下室 第二次世界大战期间，白厅里的地下办公室成为英国的战时指挥中心。英国人最初打算让首相和内阁的主要工作人员撤离伦敦，但为了不让伦敦人产生被遗弃的感觉，这些地下室被改成了办公室。丘吉尔常在那里睡觉，因为睡眠对他来说无比神圣。无论世界局势多么动荡，丘吉尔照样能安然入睡。

睡眠是灵感来源

　　无论是游泳健将、首相，还是诗人、思想家，都有自己的睡眠方法，以便充分利用一天的时间。从他们身上，我们能够学到什么呢？

睡眠赞歌

　　不仅我们普通人在持续不断地谈论睡眠，伟大的诗人、艺术家和思想家也以睡眠为题完成了很多创作。文学作品不仅剥夺了我们宝贵的睡眠，也剥夺了创作者的睡眠。然而，梦境却成为他们宝贵的灵感源泉，让无数艺术作品得以问世。德语世界里最闪耀的巨擘歌德为"甜美的睡眠"献上了赞歌，描述了我们如何慢慢臣服于这个神秘的领域：

　　　　你解开了严酷的思想之结，
　　　　汇聚了所有欢乐与痛苦的模样，
　　　　内心和谐的圆圈畅通无阻；
　　　　我们在愉悦的疯狂中沉沦，
　　　　不复存在。

思绪消融之后，我们陷入以疯狂为框架的和谐循环，在睡眠中进入虚无主义的状态。

睡眠：死亡的胞弟

　　几个世纪以来，艺术界和文学界一直对睡眠时那种如痴如醉、深不可测的精神状态深深着迷。例如，爱德华·莫里克歌颂睡眠，认为除了睡眠，"没有任何东西与死亡相似"；席勒则说，睡眠者和死者共同构成一幅画。将睡眠比作死亡看似阴郁，实则平和。这是两个极端之间的平衡。1874年，艺术家约翰·威廉姆·沃特豪斯根据这一想法创作了画作《睡眠和他的异父兄弟死亡》。画中的两兄弟坐在朦胧的背景前，后面的人似乎逐渐与阴影融为一体，而前面的人则沐浴在光线里。睡眠还是死亡——有谁能够看破这一切？秘诀在

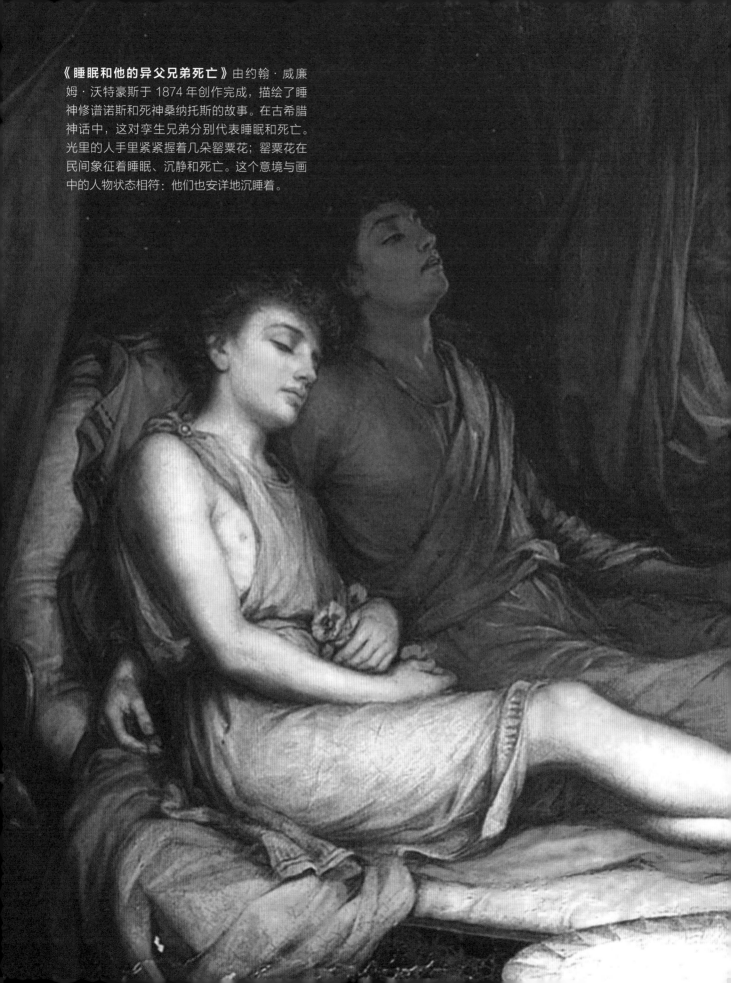

《睡眠和他的异父兄弟死亡》由约翰·威廉姆·沃特豪斯于 1874 年创作完成，描绘了睡神修谱诺斯和死神桑纳托斯的故事。在古希腊神话中，这对孪生兄弟分别代表睡眠和死亡。光里的人手里紧紧握着几朵罂粟花；罂粟花在民间象征着睡眠、沉静和死亡。这个意境与画中的人物状态相符：他们也安详地沉睡着。

在德国，形容一个人睡得很沉说的是"睡得像块石头"；而在法国，人们说"睡得两只耳朵都竖起来了"；西班牙人则说"睡得把拳头都握紧了"。要想形容"一夜好眠"，各个国家有各个国家的说法。然而，无论将谚语进行比较，还是将其看作一种智慧的建议，这些谚语都影响着世界各地人们的日常生活。人们在很多事情上几乎都有共识，例如，不要吵醒熟睡的狗似乎就是一条不成文的全球法则。

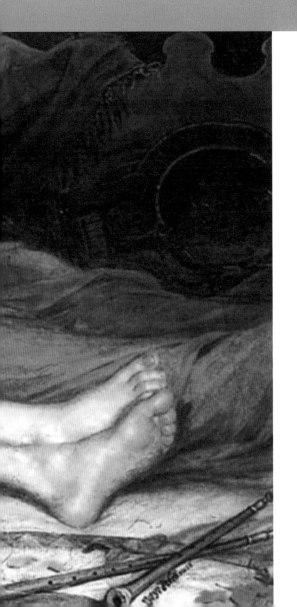

于人的四肢：如果手脚弯曲，那么这个人便在沉睡；相反，如果四肢下垂，则说明死神正在捕食猎物。

狄更斯：睡眠障碍？不用了，谢谢……

乍一看，英国作家查尔斯·狄更斯与睡眠医学的关系并不明显。事实上，这位作家与现在广泛流行的皮克威克综合征 [①] 有着极深的渊源。这是一种呼吸麻痹症，患者在夜间会出现呼吸困难的症状。它是以狄更斯的第一部小说《匹克威克外传》中的一个人物命名的。在描写超重的马车夫小胖乔时，狄更斯首次描述了这种睡眠障碍的症状。这种疾病如今已经可以医治，但当时的医学还不能做出准确的诊断。

这并非巧合，狄更斯在构思这些作品时，借鉴了自己的经验——他自己就患有失眠症，所以他似乎意识到了良好睡眠的重要性，并将其融入了自己的文学作品。为了抵御失眠的夜晚，他养成了躺在床中间、伸开双臂、头朝北方的睡眠习惯，为此他总是随身携带指南针。顺便提一下，头朝北睡觉并不稀奇。从风水学的角度来看，这么做能促进和平、安宁，使人精力充沛。

伏尔泰：清醒的哲学家，享乐无止境

这位法国哲学家、作家以其犀利进步的思想影响了启蒙运动，并引领法国社会步入现代社会。这位先生一定休息得很好吧？毕竟他曾说过："先见之明给了我们希望，而睡眠则是对生活中许多悲伤和烦恼的补偿。"实际上，他每天的睡眠时间很少超过 4 小时，而且终身失眠。但他会采取措施来弥补不充足的睡眠。对伏尔泰来说，只有美味的咖啡才能让他更有远见。据说他每天要喝 40 ~ 70 杯咖啡，难怪工作效率如此之高！

---

① 肥胖低通气综合征的别称。——编者注

玛格丽特·撒切尔　她似乎不知疲倦，以"女强人"的形象扬名于世，造就了她与众不同的管理风格。例如，她让工作人员一同准备发言到凌晨 2 点，并在早上 6 点准时出现在晨间节目里。因此，她的传记作者称她为"房间里消息最灵通的人"。如图，一切都在她的掌控之中。

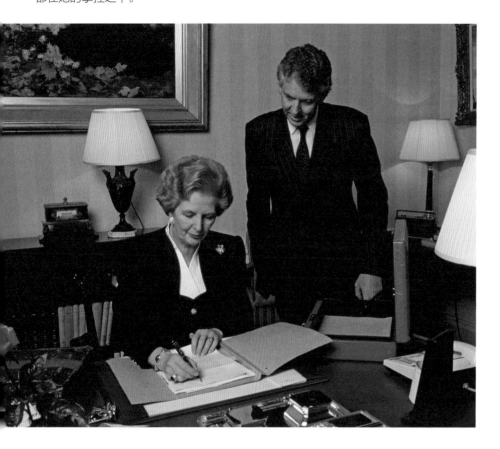

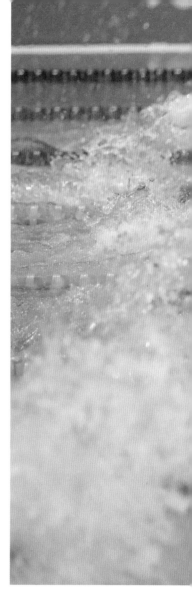

他从世界各地进口上等的咖啡豆，这在 18 世纪并不常见。

约翰逊、撒切尔和福特：早起的鸟儿有虫吃？

　　星期一早上闹钟响了。只睡了 4 小时。还想继续睡下去……太正常了！对于有些人来说，这种情况按下"贪睡按钮"十分合乎情理，而对于另一些人来说，每天只睡 4 小时也完全正常。他们拥有"短眠基因"，长期睡眠不足七八小时。身体在如此短的时间内就要实现恢复再生，这听起来似乎不可能。然而，如果知道"他们"具体指谁，就完全合理了：好莱坞女星努力确保自己能有充足的美容觉时间，而"巨石强森"每天只睡 4 小时。当然，可以说这是因为强森的体格异于常人；但英国前首相撒切尔夫人也是如此。她的前新闻发言人证实了这一点，并猜测她可能会把大量睡眠时间放在周末。

"钥匙链把戏"

　　迷人的睡眠世界一直吸引着超现实主义艺术家萨尔瓦多·达利。1937 年，他甚至专门为此创作了画作《睡眠》。他在画中描绘了一张扭曲、失重的脸。那张脸似乎很遥远，仿佛飘在一个遥远的世界——也许是在梦乡？

　　达利在他的作品《魔法工艺的 50 个秘密》中，

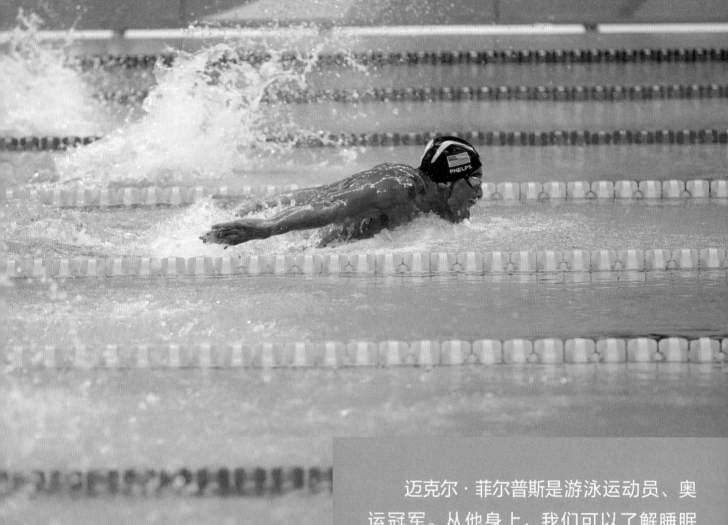

用多个章节揭示了睡眠的奥秘，并阐释了自己在现实世界中慢慢入睡的方法。为了激发创作灵感，他保持规律的打盹儿习惯，以此进入"催眠状态"。这是一种在清醒和睡眠之间交替出现的有意识的状态，在理性的科学上称为 N1 期（入睡期）。一方面，它会让人产生幻觉；另一方面，它又是一种能激发创造力的"鸡尾酒"，可以提高工作效率。今天，小睡的人指的是那些能够从第 1 睡眠期顺利过渡到第 2 睡眠期而不陷入深度睡眠的人。因此，达利的诀窍就在于充分利用这个睡眠阶段。

迈克尔·菲尔普斯是游泳运动员、奥运冠军。从他身上，我们可以了解睡眠的重要性：在活跃的职业生涯中，他每天晚上 6:30 就会上床睡觉，以便在 9:30 之前入睡。然而，为了备战夏季运动会，他不会躺在普通的床上睡觉，而是在一个充满未来感的压力舱中享受深度睡眠。在所谓的"高压氧疗法"中，模拟的高海拔会使人暂时性缺氧，从而促进红细胞的生成，更好地为肌肉供血。如你所见，他取得了成功！

手握钥匙的达利

张扬的艺术家达利能够利用好这一睡眠阶段，这并不奇怪。他使用了一种绝佳的方法为自己创造合适的时机：坐在一把极不舒服的扶手椅上，把一个盘子放在地上，手里握着一把钥匙。一旦进入梦乡，钥匙就会从他的手中滑落，"哐当"一声掉在盘子上，把他惊醒。据说发明家爱迪生也曾用过这个小把戏。

睡眠超人？

成年人每天的睡眠时间通常为 6 ~ 8 小时，而且通常是单相睡眠，也就是一整个不可拆分的睡眠阶段。乍一看，这种睡眠模式似乎再普通不过——毕竟，为了在一天结束时完成所有的待办事项，我们必须坚持下去。但当我们放眼全球，就会发现，有时候将睡眠分为几个阶段是有必要的。研究证明，我们的祖先曾将睡眠分为两个阶段。温斯顿·丘吉尔也是如此！即使在战争时期，他也非常重视睡眠。事实上，在他的双相睡眠模式中，每天小睡 2 小时简直成了国家大事。

有谁能在白天抽出整整 2 小时来小睡呢？对于长期面临时间压力的人来说，有一个解决方案可供参考：如果晚上睡觉的时间很少，可以选择成为一个"超人"。多相睡眠把全天分割为多个睡眠阶段，而所谓的"达·芬奇睡眠法"就是指一天之内小睡 6 次，每次 20 分钟。据说，天才达·芬奇和发明家尼古拉·特斯拉都是这种睡眠模式的拥护者，他们的睡眠时间从未超过 2 小时。他们不仅工作效率高，而且都很长寿，由此可见，这个睡眠方法似乎并没有对他们的健康造成损害。

同理，克里斯蒂亚诺·罗纳尔多在一天中小睡 5 次，每次 90 分钟，总共睡眠时长为 7.5 小时。当然，这点睡眠对职业足球运动员来说远远不够；更何况他只能以婴儿的姿势睡觉。

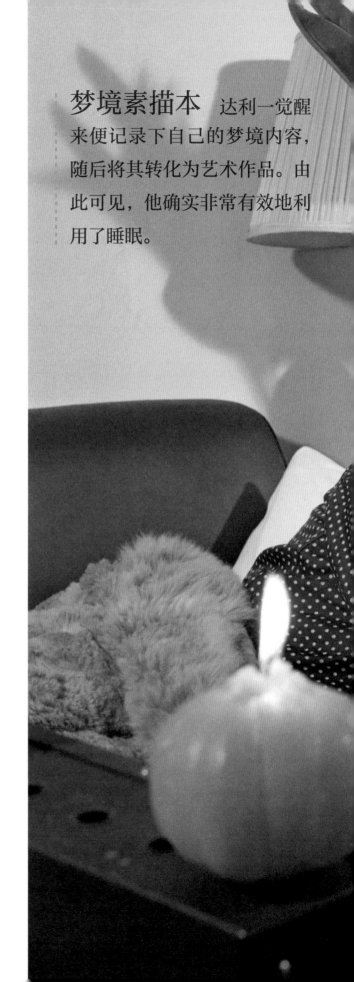

梦境素描本 达利一觉醒来便记录下自己的梦境内容，随后将其转化为艺术作品。由此可见，他确实非常有效地利用了睡眠。

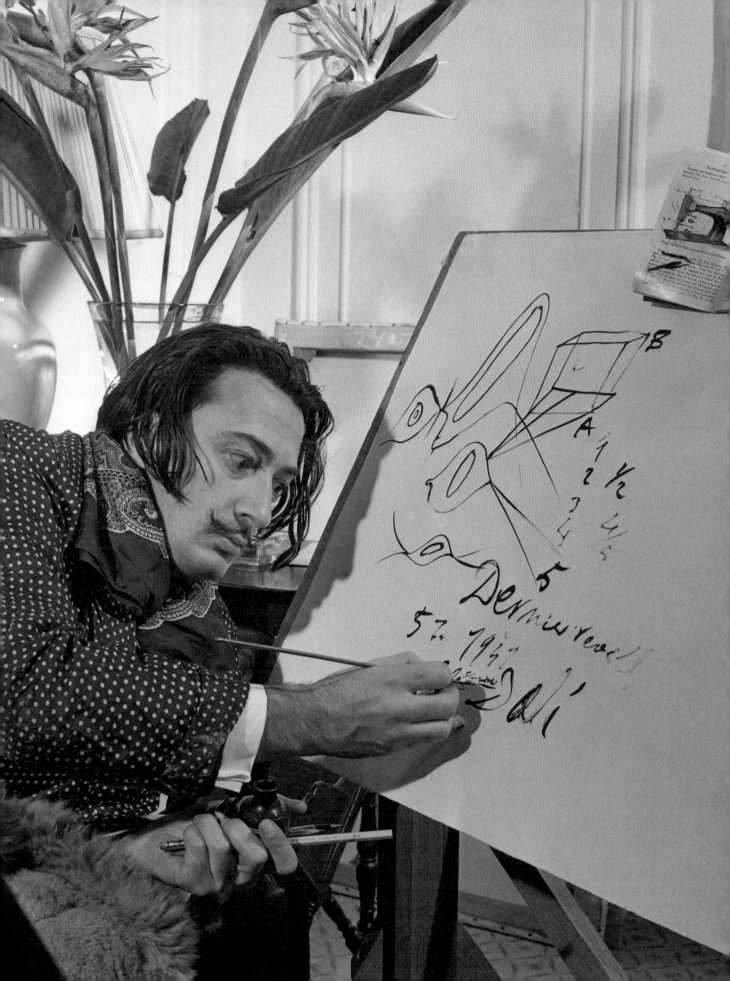

著名的云雀型和猫头鹰型

或是早起，或是晚起，名人当中有不少云雀型和猫头鹰型。说到起床，他们都有自己的理由和偏好……也许其中一个听起来很熟悉？

"醒醒吧！我们有永恒的时间可以睡觉。"

——数学家奥马尔·海亚姆

俗话说，一日之计在于晨。

——中国谚语

动感十足的一天

美国前第一夫人米歇尔·奥巴马每天早上 4:30 就起床了。只有这时，她才能进行日常锻炼。如果不锻炼，有时她的情绪会一落千丈。米歇尔·奥巴马在接受奥普拉·温弗瑞采访时坦言，起初，她很难习惯早起。但她实在太忙了，因此唯一能做的就是加入"早起的鸟儿"行列，为自己腾出时间，保持内心的平衡。

爱早起的作家

海明威是个爱早起的人。他喜欢"天一亮就开始工作"，因为这样在创作过程中就不会受到干扰。他早上 6 点左右开始写作，一直写到中午，有时没到中午就停笔了——这取决于他的效率。

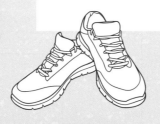

晨间的养生锻炼

好莱坞女演员兼健康大师格温妮丝·帕特洛也相信"早起的鸟儿有虫吃"。她每天早上 4:30 起床锻炼。不过，帕特洛曾公开承认，她不是一个喜欢早起的人。对她来说，早起是一种决心，是为了保持健康，因此她只是利用早上的这段时间来收拾自己、做瑜伽、冥想，然后才和丈夫、孩子们一起吃早餐。

办公室里的床

英国前首相温斯顿·丘吉尔是一位有名的晚起者。其实他醒得并不算晚，他的一天从早上 7:30 就开始了，但他喜欢赖床到 11 点。丘吉尔会在睡觉的地方一边吃早餐，一边看看新闻。之后，他便开始在床上处理国家事务。如果需要写下什么东西，他就口述给秘书们。

彻夜工作

艾萨克·牛顿是个夜猫子。虽然他很晚才睡觉，但早上起来总是神清气爽。16世纪80年代，一位记录牛顿生活习惯的职员说，这位物理学家总是熬夜到凌晨两三点，甚至偶尔还会熬到6点。他对工作充满热情，有时甚至达到了茶饭不思的程度。他似乎也不太在意睡眠。

"人应该养成早起的习惯。让大脑与双脚长时间处于同一平面并非明智之举。"

——作家亨利·戴维·梭罗

对清晨的厌恶情绪

西蒙娜·德·波伏娃起得很晚。这位法国作家很讨厌开始新的一天。为了工作，她不介意熬夜。但在早上10点之前，她除了吃早餐，做不了别的事情。对她来说，工作通常是一种享受——只要不用太早开始就行了。

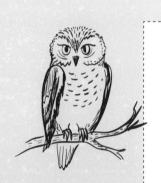

"不起床的话，

日出又有什么用呢？"

——物理学家奥尔格·克里斯托夫·利希滕贝格

何时工作？晚上！

喜剧演员以及《每日秀》主持人特雷弗·诺亚或许是最晚起床的名人——他下午6点才起床！和其他喜剧演员一样，诺亚会一直工作到深夜。不过就算在这些同僚中，他仍保持着"晚起纪录"。下午6点起床后，他阅读新闻、洗澡、穿衣，然后开始工作。有趣的是，他说自己直到晚上8:30第一场脱口秀演出结束后才吃早餐，接着在上午10点或11点上床睡觉。

睡得少，效率高

撒切尔夫人只睡4小时就能治理好英国。众所周知，这位英国前首相一直工作到凌晨两三点。然而，这并不意味着她第二天会睡懒觉——"铁娘子"依旧会在第二天早上5点起床。她是早鸟和夜猫子的结合体！

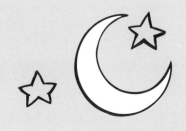

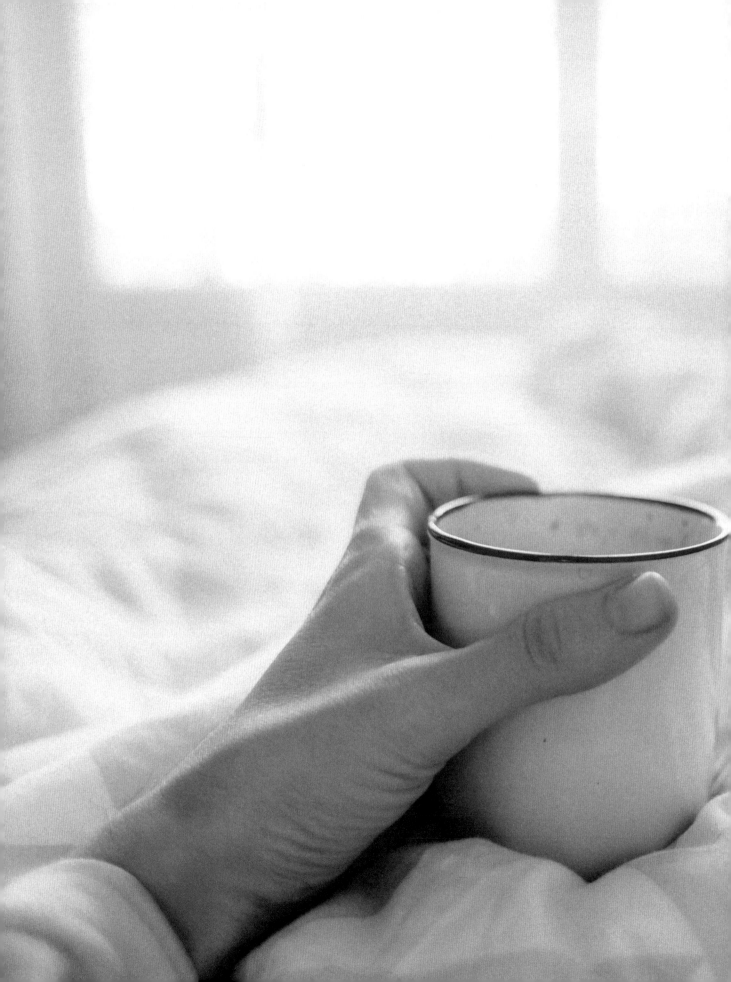

苏醒

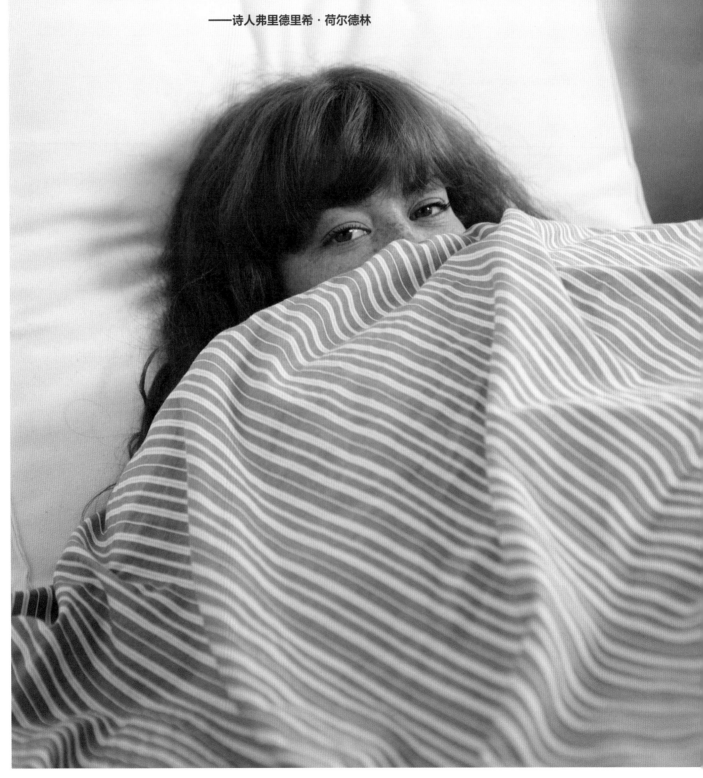

"只要是在合适的时间，醒来也很美妙。"

——诗人弗里德里希·荷尔德林

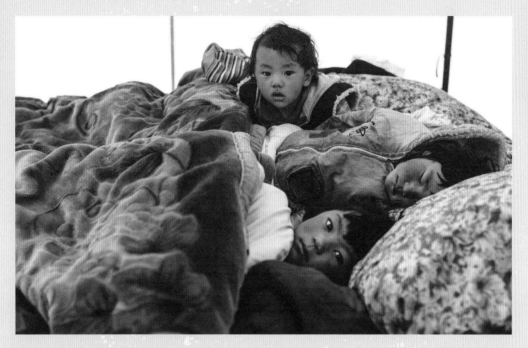

昏昏欲睡 "哎呀，我这是在哪儿？"你是否感觉迷迷糊糊，醒来后还有点头晕？那你可能是喝醉了以后才入睡的。这是一种介于沉睡和清醒之间的状态。

快起床！

我们慢慢睁开眼睛，使劲眨了眨：没错，已经是早上了。我们醒了过来。苏醒的过程中到底发生了什么呢？

睡眠研究应该去关注"苏醒"的问题吗？

睡眠研究并没有给予苏醒过程特别的关注。这有些奇怪，难道苏醒不是睡眠的一部分吗？遗憾的是，科学界对这项生理过程的研究很少，因此我们只能做出一些猜测。这与商业领域形成了鲜明的对比：经济圈里关于起床的话题几乎围绕着光线闹钟和睡眠阶段闹钟展开。

到底什么是"苏醒"？

在苏醒的那一刻，我们会重新意识到自我和周遭，重新感觉到"存在"。我们逐渐清醒，就像日光慢慢穿透身体那般变得明朗。我们再次成为感官的主人，并准备好迎接新一天的挑战。在科学中，所谓的警觉和清醒都与眼睑相关：一旦警觉性降低，眼睑就会闭合，开始抽搐，视线变得越来越窄。从进化论的角度来看，这是一个重要的过程，但在今天这个时代，我们已经不太需要这个生理反应了，因为只要我们保持清醒，就能随时躲避潜在危险。如果我们的祖先在远古时期就能像今天一样在庇护中醒来，我们就根本不会进化出这种能力。

在夜里短暂醒来

和早上的苏醒不同，大多数时候，我们都不记得自己曾在夜里短暂醒来，因为它是在潜意识中发生的，而且时间太短，以至于我们根本注意

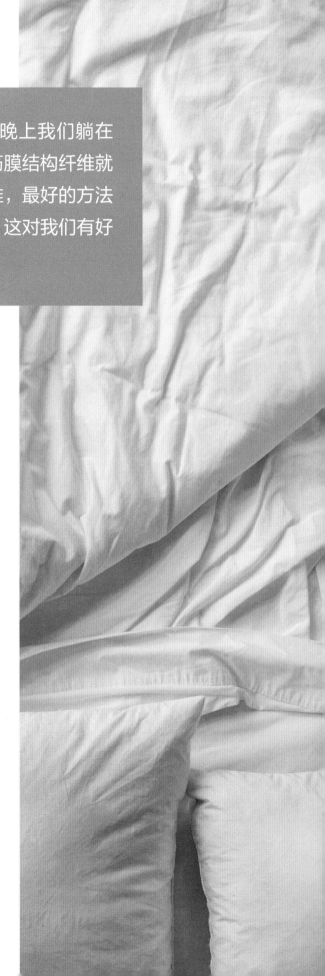

为什么早上醒来以后要做伸展运动？因为晚上我们躺在床上，几乎一动不动，肌肉变得松弛，周围的筋膜结构纤维就会发生粘连。清晨，我们必须再次放松肌肉纤维，最好的方法就是拉伸。我们通常都会自觉地进行伸展运动。这对我们有好处，可以确保每根纤维都舒展开来。

不到。醒来后，我们要等上整整 1 分钟才能意识到自己的确已经醒了。大多数情况下，我们会在经历了快速眼动期之后醒来，又会很快回到睡眠周期里，因此很难意识到夜里短暂醒来的情况。

另一种现象是睡眠麻痹，主要发生在 30 岁以下的年轻人身上。在这种情况下，只有大脑会从快速眼动睡眠中醒来，而肌肉则保持沉睡，因为这个阶段的肌肉正处于麻痹状态。别担心，我们很快就会醒来的。不过在此之前，大脑主观地认为这短短几秒钟的麻痹足以称之为永恒，因为这段时间里，我们被笼罩在深深的恐惧中，无法自拔。一些人可能会出现幻觉，在卧室或胸前看见人影。中世纪的人称这些身影为"魅魔"或"梦魇"。它们会压在人们身上，阻断人的呼吸，因为呼吸也需要调动肌肉。

如何知道自己醒着呢？

这并不难，因为我们有方向感，有记忆，也有自我意识。最重要的是，我们能清楚地意识到自己做出的每一个选择，也明白自己为什么会处在当下这种情况中，而且还能清晰地感知周围的世界。

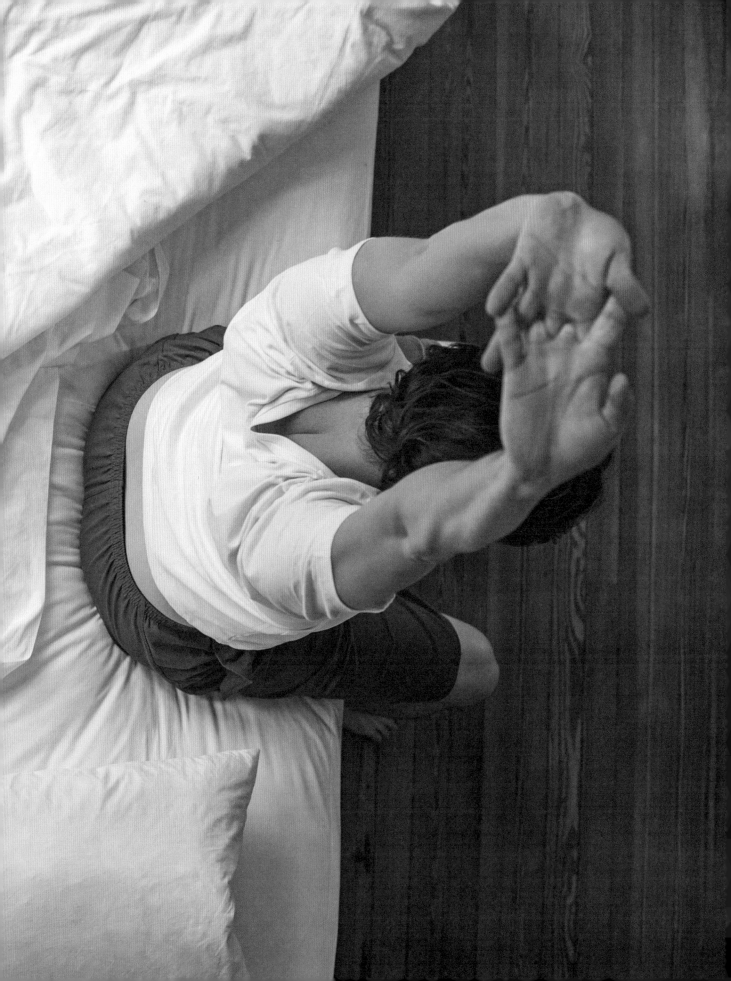

唤醒公主　在 1937 年的迪士尼电影中，白雪公主被邪恶的继母毒死了。小矮人不知道白雪公主究竟是死了还是在睡觉。幸运的是，王子出现了：他吻醒了心爱的公主。

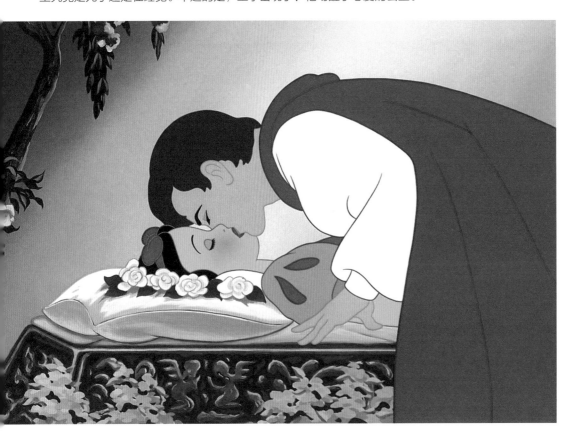

这就是区分普通梦和清醒梦的标准。从科学的角度出发，醒来意味着可以测量到大脑活动明显增加，心跳和呼吸频率变得更快，肌肉紧张度也会增加。肌肉紧张是睡眠状态与清醒状态最大的区别，因为在梦境中，人体是完全放松的。

如果醒来的过程十分顺利，我们就会感觉到休息得很好。生物钟是起床的得力助手，但清晨洒进房间的阳光也发挥着重要作用。

"再睡 5 分钟！"

又设了一个闹钟。早上，许多人躺在床上，久久不肯起来——这就是"赖床"。科学家明确建议我们不要赖床，因为这会使人错过高效率的、令人神清气爽的、极其宝贵的清晨，反而会因为恼人的闹铃而备受折磨。

说到闹钟，商业领域也迎头赶上。现在市场上有各种类型的闹钟：内置光谱的光线闹钟、有丰富素材库的声音闹钟，等等。20 多年前，一家奥地利公司敏锐地察觉到，改变起床时间可以让人睡得更好，于是发明了睡眠阶段闹钟。当人们进入睡眠周期中的短暂清醒期时，闹钟就会把他们唤醒，而人自身并不会注意到这个阶段。因此，比起那些震耳欲聋的普通闹钟，这种闹钟会让人感觉休息得更好。

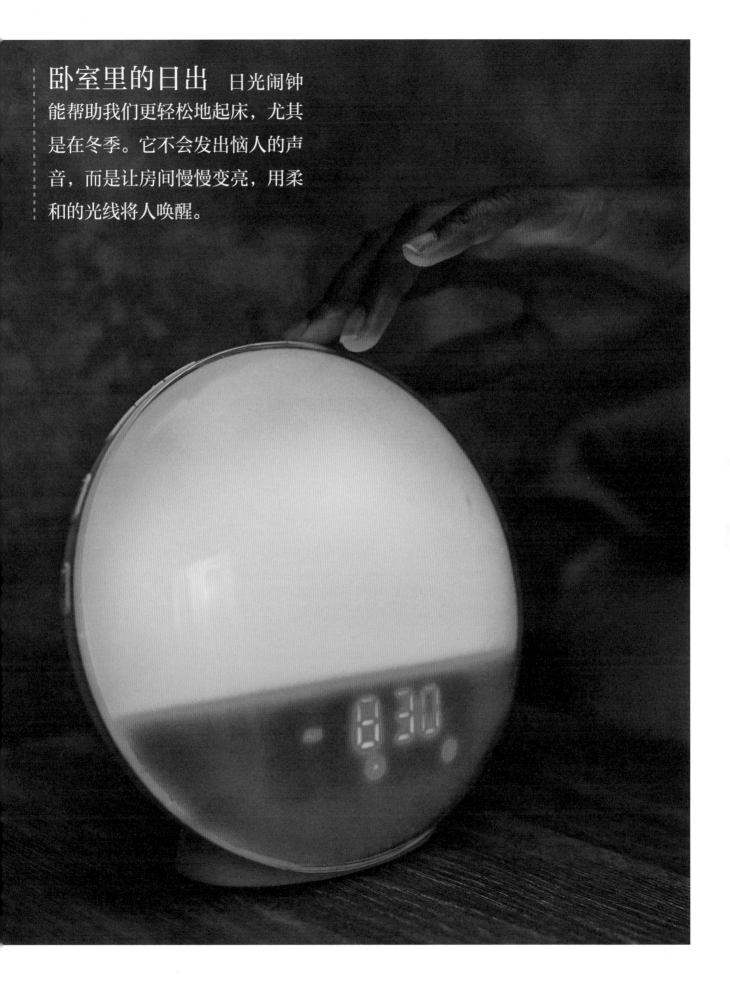

卧室里的日出 日光闹钟

能帮助我们更轻松地起床，尤其是在冬季。它不会发出恼人的声音，而是让房间慢慢变亮，用柔和的光线将人唤醒。

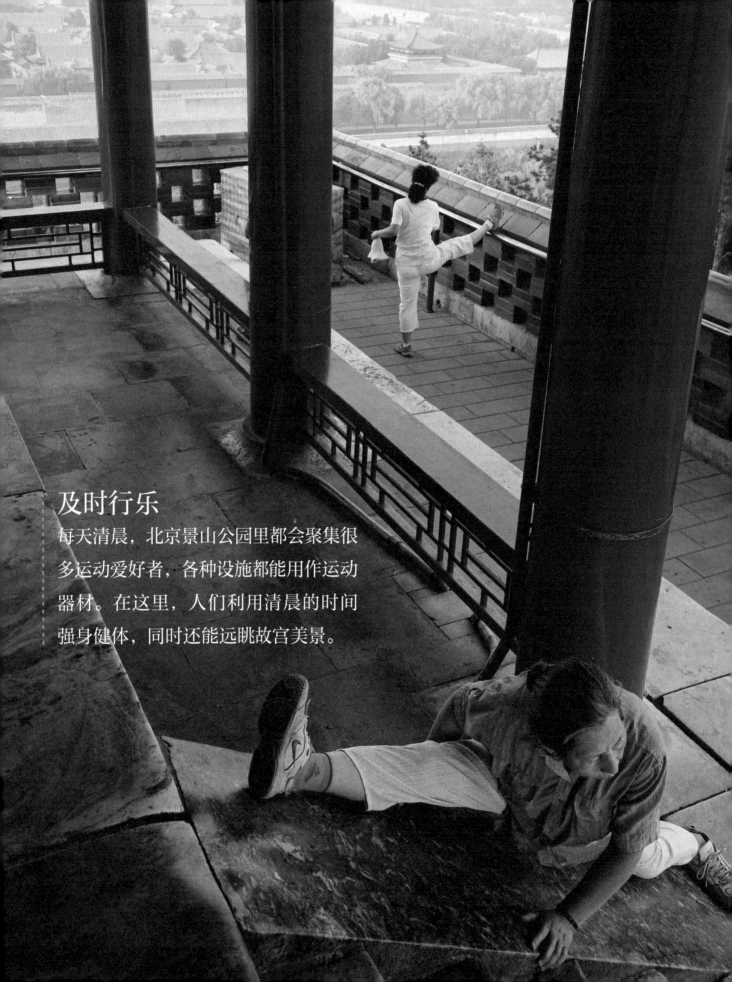

及时行乐

每天清晨，北京景山公园里都会聚集很多运动爱好者，各种设施都能用作运动器材。在这里，人们利用清晨的时间强身健体，同时还能远眺故宫美景。

遥远的路途　图中这位女孩来自内罗毕，她每天清晨都要从基贝拉贫民窟走很远的路去上学。道路总是泥泞不堪，尽管如此，她还是很高兴能够去学校学习，每天都满心欢喜地早起。

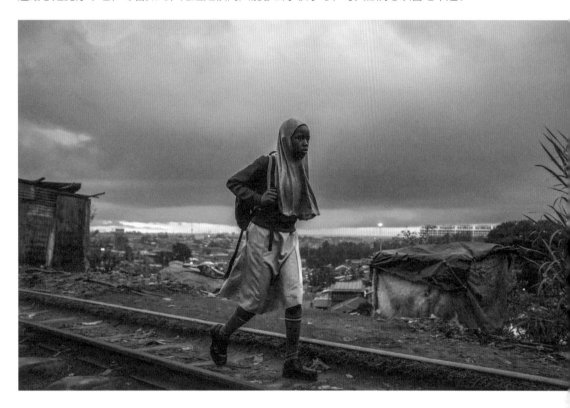

喜欢早起？讨厌早起？

世界上有两种人：喜欢早起的人和讨厌早起的人。人们普遍认为，早起的人工作效率更高，因此比晚起的人更成功、更快乐。这种想法也许有一定的道理，因为世界上很多成功人士都坚持每天早起工作。著名谚语"早起的鸟儿有虫吃"似乎也在肯定这个想法。这种信念在我们的社会中根深蒂固，因此哪怕有些人在生理构造上并不适合早起，他们也会想方设法成为"早起的鸟儿"。一些举世闻名的公司老板都喜欢早早开始一天的工作，比如苹果公司首席执行官蒂姆·库克，他每天早上 4:15 就起床了。

然而，讨厌早起的人往往要花上好几个小时才能真正开启新的一天。许多人早上脾气格外暴躁，这可能与睡眠质量差、床垫枕头不合适、压力大等原因有关。实际上，有些人早上工作效率高，而有些人晚上状态更好。猫头鹰型的人喜欢熬夜，早上很晚才起床。因此，当他们不得不早起工作时，心情自然差到极点，因为他们的身体还不想这么早起来。

最有名的夜猫子是"脸书"（Facebook）的创始人马克·扎克伯格。可以肯定的是，无论是早起还是晚起，睡得好的人才是最清醒的人！所以，让我们献上最美好的祝福，道一句：早上好！

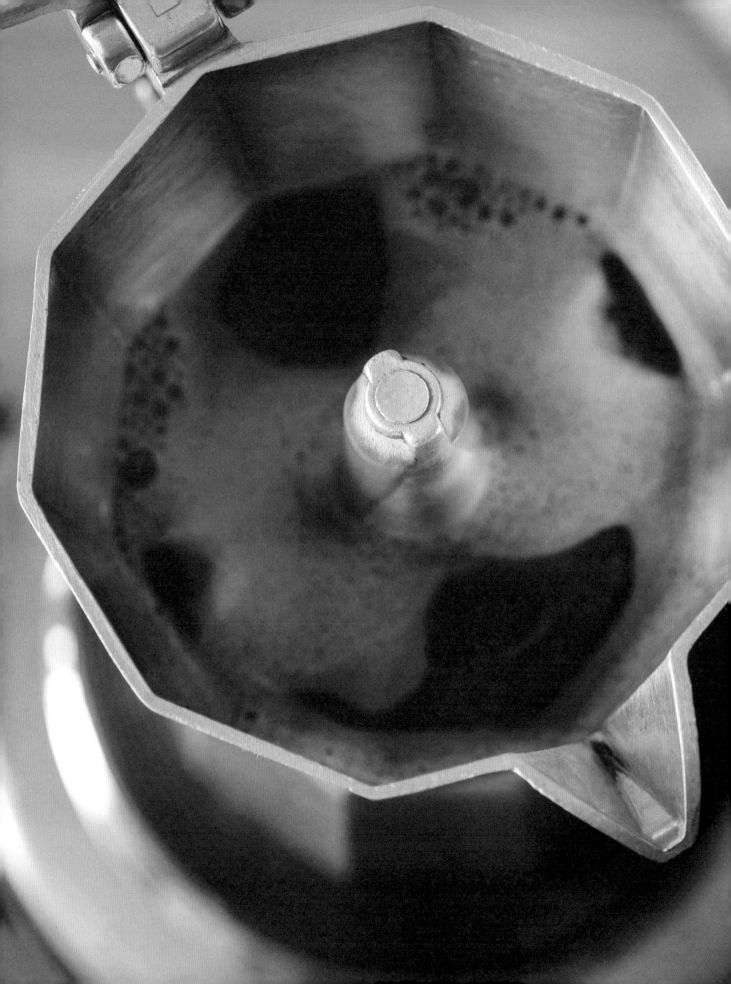

世界各地的早餐

早餐是一天中最重要的一餐，因为它带领我们迎接新的一天。世界各地的人享用早餐的方式各不相同。具体有哪些不同呢？你将在下文中找到答案。

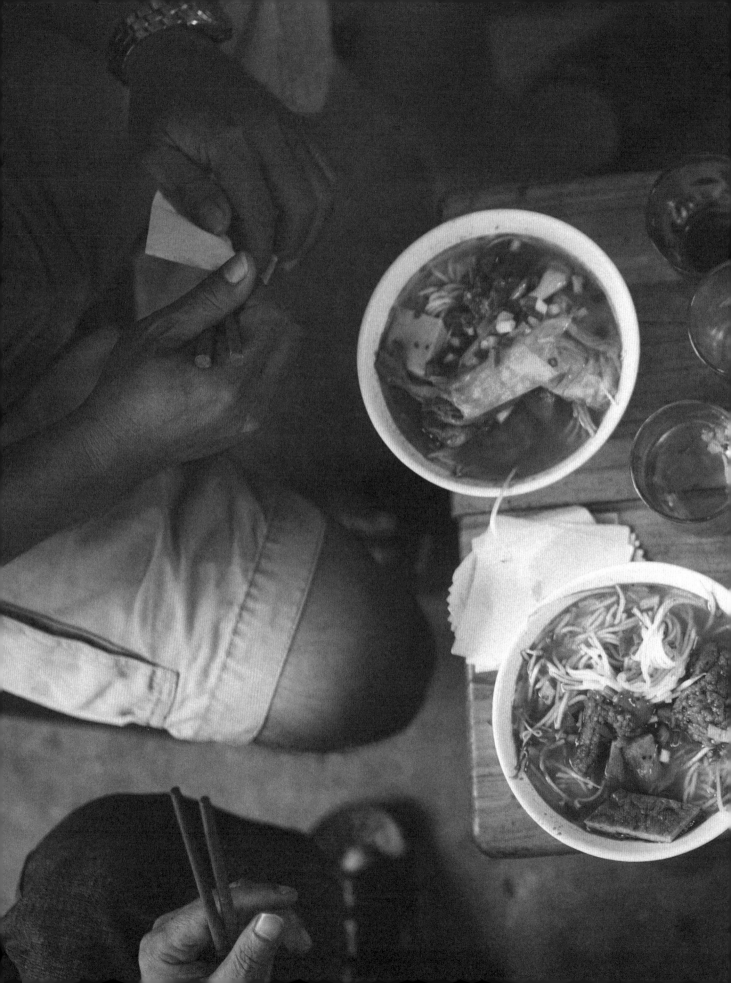

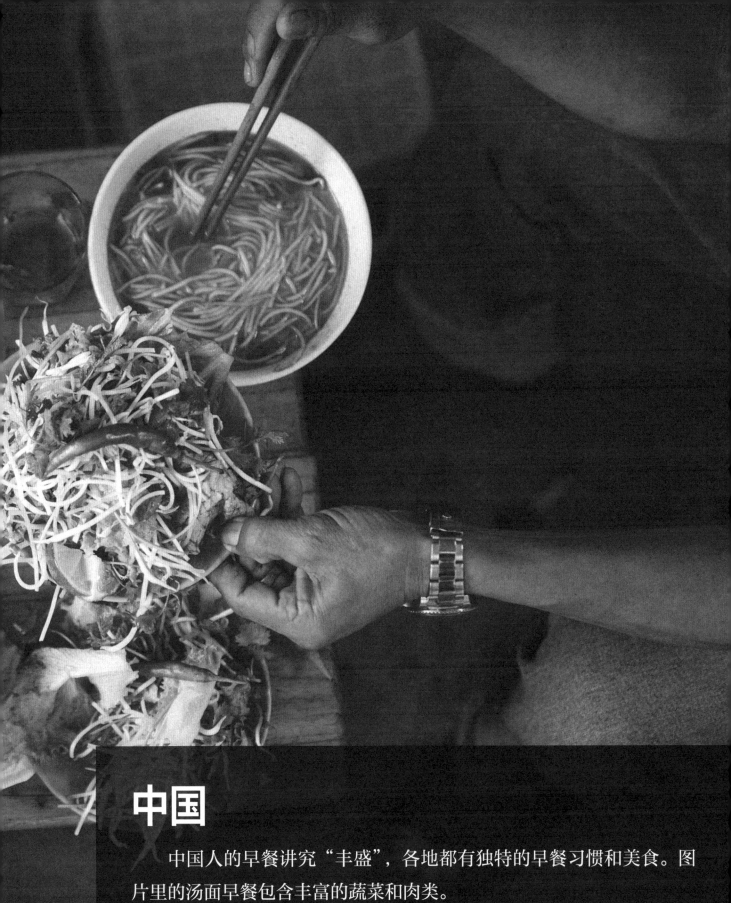

中国

　　中国人的早餐讲究"丰盛"，各地都有独特的早餐习惯和美食。图片里的汤面早餐包含丰富的蔬菜和肉类。

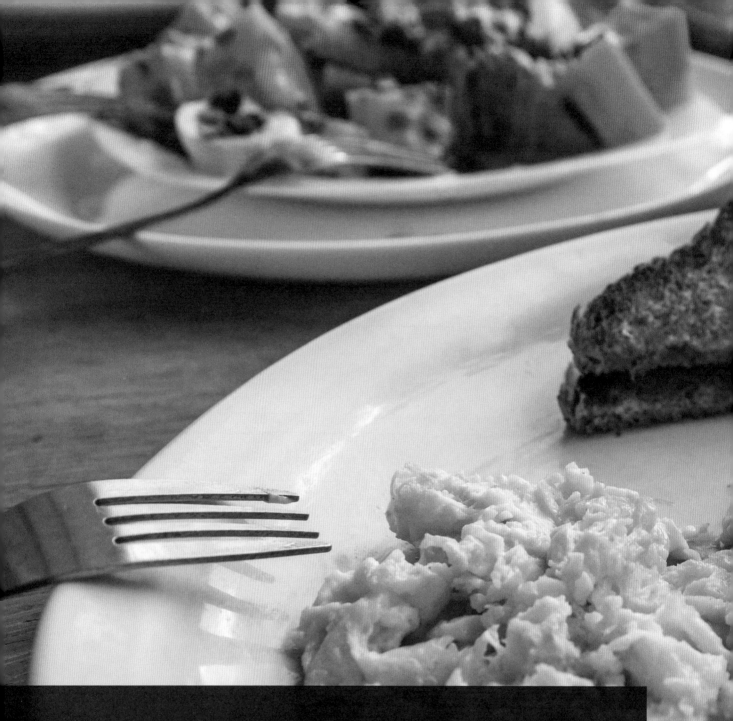

哥斯达黎加

　　无论早、中、晚，哥斯达黎加人的餐盘里都少不了一份加洛平托（Gallo Pinto）。这是他们的国菜，由米饭、红豆和黑豆制成。他们早上还会吃吐司和鸡蛋，当然也可以根据自己的需求再吃点别的。

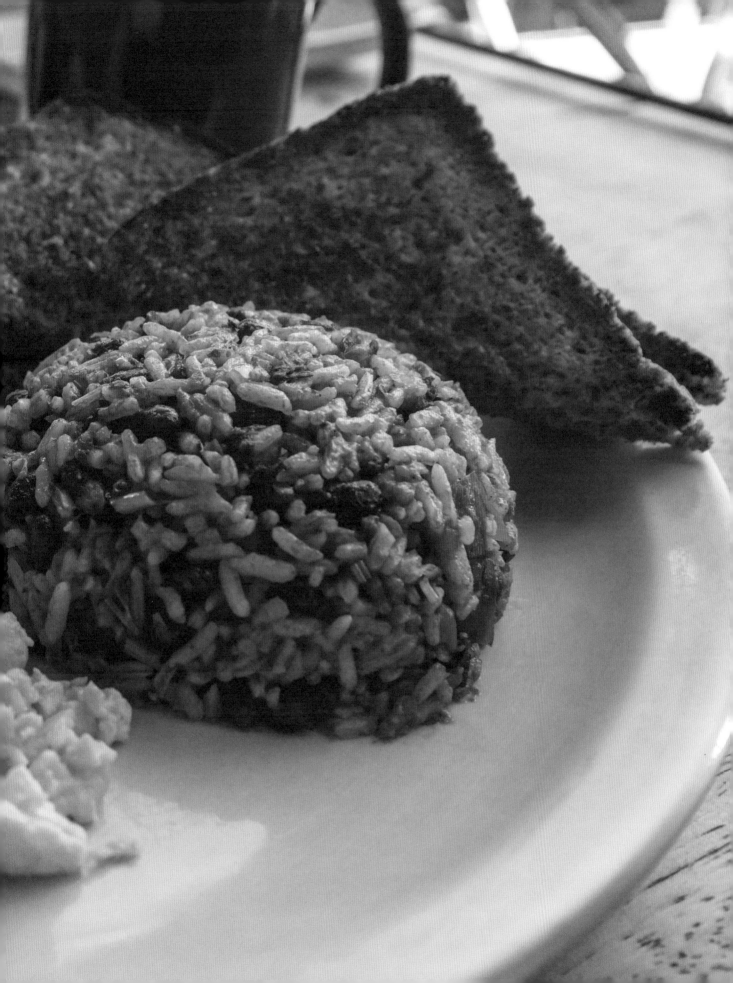

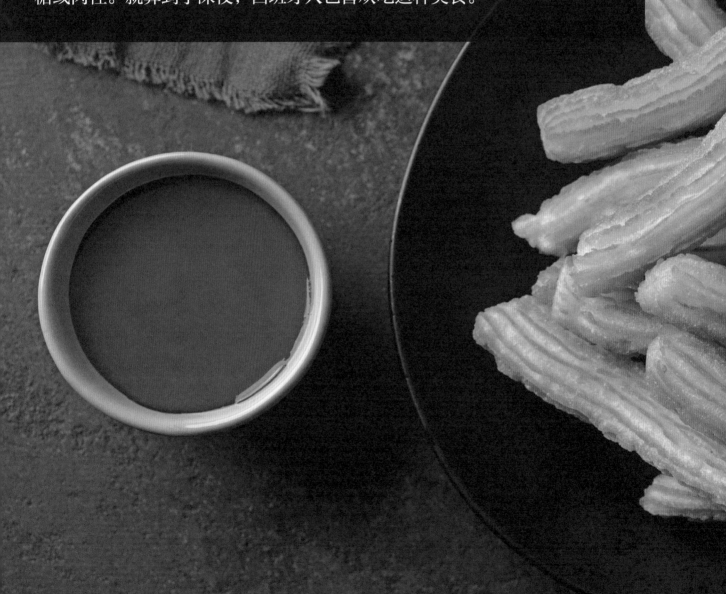

西班牙

　　清晨，西班牙人最喜欢的食物莫过于美味的油脂糕点吉事果（Churros）。这种"西班牙油条"可以蘸巧克力酱吃，也可以搭配香草糖或肉桂。就算到了深夜，西班牙人也喜欢吃这种美食。

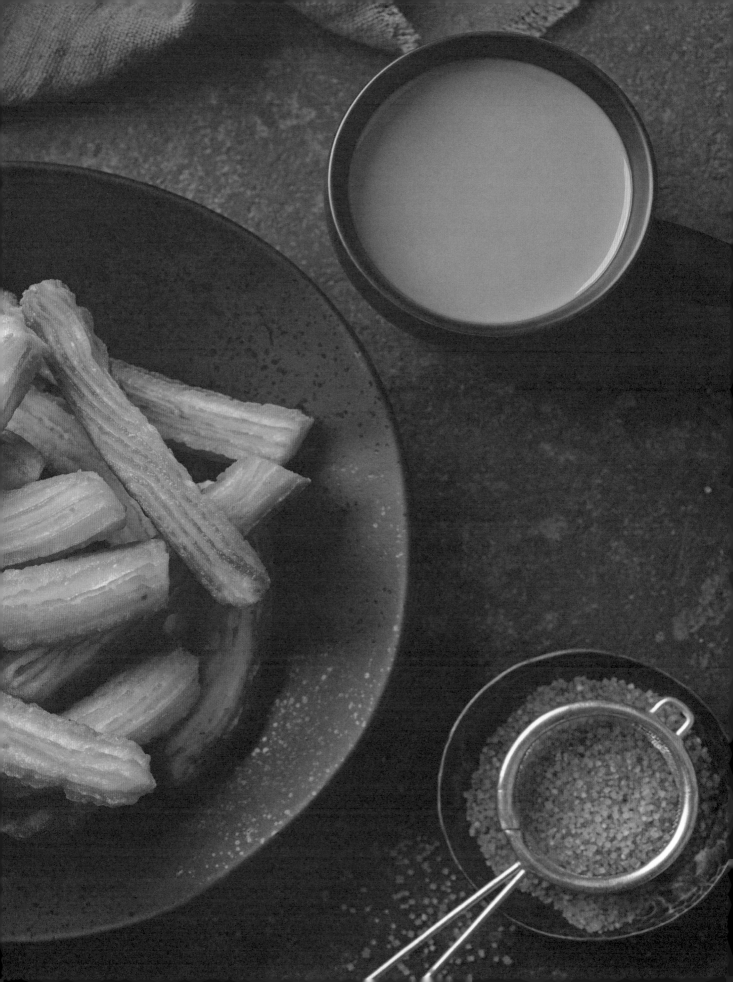

准备好吃早餐了吗？

放眼全球的首都城市，人们早上的流程几乎都是一样的：起床、洗漱、吃早餐、上班。然而，世界各地的人起床和吃早餐的方式各不相同。

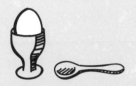

英式早餐

据说伦敦人比其他大城市的人睡得更久。只有 44% 的伦敦人在早上 7 点醒来，其中还有 48% 的人不会立刻起床，因为他们按了不止一次"贪睡按钮"。半数伦敦人在临出门前才匆匆忙忙吃早餐。实际上，早餐是一天中最重要的一餐。最受欢迎的早餐是一片吐司，其次是麦片和鸡蛋。

> "只有乏味的人会在早餐时才华横溢。"
>
> ——作家奥斯卡·王尔德

柏林，柏林

在柏林，半数以上的居民都喜欢早起，56% 的人在早上 7 点前起床。人们常常花很多时间做准备工作：近 80% 的人在个人卫生方面就花费超过 1 小时。由于大多数柏林人都独居，一个人吃早餐再正常不过了。和柏林人一样，德国其他地方的居民也认为早餐是最重要的一顿饭。周末，人们喜欢聚在一起吃早午餐。相比之下，工作日的早餐就简单得多，准备时间也很短，但没有咖啡是绝对不行的！

埃菲尔铁塔下的早餐

巴黎人早上并不活跃，只有不到一半的人会早早醒来。事实上，只有 43% 的巴黎人会在 7 点之前起床，42% 的人会按下"贪睡按钮"。另外，法国人的早餐通常比较简单：有些人喜欢吃麦片，有些人则只吃涂黄油和果酱的烤面包或其他清淡的糕点，再配上茶或咖啡。巴黎人与美国人、英国人不同，他们早上不怎么吃咸的东西。巴黎人大多独自吃早餐。

> "所有的幸福都源自一顿丰盛的早餐。"
>
> ——记者约翰·甘瑟

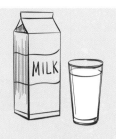

困倦的纽约人

　　纽约人不是最爱早起的人。在纽约，近一半的人 7 点后才起床。大多数纽约人都是独自吃早餐，要么在家里，要么在车上，或者在公司，只有 38% 的人与别人共进早餐。在纽约以及整个美国的早餐文化中，最受欢迎的食物是一碗麦片粥，燕麦片次之，培根和鸡蛋排在第三。当然，他们的早餐总是少不了一杯咖啡。据说，纽约人喝的咖啡量是世界上其他城市居民的 7 倍。

"早餐前切勿工作；如果必须尽快开工，那你最好还是先吃完早餐。"

——作家乔希·比林斯

"汉堡是一顿营养早餐的标配。"

——朱尔斯·温菲尔德,《低俗小说》

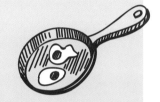

不贪睡就起床

　　闹钟一响，俄罗斯首都的居民就会立刻起床，准备开始一天的工作，甚至连"贪睡按钮"都不按一下。然而，大多数莫斯科人都认为自己是夜猫子。通常情况下，他们上班的通勤时间很长，要提前做好准备。也许这就是为什么很多莫斯科人都需要在早餐时摄入咖啡因。80% 的莫斯科人在出门之前都要喝点咖啡或茶，他们认为咖啡因对健康至关重要。

不寻常的早餐

　　东京人非常喜欢早起，他们的晨间生活反映出日本的悠久传统：晨练时，日本人会做 3 分钟广播体操。与欧洲人的印象不同，据说日本的早餐是世界上最健康的早餐：味噌汤、米饭、腌菜、海藻、烤鱼，应有尽有。此外，他们也会吃一些鸡蛋、豆腐和黄豆。

金字塔下的早餐

　　和许多其他的伊斯兰国家居民一样，埃及人的工作时间与西方国家大相径庭。在开罗，所谓的周末是周五、周六两天，工作日是周日到周四。大多数埃及人在工作日会吃一顿清淡的早餐，比如茶配面包和蜂蜜，有些人还会加一些水果和鸡蛋。周五的早餐是一个有趣的晨间仪式：他们从早上开始就不看闹钟，只为享受周末的第一天，并花费大量精力将周末的第一餐做得丰盛。餐桌上通常会摆放许多美味佳肴，包括鸡蛋、面包、蔬菜和豆类等。此外，他们还喜欢喝很多茶和咖啡。

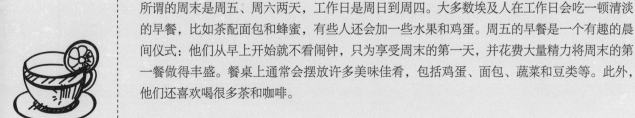

图片来源

图书在版编目（CIP）数据

睡眠百科 / 德国坤特出版社编著；马铁如译. --
北京：科学普及出版社，2024.4
　　ISBN 978-7-110-10698-3

　　Ⅰ. ①睡… 　Ⅱ. ①德… ②马… 　Ⅲ. ①睡眠—普及读
物 　Ⅳ. ① R338.63-49

中国国家版本馆 CIP 数据核字（2024）第 053082 号

著作权合同登记号：01-2023-5144

策划编辑	符晓静　白　珺
责任编辑	白　珺
封面设计	红杉林文化
正文设计	中文天地
责任校对	邓雪梅
责任印制	李晓霖

出　　版	科学普及出版社
发　　行	中国科学技术出版社有限公司发行部
地　　址	北京市海淀区中关村南大街 16 号
邮　　编	100081
发行电话	010-62173865
传　　真	010-62173081
网　　址	http://www.cspbooks.com.cn

开　　本	889mm×1194mm　1/16
字　　数	252 千字
印　　张	18.75
版　　次	2024 年 4 月第 1 版
印　　次	2024 年 4 月第 1 次印刷
印　　刷	北京顶佳世纪印刷有限公司
书　　号	ISBN 978-7-110-10698-3 / R·923
定　　价	198.00 元